NeuroSlimming

Let Your Brain Change Your Body

大腦要你瘦

全方位打造健康輕盈人生

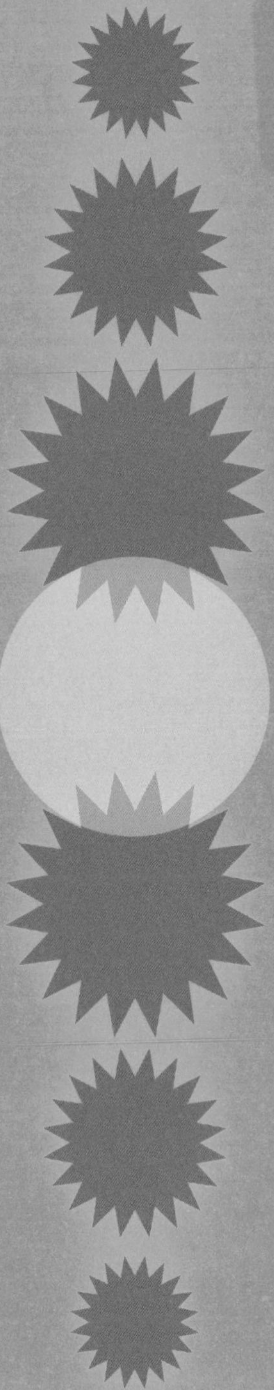

NeuroSlimming

Let Your Brain Change Your Body

大腦要你瘦

全方位打造健康輕盈人生

海倫娜・波波維克
Helena Popovic 著

陳春賢 譯

推薦文

原來要改變自己的行為與習慣，其實一點都不難！

體適能講師暨健美國家代表隊選手

筋肉媽媽

演講時，我常常問聽眾們：「你們愛吃甜食嗎？」答案往往是：「很愛！」於是我又會接著問：「你們相信，自己可以改變，變成看到甜食無感的人嗎？」這時候，總是無一例外的，所有人都說：「怎麼可能啦……」

其實是可以的！但是不是透過勉強與意志力硬撐，而是重新訓練你的大腦。

去抑制你的渴望，只會讓渴望越來越大；

當消除你的渴望，就不再是渴求，而是不想。

了解精緻甜食帶給身體的風險、找到比吃甜食更好的舒壓方式後，看到包裝得再夢幻的甜點、閨蜜們再怎麼遊說去吃打卡蛋糕店，都不會勾起任何一絲想要嘴饞的欲望了。當大腦重新被教育過，也就真正造就了「行為的改變」。

過去，你本來可能不特別愛吃甜點，但是被坊間廣告、媒體報導包裝、朋友跟風，搞得好像不吃就跟不上潮流，大腦被教育成熱愛甜食……是的，原來愛吃甜食，可能也是被教育的！現在起，你只需要專注於重新去教育大腦思考，那些以為改不了的事，改變其實只在彈指之間。

現在歐美主流運動科學，都非常重視身體內分泌健康平衡，也強調足夠強度的運動，將帶給體內荷爾蒙平衡更多助益。事實上，人人都需要對荷爾蒙有基礎的理解，而本書作者對於荷爾蒙機制深入淺出的解釋，還有大腦神經再教育的觀念，真的讓人看了鼓掌叫好！

只要你肯認真看完這本書，開始嘗試按照書中的方法做改變，沒多久，你就能體會到，原來要改變自己的行為與習慣，其實一點都不難！

目錄

第3部 為瘦身可能任務做準備 125

第4部 出任務 209

第1部

新典範

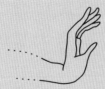

有時候，
我們會盯著一扇關起來的門很久，
而錯失了看見這扇門打開的機會。

——亞歷山大・葛拉漢・貝爾
（Alexander Graham Bell，加拿大發明家）

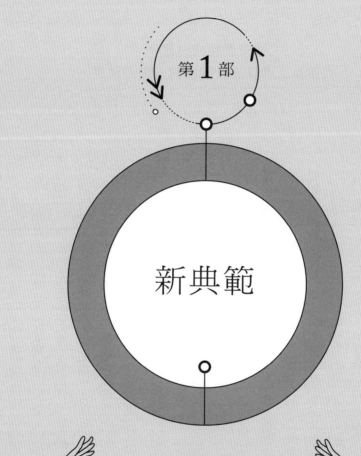

敬告讀者

你想要達成的目標，
沒有比你變成什麼樣的人來得重要。

—— 亨利・大衛・梭羅（Henry David Thoreau）

當心你想要的東西，因為閱讀這本書會讓你達成目標。

一如書名，這本書會改變你的思維、你的大腦和你的身體。因為一旦你知道某些事，就不會裝作不知道。假如它打動你內心深處的情緒共鳴，你就再也忘不掉。

當然，知道某些事不盡然會改變任何事。大部分的人知道一包洋芋片跟一瓶汽水並不是最營養的選擇，但洋芋片跟汽水仍然是超級市場賣得最好的東西。

那麼為什麼讀這本書能改變你？

因為當你發現某些事會澈底改變你的世界，並挑戰現存的典範、目前的醫療教條、社會規範和文化標準，心中自然會產生疑問。你很快就會知道，每當你提出一個問題，不管是大聲說出來還是在心裡默問，都將改變你看待人生的角度和你的行動。諾貝爾獎得主、科學家艾瑞克・坎達爾（Eric Kandel）表示，在學到某種新事物時，我們腦細胞之間的連結會增加。學習甚至會影響基因表現，連帶影響身體的運作方式。

所以，在你繼續讀下去之前，我把我的警告改成以下的一系列問題：

- 你準備好達成精力充沛的健康狀態、永遠保持活力、打造你真心滿意的身體了嗎？
- 你準備好比過去更享受食物，同時擁有健康的體重了嗎？
- 你準備好不再苦苦對抗你的身體，並讓它以最自然的體重成長茁壯嗎？
- 你準備好與自己和你的身體和平共處了嗎？
- 你準備好信任自己了嗎？
- 你準備好不再節食、開始生活了嗎？

大部分人對這些問題的自動回應都是響亮的：「當然準備好了！為什麼要問答案這麼明顯的問題？」

我問這些問題是因為，在更深層的反思中，很多人發現，比起害怕「失敗」，他們更害怕「成功」。我把這兩個詞加上引號，是因為如果你害怕自己所定義的「成功」，那就不是成功的真正定義。而「失敗」也只不過是任意貼在某些結果未如預期的事物上的標籤。因此，只是你個人選擇稱一件事為「失敗」。假如你從中學習，那麼失敗就是成功，比最後成功和失敗的意義更多。

人們害怕「成功」的其中一個原因，是他們已經花了這麼多時間處於掙扎狀態（特別是假如他們一直在試著減重的話），他們害怕假如終於減重成功了，會變得不認識自己，其他人也不認識他們了（尤其是視覺上很明顯的，像是體型胖瘦的改變）。人們也害怕「成功」會舉步維艱，會付出他們不想放棄的「代價」。或者，「成功」會對他們生命中的每個人及每件事造成讓人不安的漣漪效應。

成功可能意味著跨出你的舒適圈——一會兒，不管怎樣。但你的舒適圈真的有那麼舒適嗎？現在，與你的感覺聯繫：興奮、擔心、懷疑、好奇，準備好了嗎？你不需要為任何情緒貼上標籤，只要跟它保持接觸；你不需要對這些情緒做任何事，只要意識到它就好。意識是本書「神經系統瘦身」的重要主題。

假如你拿起這本書，你就準備好要成功了——真正的、沒有恐懼色彩的成功。話說回來，恐懼也不是什麼壞事，因為它可以是一個令人興奮的探索與成長的機會。歡迎來到神經系統瘦身的世界。

這個世界真的需要另一本減重書嗎？

生大材，不遇其時，其勢定衰。
生平庸，不化其勢，其性定弱。

老子

最近幾十年來，市面上出現大量關於健康、營養與運動方面的資訊。新的祕訣、手法、書籍、烹調法、飲食法與日間水療每天都在上市。新的十二週、十週與兩週「轉型」滲透在網路上，就像披薩上面的起司一樣。市面上有數以千計用來輔助減重的代餐、藥丸、藥粉、乳液、飲品、策略、裝置、計畫、個人訓練師與禱告儀式。目前，在亞馬遜網站上有超過兩萬五千本關於減重的書籍。抽脂是所有外科手術中最普遍的一種，而且減肥手術也快速增加。在美國，二〇一三年一整年，節食已成為一項年產值六百一十億元的產業，而二〇〇八年時產值只有三百億元，等於短短五年之間就加倍成長了。而且到這本書出版的時候，這些數字已經又超過了。

從護肝排毒到豆莢排毒、緊身衣到萊卡材質、低卡飲食到灌腸，以及控制分量大小到原始人飲食（paleo diet），新減重趨勢冒出來的速度，比你炒羽衣甘藍（kale）還快。然而，百分之九十五試著減重的人，不管用的是哪一種減重法，在開始執行後十二個月內都胖回來，而且比原來還胖。

一篇探討二十項研究試驗的報告指出，減重五年後，大部分節食者比他們原本減去的體重額外增加了百分之十五！

發生什麼事了？

有些事明顯沒有用。事實上，似乎**沒有一件**有用。

會不會減重拼圖裡少了關鍵的那一塊？會不會節食本身就有缺陷？會不會以減重為目標本身就有問題？

因各式各樣的理由而感到減重壓力，而且覺得減重好難，是造成這麼多人這麼悲慘的原因，讓我們不禁要問：減重真的有必要嗎？過重，甚至是肥胖，真的會對健康造成這麼大的威脅嗎？折磨自己以便擠進尺碼太小的牛仔褲，是值得的嗎？為什麼大多數已開發國家的人民這麼沉迷於身體的重量？

在意外表向來是整個人類史上的一個主題。十七世紀，曲線玲瓏、宛如魯本斯（Rubenesque，譯注：Sir Peter Paul Rubens，十六世紀的法蘭德斯畫家，畫作有濃厚的巴洛克風格，強調運動、顏色和感官）畫作的身形是當時的時尚；十九世紀流行束腹；二十一世紀的主流是超模：通常是偏向苗條的那邊。

體重也與財富和社會地位有關聯。一般而言，食物充足、唾手可得的地方，苗條的概念才有生存空間。食物短缺的地方，豐腴一點的體態比較受人尊敬，因為是富裕的象徵。

至於體重和健康之間的關係，在隨後的章節會探討。

重點在於，「理想體重」比較是社會塑造出的概念，而不是醫療標準。與體重相關的唯一意義，是由你來選擇給予的。**你**選擇什麼來賦予體重意義？為什麼賦予它任何意義？假如你能放下對體重的評價，允許享受真正的自己，你會不會比較快樂？

這個世界需要一本挑戰我們減重概念的減重書。

這本書挑戰現存的減重觀點跟方法，不是去解決症狀或中間路徑，而是直指體重問題的最終來源：你的大腦。荷爾蒙有扮演某種角色嗎？絕對有，但荷爾蒙是跟隨大腦的指示，大腦會自行製造許多荷爾蒙。食物有扮演某種角色嗎？絕對有，但你對食物的選擇跟反應，是由大腦決定的。壓力有扮演某種角色嗎？絕對有，但壓力的影響是由大腦居中協調的。任何你提到有關肥胖、情緒化飲食，或是儘管「做了所有對的事情」仍無法擺脫脂肪的因素，大腦都是其中重要的關鍵。

因此，這本書會帶給你有關大腦如何運作，以及如何改變大腦來改變身體的深度見解。

你也會讀到一些來自我自己邁向食物自由的旅程中所經歷的寓言、客戶描述與故事。從這些故事分享中你能看到，與食物纏鬥是目前人類處境的一部分，而不是個人的失敗。故事也能讓你與科學連結，並給大腦鞏固新資訊的時間。它們讓你自己去解讀事實，刺激你如何思考得更廣，針對自己的狀況應用這個概念。

這本書的目的是讓你去除不需要的身體脂肪，假如這是你想做的，假如這樣你感覺會增加你的健康、你的精力與你的幸福。假如你感覺體重真的是身體的負擔，妨礙你做喜愛做的事情，那麼就運用神經系統瘦身來減輕你的負擔。假如你的體重導致你的健康問題或干擾你的生產力，你將能減輕這些多餘的重量。

這本書也會容許你**無須**減重，假如你發現自己在目前的狀態下，確實是快樂且健康的。

這本書會向你展現不管你的身形大小，都可以十分健康，而身體健康就是獎賞。這本書會讓你知道，你**如何**減重，比你減去**多少**來得更重要。

最重要的是，這本書會給你自由：決定對你來說怎麼做才對的自由、信任自己身體的自由，以及不管體重多少，都能充實生活的自由（不管對你來說，充實意味著什麼）。

考慮這些

假如每個人的思考都很相像，
就表示有人沒在思考。

喬治・巴頓（George S. Patton，二戰時期的美國名將）

根據你的BMI[1]，你可能過重或肥胖，但仍然是健康的。

你可能過重或肥胖，而且不健康。

根據你的BMI，你的體重可能是「正常」或苗條，而且是健康的。

你可能體重「正常」或苗條而不健康。

你可能過重或肥胖，而體能狀況佳。

你可能過重或肥胖，而且體能狀況不佳。

你可能苗條而體能佳。

你可能苗條而體能不佳。

你可能過重或肥胖，而感覺好看。

你可能過重或肥胖，而感覺不好看。

你可能苗條且感覺好看。

你可能苗條而感覺不好看。

你可能過重或肥胖，而且快樂。

你可能過重或肥胖，而且不快樂。

你可能苗條而且快樂。

你可能苗條而不快樂。

你可能過重或肥胖，並擁有充實圓滿的人生。

你可能過重或肥胖，而且內心感覺空虛。

你可能苗條且有充實圓滿的人生。

你可能苗條而內心感覺空虛。

過重或肥胖不是問題，苗條也不是解決方案。

你可能飲食良好，卻仍然過重或肥胖。

你可能飲食良好，且是苗條的。

你可能吃垃圾食物，而導致過重或肥胖。

你可能吃垃圾食物，而仍然苗條。

你可能吃得很少，而仍然過重或肥胖。

你可能吃得很少，而是苗條的。

你可能吃很多而過重或肥胖。

你可能吃很多而仍然苗條。

你可能固定運動，卻過重或肥胖。

你可能固定運動，而是苗條的。

你可能久坐不動，導致過重或肥胖。

你可能久坐不動，卻依然苗條。

你可能因壓力而過重或肥胖。

你可能在壓力下卻仍然苗條。

你可能「做了所有對的事」，卻還是過重或肥胖。

你可能「做了所有對的事」，而變得苗條。

吃不是問題，節食也不是解決方案。

所以，問題**到底**是什麼？

到底是真的有問題，還是社會、媒體與個人的不安全感所創造的問題？

問題在於**「感覺」過重比體重「實際」過重導致的問題更多**。其實，「體重過重」這個詞本身就是個問題，因為它與體重的認定有關聯。當一個人**感覺**過重，真的會干擾到他們的生活品質，即使它根本未影響到身體健康。

但是且慢，難道不是每一個醫療期刊、健康書籍、熱門雜誌、體能導師與健康專業人士，都提倡要健康就要把ＢＭＩ維持在「正常」範圍內嗎？不是人人都主張肥胖與心臟病、中風、高血壓、代謝症候群、第二型糖尿病、膽結石、癌症、骨關節炎、睡眠呼吸中止症、慢性腎臟病、氣喘、失智症、阿茲海默症、憂鬱症、不孕症與大幅折壽等相關聯嗎？最近肥胖不是已經被歸類為一種疾病嗎？就全球而言，肥胖造成的死亡不是比飢荒還多嗎？

是的，的確是如此。但不是所有被歸在肥胖範圍的人都有健康問題。肥胖對每個人個別的影響要看好幾個因素。毫無疑問，肥胖可能對身體的每一個部分造成嚴重的危害。肥胖可能導致高血壓、心臟勞損、荷爾蒙異常和疲勞。心臟跟肝臟周圍的脂肪細胞會產生雌激素（oestrogen），因此腹部脂肪增加意味著雌激素增加，這就意味著罹患乳癌的機率提高。肥胖可能導致所有的器官功能失調，包括大腦。內臟脂肪過高會改變身體整體的化學作用，並導致普遍的低度慢性發炎（稱為代謝性發炎〔metaflammation〕）與壽命縮減。

然而，有百分之十五到三十被歸類為肥胖的人代謝很健康，也就是說，他們沒有上述的相關疾病。那表示有百分之七十到八十五肥胖的人確實承受著負面的健康結果，但是不代表這樣就提早宣判死刑。反過來說，有超過百分之二十被認為是「正常體重」的人，反而有第二型糖尿病或其他代謝異常的問題。

因此，肥胖不必然就是不健康或體能不佳的標誌，就如同苗條也不盡然代表體能佳或健康。有五個關鍵因素可以減緩過重或肥胖所帶來的負面結果：

1 **身體的適能佳**：你越投入規律運動（正式或附帶的），就越健康。

2 **食物的營養價值**：你吃的纖維和蛋白質越多、精製糖越少，就越健康。換句話說，加工食品吃得越少越好。

3 **身體脂肪的配置**：假如你身上的脂肪分布在內臟的周圍跟裡面（也就是內臟脂肪），對健康造成的危害遠高於把脂肪囤積在皮膚下（也就是皮下脂肪）。

4 **你如何感覺自己的身體**：假如你在這個皮囊內感到舒服，而且喜歡自己的身體，那麼不管你的體型大小，對你的健康是有好處的。假如你不喜歡自己的身體，因為它不符合人們隨意所說的理想體型，就可能會傷害你的健康。你對自己的感覺，會影響你的身體健康。

5 體重循環：假如你的體重相當穩定，那麼不管體重計上顯示的數字是多少，都會比經常節食導致體重持續波動來得健康。

當你繼續往下讀這本書，會學到更多有關上述這些因素的細節。至於現在，你只要先知道這五個因素會決定過重是否有害健康。假如你規律運動，食用未經加工、高纖的全食物（whole food），讓脂肪囤在臀部和大腿，對自己身體感覺良好，而且維持固定的體重，那麼很有可能你會很健康，並不需要擔心身形的大小。

從上面所述，你會得出什麼樣的結論？

社會正在崇拜錯誤的神與教條：「瘦就是時髦」之神，不惜任何代價減重的教條，體重較輕無疑與更健康有關聯的信條。

這是真的，假如目前的健康潮流繼續下去，這一代的孩子跟他們的父母相比，會在更年輕的時候死去——這會是有史以來頭一遭。主流的醫療和科學社團把預期壽命減短歸咎於體重逐漸增加，因為表面上看來似乎是這樣子。二〇〇一年，有六百萬名美國兒童被歸類為「嚴重過重」。到了二〇一三年，這個數字躍增為兩千萬人。同樣這段期間，兒童開始出現以往只有大人會有的慢性病：第二型糖尿病、脂肪肝、動脈硬化與全面爆發心血管疾病。所以，肥胖導致早逝與過早罹病看似是個有邏輯的結論。然而當我們仔細檢查這份研究卻發現，久坐不動的生活形態與飲食品質，比體重數字影響更大。**重點在於身體的適能（fitness）而不是肥胖程度（fatness）**。在〈聚焦在適能好不好，而不是胖不胖〉這一章，會做更詳細的說明。

這不是一本「挺」肥胖或「挺」脂肪的書，也不是要「挺」苗條或是要強烈反對什麼的書。我的重點在於，社會必須停止對抗、批評與排斥體重數字，而應該開始欣賞、學習、尊重與接受它。因此，這是一本「挺**你**」的書，一本「挺」不管任何體型都健康的書，一本「挺」和平的書。我的終極訊息是，擁有一個健康的體重（不管你實際上的數字是多少），是對自己真誠、聽從自己需求、尊重自己身體與尊重多元的結果。你是身形纖細或大隻佬都無關緊要。假如為了追求苗條，而必須承擔悲慘、苦惱、被剝奪感、否認與持續失眠，又有什麼意義？

人生的目的在於活得充實、精采與歡喜，而且是活在你會感到驕傲，並想要好好照顧的身體裡。這是《大腦要你瘦》的禮物。

---

1 BMI 是指「身體質量指數」（body mass index），是用來評估一個人體重是否落在「健康範圍」內的最普遍計算方法。在〈你衡量的是內臟脂肪嗎？〉一章中，我將挑戰 BMI 的效用。

減重不等於減脂

很多人釣了一輩子的魚，
卻不知道他們追求的並不是魚。

亨利・大衛・梭羅（Henry David Thoreau）

不是所有的公斤都相等。在你的身體裡，哪一種占據了較多的空間：是一公斤（二・二磅）的肌肉，還是一公斤的脂肪？

脂肪占據較多空間。肌肉的密度比脂肪大，也更結實，所以你可以在相同的空間裡塞進較多肌肉。這表示假如你身上的脂肪超過身體需要，你把這些多餘的脂肪換成肌肉的話，你會看起來更苗條、衣服的尺碼也會小好幾號，但你的體重會增加！而你的體能也會比較好，整體更健康。這就是肌力訓練可以達到的效果。你曾聽過有人講過下列的話嗎？

「我開始上健身房，我可以看到自己變強壯了。我也注意到自己一整天下來更有活力與耐力。但當我站到體重計上，發現並沒有減掉任何一公斤。我超失望的。」

這些人怎麼能對自己感覺更好、變得更健康而感到失望？喔，對了：因為浴室裡的體重計數字沒有變化。

體重計的數字是非常誤導人的指標。浴室裡的體重計只不過是告訴你有多重，而沒有告訴你需要知道的資訊。它們不會告訴你任何有關你的健康情況，或是你的健康狀況正朝哪個方向發展。它們不會告訴你的身形如何或你的衣服尺碼。它們當然不會告訴你任何身為人類的價值。

從什麼時候開始，浴室那臺體重計有權利支配你的情緒和自尊了？誰提出**那個**餿主意的？

每當你停止進食或進行限制卡路里的節食時，就是在用流失水分、肌肉、骨質，以及，是的，一**些**脂肪，的方式減去重量。流失水分、肌肉和骨質會危害健康，然而大部分人想要減重的主要理由，都宣稱是為了改善健康。

減重不只**不**等於減脂，也不是永遠等於更健康。尤其是快速減重，更是如此。

洛克菲勒大學（Rockefeller University）的研究人員，觀察不同的每日卡路里攝取不足對減重跟身體結構產生的效應。吃進的卡路里越少，在初始階段減少的體重就越多。然而，吃進的卡路里越少，失去越多的反而是肌肉，失去的脂肪卻越少！每天比平常少食用兩百到三百卡路里的受試者，他們所流失的有百分之九十是脂肪，百分之九是肌肉。然而，一天減少攝取超過五百卡路里的受試者，他們所流失的只有百分之四十五是脂肪，卻有百分之四十二是肌肉！這是每個人最不想要發生的事。這個百分比的加總不會到一百，因為流失的組織不只是肌肉跟脂肪。

肌肉的新陳代謝，比脂肪更「活躍」。換句話說，肌肉比脂肪燃燒的卡路里更多，即使在睡覺時也一樣，更別說是運動的時候了。一個人的肌肉量越多，新陳代謝的速度就越快，就需要吃更多來維持體重。美國奧運游泳冠軍選手麥可・菲爾普斯（Michael Phelps）曾記錄他一天要吃掉一萬兩千卡路里（一個人平均需要兩千卡路里），比你我一**天**多出一萬卡路里！這怎麼可能？的確，他的運動量很大，但不可能每天在游泳池跟健身房燃燒一萬卡路里。是因為他的肌肉量比你我都來得多。當你在休息的時候，每一公斤的骨骼肌每天會燃燒十三卡路里。相較之下，每一公斤的脂肪只能燃燒四點五卡路里。肌肉燃燒的卡路里是脂肪的三倍。肌肉也會讓你的器官對胰島素更敏感，所以你會優先去**燃燒**脂肪，而不會**囤積**它。當你失去肌肉，你的代謝會慢下來，你的肝跟肌肉對胰島素反應變遲鈍，而你會需要更少的卡路里以便維持一樣的體重。流失肌肉不是一個好主意，骨質流失也一樣。

二〇〇六年十二月，丹尼斯．維拉瑞爾醫生（Dr. Dennis T. Villareal）與他在聖路易華盛頓大學（Washington University）的醫師團隊，在平均年齡五十七歲的男人與女人身上，比較減重的兩個途徑。其中一組每天減少百分之二十的卡路里攝取；另一組吃平常的飲食，但是搭配運動，達到每天比平常多燃燒百分之二十的卡路里。兩組的體重都減輕了，但節食組也流失了骨質。更令人擔憂的是，骨質流失都發生在老年人最容易骨折的部位：髖關節、脊椎和大腿。節食耗盡骨骼藉以強化和成長的營養。相反地，運動卻能刺激骨頭形成及修復。青少年、甚至是更年幼的兒童開始節食以後，對他們成長中的骨頭會有什麼影響？

而水分方面呢？

大致上說，肌肉的構成有百分之七十五的水（大腦也是這樣）、骨頭有百分之二十二的水，而脂肪中有百分之十。因此，當你流失肌肉和骨質時，也同樣流失水分，這是減重與減脂相比另一個我們不想要的副作用。

雖然水分流失對改善健康沒有好處，但是在減脂方面，水分扮演的角色倒是有很大的爭議。幾乎每一個節食和戒癮的療程都建議增加水分攝取，通常是每天至少八杯或兩公升。大學副教授霍華·穆瑞德（Howard Murad），在他撰寫的《水的祕密》（*The Water Secret*）這本書中，宣稱人們隨著年齡增長，他們的細胞會滲漏並流失水分，造成慢性脫水的狀態。他把水分攝取不夠跟代謝變慢、脂肪氧化變慢（燃脂變得較無效率）以及對胰島素的敏感性降低連結在一起。儘管這個說法聽起來很吸引人，其他研究者並不支持他的發現，主要是因為這會對減脂產生影響。

由柏林法蘭茲瓦赫德臨床研究中心（Franz Volhard Clinical Research Center）醫學博士麥可·波舒曼（Michael Boschmann）領軍的德國科學家團隊發現，喝水可以在十分鐘增加代謝率達百分之三十，在三十到四十分鐘之後達到高峰。有趣的是，這種增加情況的生理機制在男人和女人身上是不一樣的。對男人而言，代謝率會增加是由於燃燒了更多脂肪，而對女人而言，是由於增加碳水化合物的分解。然而，從減脂的觀點來看，效果是非常小的。從波舒曼的資料推斷，假如你每天多喝一點五公升的水，而其他生活形態都沒有改變，在一年的進程中，你只會減輕二點五公斤（五點五磅）不到。甚至不能保證一定減得了這麼多，因為身體有強大的適應能力，很有可能才沒過多久，身體就適應了你多喝水的狀態，不再產生相同的效果。

所有科學家都同意一件事，喝水不能「把脂肪從你的身體系統中沖走」。

這不是鼓勵你少喝水，完全不是這個意思。我只是單純地要警告你，在減重領域，尤其是減脂方面，存在著這些爭議。

重要的是要知道，口渴有時會被錯誤解讀為飢餓，因此，適當補充水分可能讓你攝取較少的卡路里。人們也報導在用餐前十五到二十分鐘喝一杯水，會有飽足感，並吃得比較少。務必持續多喝水，假如這方法對你有用的話。口渴程度和精力充不充沛是你最好的導引。你覺得口渴或想睡嗎？那麼，喝一點水吧！另一個良好的目標是「尿液顏色清淡」。假如你的尿液顏色很深且濃，你可能需要多喝點水了。

神經系統瘦身所要傳達的首要訊息是，人們處理食物的方式、對運動的反應，以及全身脂肪的分布都不一樣。當然，還是有一些支撐人體運作的基本原則，人與人之間也會有一些基本的相似之處。然而，你跟其他人的最佳飲食與運動計畫，具體內容會有很大的不同。要找到最適合你的減重方法，就要學習變成自己的「身體溝通者」：辨認出身體持續傳送給你、讓你知道它需要什麼的訊號。在這本書結束之時，你會是自己行家級的「身體溝通者」。這是最終讓你更獨立自主的自由。

不是所有的減脂都相等

與其說困難在於建立新思維，
不如說在於逃離舊思維。

約翰・梅納德・凱因斯
（John Maynard Keynes，英國經濟學家）

前一章說明為什麼減重本身並不是個健康的目標。但這個故事還有更多該說的：不只是減重不等於減脂，也不是所有的減脂都相等！

就生物學、生理學與化學來說，這是本書最「沉重」的章節。很多詞可能是你沒聽過的。假如是這樣的話，你可能開始會有資訊超載的感覺，特別是在討論瘦素（leptin，飽足感荷爾蒙）的時候。請盡量去領會主要的概念。我加入這一章的內容，是想讓你更加了解身體如何運作，以及為什麼節食這麼危險。對那些只想知道「精華」的，這裡有七個要點，想要知道細節的可以繼續讀下去。

1. 脂肪的醫學名詞是脂肪組織（AT）。
2. 脂肪組織在身體裡有兩個主要的形式：白色（WAT）與棕色（BAT）。
3. 棕色脂肪是健康的，它可以讓你保持溫暖，並增加你的代謝速率。越多越好。
4. 白色脂肪會導致健康問題，假如有太多囤積在身體器官裡面或周圍的話。這個部位的脂肪稱為內臟脂肪，我把它叫做VAT。越少越好。

5 臀部、大腿與手臂的白色脂肪稱為皮下脂肪（SWAT），對健康**沒有**危害。也許出於個人因素你不喜歡它，但它對你的身體健康並沒有損害。要多或要少只是個人偏好的問題。

6 因此，**健康不是由體重決定**，而是看內臟脂肪在身體的哪個部位以及數量。

7 儘管「減重」不是本書的重點，你仍然可以依自己想要的，讓衣服（或褲子）小好幾個尺碼——這是讀懂了《大腦要你瘦》的原則自然會得到的結果。

如果想跳過下面細節，記得看一下本章結尾的「結論」這一小節。

體脂肪的醫學名詞是脂肪組織（adipose tissue, AT），主要由脂肪細胞（adipocyte，有時也稱為lipocyte）組成，但也包含少數的其他細胞，包括免疫細胞，這些其他細胞統稱為「基質血管因子」（stromal vascular fraction, SVF）。

已確認有以下兩種主要的脂肪組織：

1 白色脂肪組織（white adipose tissue, WAT）——常稱為「白色脂肪」。

2 棕色脂肪組織（brown adipose tissue, BAT）——常稱為「棕色脂肪」。

最近又發現了兩種脂肪細胞（「米色脂肪」，或稱為「brite」，就是BRown in whITE的合體字，還有「粉色脂肪」），然而這兩種細胞在身體裡的數量遠比白色跟棕色脂肪少了許多，它們扮演的角色也還不清楚。

依照位置不同，脂肪組織的作用也不相同。當它包裹在內臟周圍，就不是用來囤放多餘卡路里的惰性倉庫。脂肪組織的作用反而像是一個內分泌器官：在血液中分泌荷爾蒙，藉由血液帶到其他器官，影響它們的作用。科學家至今已發現八十種由脂肪細胞製造的不同蛋白質，他們仍在努力解開這些蛋白質的功能。譬如胰臟、腦下垂體、甲狀腺、腎上腺與消化道都屬於內分泌器官。

⊙白色脂肪組織

大部分人聽到「體脂肪」，就會想到白色脂肪。它在身體裡的數量遠比棕色脂肪來得多，扮演兩種主要的角色：

1 安全地儲存多餘的卡路里，在身體需要時，轉為可以使用（動員）的能量，例如，跑給獅子追的時候。

2 製造荷爾蒙，釋放到血液中，在調節新陳代謝、飢餓與想要運動的欲望上扮演重要角色。兩種由白色脂肪製造的荷爾蒙對健康及健康相關行為有極大的影響，就是脂聯素（adiponectin）和瘦（體）素（leptin）。我們簡單討論一下這兩種荷爾蒙，讓你對脂肪在健康上所扮演的多元角色有更深度的了解。

脂聯素讓肝跟肌肉對胰島素產生敏感度。**胰島素**是由胰臟所製造的荷爾蒙，可促進血液中的葡萄糖（糖分）進入肌肉、肝臟跟脂肪組織本身。假如肝臟跟肌肉對胰島素產生抗性，葡萄糖在血液中就會維持在很高的濃度，將導致全身性的損害。因此，脂聯素提升身體對胰島素敏感度，藉此保護我們不會罹患糖尿病和心臟疾病。最近有研究發現，當脂肪細胞擴大，製造脂聯素的速度便會減緩，有些情況下甚至完全停止製造，導致一個人產生胰島素阻抗（insulin resistance）、罹患慢性疾病。

瘦素是在一九九四年才被發現的荷爾蒙，它的名字源自希臘文 leptos，意思就是「瘦」。它經常被稱為「飽足感荷爾蒙」，也可幫助調節發炎反應。本書幾乎可以把剩下的章節全部拿來討論瘦素，因為它可以說是研究肥胖領域的科學家口裡最夯的一個字。瘦素有很多錯綜複雜、相互關聯的功能，所以這裡只是大概說一下。瘦素主要是由脂肪組織製造跟分泌，但是也會從胃、肝、骨骼肌、胎盤、卵巢跟骨髓中製造。

每當用餐之後，脂肪儲存到一定的量，白色脂肪與棕色脂肪就會開始製造瘦素。它會來到大腦下視丘（hypothalamus），在這裡降低對飢餓的敏感度，並增加想要消耗能量的欲望。這就是為什麼醫生想要設法控制它：瘦素不只會降低飢餓感，還會讓我們想要運動！

瘦素的製造除了依進食時間，它的濃度每天亦有固定的循環，從午夜到早上六點之間，血液中的瘦素濃度最高，可能是因為要讓我們好好睡覺，不要覺得飢餓。在奇怪的時間進食，會更改瘦素生產的時間。

因為瘦素是由脂肪組織所製造，所以肥胖的人體內的瘦素濃度多半也比較高。製造工廠（脂肪組織）越多，產品（瘦素）當然就越多。照理來講，這應該會關閉一個人的飢餓感，所以他們會減少對食物的攝取，並釋放囤積的脂肪才對。然而，三個因素會降低一個人對瘦素的敏感度，以至於他們不再有飽足感，不管是用餐中或用餐後：

1 缺乏身體運動。

2 持續無視飽足的訊號，例如，在電視機前漫不經心地進食。

3 胰島素濃度過高，如同發生胰島素阻抗與罹患第二型糖尿病的症狀。

缺乏運動、漫不經心地進食以及胰島素過高，不只會降低瘦素的敏感性，還會重啟大腦與體內調節白色脂肪分布與促進脂肪增加的程序。這就是為什麼有些人發現，即使他們沒有吃很多，身體好像還是囤積了所有的脂肪：他們的大腦跟身體處理脂肪的功能已經失調。好消息（大好消息）是這些程序，包括瘦素阻抗，都可以藉由多運動、少吃精製糖，以及辨認飽足的微小訊號而獲得逆轉。這三個因素稍後會有更多介紹。神經系統瘦身的關鍵成分是學習如何讀取身體給你的細微訊號，以及對這些訊號適當的回應。

有些特殊的情況會影響瘦素的製造，包括：

- 在斷食十二到七十二小時之後，瘦素會減少，刺激我們去進食。
- 睡眠剝奪會降低瘦素生產，使得飢餓感增加，並刺激我們對脂肪性、含糖類食物的渴望。

睡眠不足會不會正影響你的飢餓感與食物選擇呢？

持續研究將不斷提升我們對瘦素的了解。

當吃了超過身體需求的食物量，瘦素會變得提升緩慢，來試著抑制飢餓感，以致不再攝取更多食物。維持高濃度的瘦素與發炎性疾病相關，像是高血壓、代謝症候群及心血管疾病。科學家假設瘦素緩慢提升，會使細胞產生發炎反應，來保護細胞遠離必須處理過量卡路里的壓力。於是產生了「代謝方面發炎」或「代謝性發炎」以及「代謝失調」等詞彙，意思是說身體所有的細胞跟處理流程都遭到破壞。

節食造成快速減重，導致瘦素的全面降低。接著會減少甲狀腺活動，並減緩新陳代謝。結果就是減重的人，與同樣體重但從未減重的人相比，基礎（休息）代謝率較低。因此，兩個體重相同的人，為了維持各自的體重，每日卡路里的需求並不相同。假如這聽起來跟你的情形很像，不要慌張；你會學到如何讓你的基礎代謝率回升。另一方面，透過增加體能活動與調整飲食內容慢慢減去脂肪，可以給身體時間適應新化學環境，而且身體跟大腦不會想要去反抗這些強加的改變。**這是為什麼你需要與身體「合作」，而不是抵抗它**。這是很重要的一個因素，卻常常遭到節食產業的忽略。

瘦素也作用於大腦的海馬迴（hypothalamus），這個部位與學習、記憶與導航有關。這是大腦如果受到阿茲海默症影響的第一個區域。令人興奮的老鼠實驗顯示出，管理瘦素有助於改善大腦功能及舒緩阿茲海默症的症狀。

現在，還有下一個陷阱：不是所有的白色脂肪都相等！完全要看他們分布的位置、位置、位置！白色脂肪分布在兩個明顯不同的地方：皮膚底下（皮下脂肪或 SWAT）和內臟周圍（內臟脂肪或 VAT）。

⊙ 皮下脂肪

皮下脂肪（subcutaneous, SWAT）是在皮膚底下的那層脂肪。英文的皮下這個字是

subcutaneous，字源是「sub 在……之下 + cutaneous 皮膚的」。用口語來說就是「你可捏得到的那一寸」，而且可以用一種脂肪夾來測量（之後會有更多相關說明）。皮下脂肪全身都找得到，包括臀部、大腿、手臂、背部、腹部，甚至連腳底都有。在屁股、手掌和腳底的皮下脂肪最厚，而且，很悲哀、也很不必要地成了**心靈**上的沉重負擔。我會說很悲哀且不必要，是因為皮下脂肪對健康並沒有危害。皮下脂肪的功能是儲存能量，替身體保暖、隔絕風寒。因為在血管中很多，皮下脂肪也成為用藥時有用的路徑，像是施打胰島素。

一個有關肥胖女人的研究，發表在二〇〇四年的《新英格蘭醫學雜誌》（*New England Journal of Medicine*），顯示靠抽脂移除超過十公斤（二十二磅）的皮下脂肪，**不會**帶來任何健康上的改善，不管是血壓、三酸甘油酯與血糖指數，都沒有改變。

會搖晃的脂肪就「不」需要操心。

⊙ 內臟脂肪

內臟脂肪（visceral fat, VAT）位於腹腔的深處，並包覆著體內的器官：心臟、肝臟、胰臟、腎臟、腸、卵巢與子宮。它也會存放在內臟**裡面**。viscera 這個醫學名詞指內臟，因此，visceral fat 就是內臟脂肪。內臟脂肪是用肉眼看不見的。一個人可能被歸為「正常」體重，但仍有可觀的內臟脂肪。這就是 TOFI 這個首字母縮寫的由來：「外面瘦但裡面胖」（Thin on the Outside but Fat on the Inside）。有百分之四十「正常」體重的人有胰島素阻抗（糖尿病前期）問題，還有百分之二十的這類人有脂肪肝（經由核磁共振掃描顯示）。脂肪肝會讓人暴露在多重疾病的風險下，並縮短壽命，包括糖尿病、心臟病、癌症。

目前，估算一個人內臟脂肪最準確的方法，是運用核磁共振（MRI）、電腦斷層（CT）、雙能量X光吸收（DEXA），或者像是InBody（稍後討論）這樣的直接各節段多頻率生物電阻抗直接測量法（DSM-BIA）。最接近的指標是腰圍。儘管「腹部脂肪」是皮下脂肪與內臟脂肪的混合物，但是比起腰部以下脂肪多（水梨形身材）的人，腰部脂肪比較多（蘋果形身材）的人有可能內臟脂肪所占的比例較高。我會在〈你衡量的是內臟脂肪嗎？〉這章說明如何測量腰圍。

內臟脂肪的架構與皮下脂肪類似，但在基因和生化方面並不相同。擺脫手臂底下一點點搖晃的組織是無法改善健康的，移除內臟周圍的隱藏脂肪卻能讓你多活十年以上。為什麼？

內臟脂肪會導致心血管疾病、脂肪肝、第二型糖尿病，甚至阿茲海默症。一項發表在《循環：美國心臟協會期刊》（*Circulation: Journal of the American Heart Association*）以年長女性為對象的研究發現，比起整體過度肥胖，內臟脂肪對心血管疾病更有決定性的影響。丹尼許（Danish）跟世界各地的其他研究者證實這個發現，對男女兩性及各個年齡層都適用。

這是因為內臟脂肪非常「代謝活躍」。與皮下脂肪相反，內臟脂肪會釋放一些物質，像是促發炎細胞因子（proinflammatory cytokine），提升許多細小而密集的低密度脂蛋白（LDL）之生成，導致全身慢性低度發炎。這種代謝性發炎的情況，與廣泛的器官功能障礙、動脈硬化、高血壓和胰島素阻抗有關。一個症狀引發另一個症狀，直到這個人完全爆發第二型糖尿病、中風或心臟病。

以上是壞消息，現在來聽聽好消息。你現在就可以開始降低你的內臟脂肪，並降低它正在造成的傷害。站起來，伸展一下，把你的重心從一腿移到另一腿，四處閒晃個兩分鐘，然後再回來看這本書。

每二十分鐘就站起來兩分鐘，收縮一下你的腿部肌肉（不需要在桌子上做抬膝跳，只要四處溜達就夠了），就可以開始改善你的「新陳代謝適能」。我會在〈聚焦在適能好不好，而不是到底胖不胖〉這個章節討論新陳代謝適能這個概念，這裡只簡短說明，動動你的腿，會刺激你的循環，並有助於清除血液裡的脂肪跟糖分。

擺脫內臟脂肪不需要昂貴的藥物或新奇的療法。研究發現，以下四個有效的方法就能降低內臟脂肪：

1 **規律運動**——每天小走個三十分鐘，就能帶來正面的不同。
2 **適當的睡眠**——每晚至少六小時，七到九個小時更好，視你個人的需求而定。
3 **減少壓力**——慢性壓力荷爾蒙皮質醇（cortisol）會促使脂肪堆積在腹部。
4 **高纖、全食物飲食法**（是「飲食的方法」，而不是限制卡路里攝取）。

你會發現，神經系統瘦身讓**你**可以為個人需求量身打造最適當的飲食法。我歸納出上述的四項介入措施，是要提醒你注意到明顯忽略了什麼，完全沒提到需要減重這件事。你可以維持同樣的體重，而仍然變得健康且延長壽命。你也可以擺脫多餘的白色脂肪，假如那是你身體需要的話。我想傳達最重要的訊息是，要改善你的健康，就要聚焦在改善上述四個生活變數，而不要專注在減重或移除可見的脂肪。聚焦在你的行為，你的體重跟體脂就會自己照顧自己。

現在，還有更多跟脂肪有關的好消息……

⊙ 棕色脂肪組織

棕色脂肪與白色脂肪完全不同，你的棕色脂肪越多，就越健康。

棕色脂肪主要存在於新生兒身上，作用是藉由產生熱（thermogenesis，生熱〔作用〕）讓他們保暖。成人的棕色脂肪大幅減少，但每個人還是有一些，在他們的脖子周圍跟鎖骨那裡。每當暴露在冷空氣中，身體就會製造更多棕色脂肪，燃燒更多卡路里。

白色脂肪跟棕色脂肪都會儲存能量，只是方式不同。白色脂肪細胞內有一個大型的脂肪滴，而棕色脂肪細胞則含有很多小小的脂肪滴。棕色脂肪細胞也包含一種叫做粒線體（mitochondria）的結構，那是能量生產（燃燒卡路里）的來源。粒線體包含鐵，所以它才會是棕色。

有趣的是，跟被歸類為過重或肥胖的人相比，精瘦的人往往有較多的棕色脂肪，當棕色脂肪受到「刺激」就會燃燒卡路里。因此，科學家非常興奮地試著找出方法增加棕色脂肪，並且激化它。

當棕色脂肪受到刺激，它會做什麼？

1 棕色脂肪會增加代謝率。

2 棕色脂肪藉由從血液中抽出葡萄糖，來協助控制血糖。

3 棕色脂肪改善胰島素敏感度。

4 棕色脂肪從血液中帶走三酸甘油酯，從而降低心臟病、中風跟糖尿病的風險。

這才是逆轉多餘內臟脂肪所帶來的健康危害所需要發生的事。難怪每個人都想要更多棕色脂肪！至今，唯一知道可以增加棕色脂肪的方法，是在低氣溫中停留很長的時間，還有，你猜對了，投入規律的運動。我知道我比較喜歡這一項！

⊙結論：即使你想跳過上述的科學說明，也請閱讀這段

截至現在，你會意識到，當你內臟裡面跟周圍的脂肪過剩，會有健康風險，而不是你的臀部很大，或是體重計上的某個特定數字。這是非常重要的區別。你也會認識到，限制卡路里以試著減重，實際上是會增加內臟脂肪。節食反而會使它想解決的問題惡化。

因此，整本書我都在談論你身上的多餘內臟脂肪，而不談過重。我鼓勵你「除去內臟脂肪」，而不是減重。雖然我只是稍微改變了一下措辭（而且聽起來比較拗口），對你的大腦卻有很大的影響力。一來，談到內臟脂肪時，創造了一個有關體重的全新情緒脈絡。談論內臟脂肪是特別強調就改善健康而言，該注意的**不是**減輕體重。我們需要有意識且有共識地讓焦點離開體重。在很多層次上，聚焦在體重上都是危險的事，關於這一點，本書稍後會進一步探討。

我鼓勵你開始用內臟脂肪思考，因為詞彙是重整大腦的第一個步驟。所以一直提醒自己內臟脂肪才是重點而不是體重，這是很重要的。

我會藉由語言影響大腦短暫運作，來說明這個機制。我馬上會說明語言是藉由什麼樣的機制來影響大腦。這也是為什麼我會刻意說一個人是「內臟脂肪過多」而不是「過重」。我已經強調過，身體的脂肪成分不應該與一個人的身分有關。身體的脂肪成分是對內在和外在環境的反應，藉由改變其中一個環境或兩個都改變，內臟脂肪的含量也會改變。區分你「是」什麼和你身上「有」

什麼之間的不同，非常重要，因為這關係到你潛意識會如何處理這個問題。等到你讀完這本書，這會變成不證自明的事。

⊙最後一個重點

曾有人這樣跟我說：「是的，我想要變健康，但我**也**想要變苗條，即使苗條不見得對健康有益。我想要看起來更瘦而且感覺更輕盈。我想要改變我的身形，而且喜歡我的身體。我怕自己假如只聚焦在降低看不見的內臟脂肪，外表看起來會沒有任何不同。」

我的答案是：別擔心！你可以全部擁有！你可能內在外在**都是**苗條的。知道什麼是重要的，並照顧你的健康，你的身體會自然地自行調整到你會開心的尺碼跟形狀。這句話也許很諷刺，但是過一段時間你就會懂：不要聚焦在減脂，你反而會自然而然地擺脫它。

如何讓本書發揮效果

給人一條魚，你只能餵飽他一天；
教他釣魚，就可以餵飽他一輩子。

邁蒙尼德（Maimonides，猶太哲學家）

節食產業猶如火車事故，慘不忍睹。人們不是去清理好這些事故殘骸，反而是繼續掉進同樣的軌道，製造更多慘劇。沒有任何節食法能提供長期解決方案。一個接著一個，節食者跳到下一個偉大的希望中，並維持一段短暫的時間，忍受這段節食行程，直到不可避免地「回歸正常進食」。體重勢不可擋地回到原來的數字。

大多數的節食會給你一個設定好的進食計畫，然後就放你自行掙扎求生。節食不會教你在節食結束之後做些什麼。更重要的是，節食不會教你與你有關的任何事。

相反地，本書**全都**跟你有關（還有一點點跟我有關）。它是有關了解你的大腦如何運作，所以，套句Peak Performance Bubble 創辦人莫瑞・阿爾瑟姆（Murray Altham）的話：「在你處於最佳狀態時，發現自己最大的可能性。」

神經系統瘦身意味著，應用神經科學的最新發現，讓你用健康、長久的方式降低脂肪（特別是擺脫內臟脂肪）。這表示運用你的大腦改變你的身體。

一開始，你需要知道的神經科學第一塊拼圖，是大腦追求快樂。換句話說，我們與生俱來就需要獎勵。假如不能觸發大腦的獎酬中心，你就不會堅持下去；這也是節食長期下來沒有用的另一個原因。

所以，非常幸運地，在你最佳狀況時發現自己，是一個興奮的、有趣的、令人振奮的旅程。而這個旅程中有一系列的任務，統稱為「瘦身可能任務」。這些任務包含了神經系統瘦身的行動步驟。

為什麼是任務？

「出任務」中與「節食」中是完全不同的。出任務會喚起一種趣味、探索跟冒險的感覺。用「出任務」通常不會聯想到減脂，而用詞正是傳統方法根本上的瑕疵。

本書邀你進行二十八項任務，用簡單、「對大腦友善」的方式，讓你興奮、最大化你的學習、讓訊息堅持下去，並且能激發你起而行動。是的，每一項任務都能讓你感受到自己的巨大潛能，以及可以擺脫多餘內臟脂肪的無窮希望，你一定會很興奮的。在大部分的情況下，「行動」所包含的不只是行動，還包含思維。神經系統瘦身的關鍵信條，是當你照顧你的思維，你的行動就會自己照顧自己。

其中一項讓任務「對大腦友善」的元素在於，每一項任務會壓縮成短短的、犀利的、琅琅上口的名言金句。前五個任務故意寫得挑釁一點，顯示與長期既定教條之間的差異。這樣設計是讓你重新思考一遍並且疑惑：「打造最健康的身體真的那麼簡單嗎？」答案是「沒錯」。而在你開始付諸實行的同時，就會體驗到深刻的正面效應。

很多參加我的靜修營的人，都已經把這些任務當成引導他們的箴言。有些人會評論說，他們就像路標一樣。當你看到路標，會怎麼做？你可以選擇該往哪一個方向。風景好還是快速到達的路徑？很多人走過的小徑或少有人行的大路？要憑自己直覺選擇方向，還是遵循別人堅持你應該走的路？我喜歡這種路標的類比，因為它表示你總是有選擇。我們知道，每個人都不一樣。針對相同的食物、相同的刺激、相同的環境，每一個人身體的反應，都有自己的獨特性。除了**你自己**，沒有人知道哪一種對你最好。在意識的層次，你可能不會察覺自己的需要，但當你發現如何聆聽你身體的聲音，它就會一步一步忠誠地指引你。你的身體會告訴你，哪一條是最理想路徑。你的身體比任何醫生或健康專家還要有智慧。

無論你怎麼看，這些任務的設定都是要創造語言模式，繼而轉化為神經迴路。我把這類的金句稱為「大腦咬痕」，因為它在你的大腦留下一個記號。反覆模式會變成大腦最不抗拒的路徑，任務就是這樣變成新的健康習慣。選擇出任務也會強化你拿回自己身體命運的控制權。

即使這些任務是要解決體重議題，仍是以讓人生**每一個**面向變得更好的普遍原則為基礎。出任務不與你其他的優先事項競爭，而是補充它們。你做的每一件事都會做得更好，你的時間運用會更有效率，而且會找到更好的平衡。你的思慮會更清晰，更有創意，也更有精力。你會更有自覺，面對壓力也會更有恢復力。你會發現自己能使用你並不知道早已擁有的資源。最重要的，是你在執行每個任務時，會覺得很棒。你不需等到有結果出現才感覺良好，感覺良好在過程中已建立。

用神經系統瘦身來改善人生各個層面的理由，是你會跟你的控制中心，也就是你的大腦合作。當你強化你的大腦，就能強化人生的每一個層面。做個類比，假如你開始上健身房，並開始舉重，就會學到適當的舉重技巧，會變得更有力氣、能搬更重的物品。於是當你需要搬動家具的時候，就可以用上更好的技巧，也比較搬得動。你甚至不需要有意識去思考，就做得更好，而且比較不會受傷。神經系統瘦身是一樣的道理。你學習處理體重問題的技能，就是你應用在生活中其他事情的技能。**在神經系統瘦身中，你獲得的是工具，而不是規則**。

神經系統瘦身的每一項任務，都包含簡單、獨立的「開始行動」步驟。每一項任務都很容易融入忙碌的生活中執行。所有你需要做的，就是去處理每一項任務，一件一件來，然後你就會完成目標了。而且，這個「工作」是令人愉快、賦予你自主且讓人振奮的。《大腦要你瘦》的神經系統瘦身法，對每個人來說都是可做的，無論年紀、目前的健康狀況或過去的減重經驗如何。你不是自己的基因、自己的荷爾蒙或自己過去的受害者。

你的決定比你的DNA更有力。你的決定會決定你的基因表現，以及所有能支配你的生物學與行為的中間路徑。我知道這是一個重大主張。在這本書結束之時，你會親身體驗到它的事實。

你如何吃掉一頭大象？

接受挑戰，
你就能感受到勝利的狂喜。

喬治・巴頓（George S. Patton）

進行「瘦身可能任務」有以下三個階段。

⊙階段一：為瘦身可能任務做準備

在瘦身可能任務的第一階段，你要著手進行前面七大任務——如果你選擇接受它們。這些任務揭露終身持續瘦身的七個祕密（特別是降低內臟脂肪）。

⊙階段二：出任務

這些是你二十一個核心任務——如果你選擇接受它們。你會獲得七種技能、七種力量和七種習慣，來達到健康活力、持續的生命力和一個你愛的身體。

⊙階段三：持續出任務

這個階段提供你瘦身的最後一片拼圖。你會得到每個任務的竅門，並讓你保持常軌，來維持你的最佳健康狀態。

是的，總共有二十八個任務。別驚慌！你如何吃掉一頭大象？一次一口就對了。你如何達成瘦身可能任務？一次處理一個任務就對了。那就是為什麼瘦身可能任務被打散，變成個別的、「一口大小」的任務。別擔憂為了達成目標你「需要完成」多少任務。

一開始，每一個任務都是有趣且能讓生活豐富的；你不會感覺自己需要「把它了結掉」。每一個任務為你的大腦帶來一個改變，引領你變得更健康、更有活力。此外，**你不需要完成每一個任務，才能達到瘦身目標！**很不錯吧？很讓人驚奇吧？擺脫多餘內臟脂肪，並達到最佳健康，是完全可能的，只要你完成〈任務一〉就行了，不繼續下去也行。

更有趣的是，凡是進行瘦身可能任務的人，都會想要完成每個任務，即使他們已經擁有自己滿意的身材，因為出任務帶給他們新的人生契約。

避免同時處理好幾個任務。一次聚焦在一個任務，按照順序處理更好。一個任務就好。很多任務的呈現方式，跟你之前知道的方法極為不同，所以你需要時間去吸收這個概念，然後才能付諸實行。

儘管如此，假如〈任務十五〉讓你大為吃驚、躍躍欲試，但你才做到〈任務二〉，沒關係，就先去〈任務十五〉。出任務時，你會學到一件很重要的事，就是如何讓直覺以及你的內在訊號來引導你。所以如果你感覺有個特別的急迫感，要投身到〈任務十五〉，就有可能〈任務十五〉是你此刻需要的。

你怎麼知道自己準備好要往下一個任務前進？開始著手第一個任務就對了。當它變得有一點容易了，也許還沒完全變成習慣性動作，但你知道自己進行得很順，那就進行第二個任務。跟第一個任務一起練習第二個任務。每一個任務都能幫助你達成下一個任務。不需要趕著完成它們，因為你正在進行的任務可能是你的轉折點，當其他每件事都變得清清楚楚，你就會突然在「那裡」了。**直到變快之前，改變都是緩慢的**。

有些任務你會進行得比別人快，也覺得比較容易。有些任務會比你預期的來得困難。有些任務可能對你來說是不證自明的（但對別人來說不是），你會飛快地完成。有些任務你可能已經在進行了。有些會帶你來到舒適圈的邊緣，有些會帶你更往前一些。欣賞這些多元性，頌揚你的獨特性以及瘦身可能任務的偉大冒險。

你曾經度過愉快的假期，而希望永遠不要回到「現實」嗎？「瘦身可能任務」就像這種棒透了的假期，只是你不需要回到現實，因為它已經變成你新的現實！

失去「失去」這個詞

當然，語詞是人類最有力的用藥。

魯德亞德・吉卜林（Rudyard Kipling，諾貝爾文學獎得主）

神經系統瘦身一個決定性層面是語言，也就是運用的隱喻及特別語詞。你很快就會發現，語詞對大腦功能與生物學有重大影響。舉例來說，我們來測試「失去」這個詞。當你聽到「失去」這個詞，你跳出來的直覺情緒是什麼？暫停一會兒，然後與你想到「失去」這個詞時的感覺聯繫一下。你心中的圖像是什麼？停留在上面一會兒。你的感覺是活力跟振奮，還是哀傷跟愁悶？大部分的時候，在大多數的情境下，失去是人們想要避免的：失去所愛、失業、失去名聲。失去與悲痛跟受苦同時出現。即便只是失去鑰匙，都會帶來不方便跟挫折。失去暗示某些我們需要或想要的東西從我們的生活消失。在絕大部分的案例裡，每當我們失去什麼東西，都會想要再找到它。甚至當我們知道有些東西是回不來的也一樣，例如有人過世了，我們還是不會停止想要那個故去的人回來。

同樣地，我們會抗拒失去體重。這個抗拒不是有意識的；大部分人實際設下目標，開始觀察自己吃了什麼，下定決心規律運動。然而，潛意識卻在大腦和身體之間創造了緊張關係。失去越多體重，關係就越緊張。終於，緊張變成無法持續，體重開始回升。百分之九十五失去體重的人，都會再找回來。而他們通常還獲得額外的體重，以免未來再失去。

甚至當一個人下定決心要「失去體重」（減重），所有與「失去」有關的情緒會下意識把他們拉往相反的方向。大腦會把失去等同於痛；因此，失去就是應該避免的東西。大腦的安全防衛機制，會藉由駕馭行為以維持現狀，來對抗失去。你曾經自我破壞過嗎？你想過為什麼會這樣嗎？那是你的潛意識在保護你遠離預期的痛。失去不會活化大腦的任何獎勵中心，任何與失去連結的目標，都會邁向失敗。

因此，神經系統瘦身非常重要的第一步是：**失去「失去」這個詞**。

是的，為了帶來較大的衝擊，我故意在上述句子的一開始，就使用「失去」這個詞。從這裡開始，本書不再使用「重量失去」或「失去重量」，除非在需要說明的時候。在你與人的對話、你與自己的對話，還有你的目標設定之中，讓「失去重量」這個表達方式離開吧。

甚至連「重量」這個詞都會產生不良後果。一方面，現在你知道重量不是重點，而且，另一方面，你想要改變身體的**理由**，那才是**真正**的目標。

最重要的是，當你想到「重量」這個詞，讓你感覺如何？我有很多靜修的參與者，只要說到或想到「重量」或「體重」這些詞，就會感覺沉重。你與你的「重量」和「體重」之間有什麼關聯？它們大部分是正面的、負面的或中性的？當你想到任何有關體重的事，你會感覺獲得激勵或頹喪？

假如一個詞能引發負面情緒，我們就會傾向抗拒它代表的事物。我們會帶著不安和猶豫來處理這個問題，即使這種抗拒只是潛意識的。

其他聚焦在體重而產生不良後果的效應，是它會提醒你**不想**要什麼，以及你離你**想要**的目標有多遠。它也會提醒你過去不成功的嘗試。我們需要一個新鮮的方法，來重振我們的作為。我們需要刻意**聚焦在我們想要的，而不是在我們「不想」要的事物上**。我會在整本書當中詳細說明這個原則，而你會學到特別的、追隨神經系統瘦身原則的目標設定方法。一開始，聚焦在讓你感覺輕盈而不是沉重的詞。

你會注意到我使用「減重」這個詞作為第二章的標題，而且一直用到目前為止。我也在我的網站提到減重：www.winningatslimming.com。這是要反映目前的狀況，就是「減重」這個詞深植於每個人運用的語言裡。然而，這本書從現在開始，你會察覺到不同的字彙。你對「成功變苗條」跟「減少重量」各有什麼感覺？不管這個片語是否吸引你，「成功」這個詞通常會觸動大腦的獎勵迴路，而「苗條」則會喚起大部分人心裡的正面形象。我的網站名稱刻意避免「重量」跟「失去」這些詞。我用「苗條」這個詞，因為大部分人相信那會改善他們健康。

所以，讓我們開始跟新術語起舞吧。下面有一些建議，我希望能激起一系列的回應。目標是讓你開始以新思路來架構目標。那是**你的**目標跟**你的**身體，所以要用那些能激勵**你**的詞。

- 我正在釋出我身體不需要的東西。
- 我正要讓多餘的東西離開。

- 我正在擺脫過剩的東西。
- 我在自己的皮膚裡面感到舒適。
- 我對自己身體感到開心。
- 我享受我的身形。
- 我的健康極佳。
- 我感覺輕盈且自由。
- 我充滿自信，而且頌揚每個人的獨特性。
- 我感覺體能極佳，而且感覺好極了。
- 我喜歡健康狀況極佳的感覺。
- 我喜歡感覺能量滿滿、精力充沛。
- 我在最佳狀態，感覺好極了。
- 我很驕傲照顧好自己的身體。
- 我讓身體引導我到達健康的最佳狀態。

什麼句子最能描述你想要的感覺與你想達成的目標？找出能引起你共鳴的句子，它會開始打開你的心智，用神經系統瘦身的方法來思考。

⊙「苗條」這個詞如何？

「苗條」這個詞也不是沒有爭議的。

本書所談的「神經系統瘦身」跟「瘦身可能任務」，實際上瘦身指的是「苗條」（slim），但我並不是要說苗條是健康或美麗的必需品。我使用「苗條」這個詞，是因為如果沒有提到減小身體尺碼，很多人就不會拿起這本書了。事實是超過百分之九十的三十歲以下澳洲女性，以及百分之四十四的三十歲以上澳洲女性，至少曾經節食過一次。很多女性一年內還節食了好幾次。美國和其他英語系國家也有相同的狀況，節食已經成了「國家級消遣」。本書的目標，是激發你停止節食，開始過生活，把你的焦點從注意是否肥胖，轉為關注體能狀況，並鼓勵你熱情擁抱健康生活。但本書並沒有要讓眾多節食者不開心，假如它沒有提到「苗條」或「減去」這些詞，而且「苗條」是個目前為止比較好的用詞。假如「苗條」這個詞對你有負面聯想，那就不要用。我比較喜歡你用健康、活力與體能狀況良好這類語詞來思考。我已經使用「苗條」（或瘦身）這個詞，來吸引大部分需要讀這本書的讀者。

題外話：給那些對詞源學有興趣的讀者，slim（苗條）這個詞有一個有趣的歷史。這個詞大致源自荷蘭語 slim，意思是「壞、狡猾、聰明」，也源自德語的形容詞 slimp，意思是「偏斜的、扭曲的」，還有 schlimm，意思就是「壞」！甚至它來到英語裡面，slim 原本也代表一個人「懶惰」或「沒有價值」。今天，slim 這個詞最普遍的用法是「精實、修長或瘦得雅致」，但在不同的語境有別的意思。例如：

- slimmer workforce（人事瘦身）意思是裁員，slim 是縮減之意。
- slim margin（微薄利潤）或 slim chance（機會渺茫）[2] 中的 slime 代表小或窄。

• slim disease（瘦病）在非洲代表愛滋病。

⊙ 你的第一個行動召喚

進行有意識的努力，來淘汰「體重失去」跟「失去體重」這兩個詞，讓它們從你的對話甚至是你的思維中消失。不要談論或思考「我想要減重」，試著用讓你感覺輕盈或快樂的其他語詞來表達，例如：「我想要穿著新泳衣沿著沙灘漫步那種棒透了的感覺。」或者「我正在努力變得更緊實與更健康。」運用任何讓你感覺對了的片語。重要的是，淘汰掉「失去」跟「重量」這兩個詞，並因此把你的焦點，從體重計上的數字移轉到健康跟活力。

2　有趣的是，fat chance 意思是「怎麼可能」，表示某些事情發生的可能性甚至比 slim chance 更小！真搞不懂。

一條河的寓言

不是他們看不見解決方案，
而是他們沒看見問題。

吉爾伯特・基思・卻斯特頓
(Gilbert K. Chesterton，英國推理小說家)

從前從前，位在大河邊，有個美麗、高科技發展的城市。從大河取水，供應家家戶戶乾淨的飲水，而且，這條河還以大量供應肉質鮮美的鮮魚而聞名。生活很美好，人人健康而快樂。

有一年，城市居民開始注意到，一個月又一個月過去，河流的汙染持續增加，到了對他們健康造成嚴重的威脅的地步。因為乾淨的水源短缺，人們開始生病，而且發展成慢性病。顯然必須做些什麼，來改善這個狀況。所以，社區也好、個人也好，他們著手進行大規模的清理工作。

他們非常聰明且勤勞，所以發展出高度複雜的公共衛生方法。他們使用物理方式、化學藥劑、天然產品和所有最新進的技術，來移除這條河的汙染物。他們從事廣泛的教育活動，告知大眾如何降低他們的廢棄物，以及如何盡責地丟棄。每個人都意識到這個問題，也都很努力地想要解決問題。但狀況並沒有好轉，問題反而日益惡化。他們偶爾能成功地清理這條河，但甚至連慶祝活動都還沒結束，河流就又受到汙染了。

無法成功清理，加上持續的醫療問題，開始對大部分人口的心理健康造成負面衝擊。他們感覺自己很失敗，開始失去希望。他們付出那麼大的努力，成果卻那麼有限，而且為期短暫。為什麼？到底怎麼了？

有一天，一群漁民生活環境受到威脅，因為魚都死了，因此決定到河的上游尋找未受汙染的水源，看會不會有魚可釣。跟著這條河的流域，他們走了又走，一公里一公里地前進，但找不到任何乾淨的水源。就在他們準備折返時，來到這條河位在山頂的源頭。他們驚奇地發現，有一家大型工廠把它所有的廢氣產品丟到河裡。汙染物就是這樣帶到下游的城市，也因此汙染了水源。

這些漁民終於發現了問題的源頭，不是因為他們不注意或沒能力或不努力，而是因為問題在工廠。沒有人知道這個汙染的隱藏源頭。難怪他們的努力完全沒有用！他們在下游做了多少處理根本不重要，他們的努力會持續挫敗，直到他們處理上游的汙染源頭：工廠。

這些漁民非常高興！他們馬上告訴工廠的業主，並說明他們排除廢棄物的方式，會對城市居民的健康有什麼影響。工廠業主非常震驚。他們對自己造成下游的危機一無所知，並立即組織一場會議，由工廠業主跟城市領導人一起協商。在雙方一連串的討論之後，工廠改變了它的廢棄物處理方式，並停止丟棄有毒物質到水裡。之後，人們得以清理這條河。因為再也沒有汙染，這裡再也沒有壓力、掙扎或不理解。

當河流再度變得乾淨，人們的身心健康都恢復了。他們這才明白，因為問題的根本原因被隱藏起來，這麼多年來，他們竟為了這個問題一直在責怪自己。一直鞭策跟懲罰自己，根本不是答案。處理源頭而不是過程，才能找到一直難倒他們的明確解決方案。

這個寓言傳達了什麼訊息？這個故事總結來說，就是現今全球性的肥胖流行病的現況。內臟脂肪過多跟肥胖，是上游問題造成的下游結果。整個社會拚命投注時間、金錢、精力跟技術，試著處理下游、修復狀況。節食、代餐、計算卡路里、集訓營、食物結合（營養學）、應避免的食物（肉、小麥、酵母、乳製品等）、食欲抑制劑、人工甜味劑，把市面上有的統統說出來，都只是下游措施。那就是為什麼人們最多只能取得短期成果。

你能理解這個故事嗎？你試過什麼下游的方法？你的上游汙染可能是什麼？擺脫內臟脂肪的明確解決方案是什麼？

⊙到上游去，處理這個議題的源頭：大腦

大腦就像故事裡的工廠，它是內臟脂肪過剩所造成的健康問題的隱藏成因。大腦拋出神經、化學跟荷爾蒙的訊號，帶到下游，也就是身體的其他部分，指示它們製造並囤積內臟脂肪。現在，是時候更換大腦的線路，重新設計你的身體，讓它達到健康與活力的最佳狀態。

平順的航行

真實的發現之旅，不在於尋找新大陸，
而是以新眼光看世界。

馬塞爾・普魯斯特（Marcel Proust，法國作家）

這一章獲得同意，改編自《尋找父親：失智症不是女兒決心的對手》（*In Search of My Father: Dementia is no match for a daughter's determination*）這本書，作者也是本人，海倫娜・波波維克（Helena Popovic）。

大腦跟心智有什麼不同？

大腦跟心智都是瘦身不可或缺的要角。在決定身形跟行為時，它們是如何運作而提供協助的？

想像一下，有一艘大船，船上有船長跟船員一應俱全，航行在藍色海洋上。船長做決定、下命令，忠誠的船員聽從指令。如果沒有船長，船可能會迷失方向。沒有船員的話，船就不可能日復一日地航行。

船員知道他們扮演的角色，不需要船長告訴他們如何做好工作，或是每天提醒他們該做的工作——他們都是受過良好訓練的。當船長想要改變一些事才會通知船員，或者船員有需要他／她領導時，也會負起責任。至於這艘船，只需要保持良好狀況，並定期加油就行了。

船長、船員和船彼此相互依賴。假如船長跟船員沒有適當做好他們的工作，船就會破損，或是變得破敗不堪。假如船隻受損了，對每個人來說，這趟旅程會變得更為艱難，無罰以最佳狀態航過惡海。假如船長冷漠麻木、優柔寡斷或技藝不精，對各種事務之運行就會產生負面影響。而假如船長跟船員意見不和，或是假如船長和船員之間溝通不清楚，他們也是沒辦法走太遠的。

這跟大腦與心智有什麼關聯性？

船長就是你的意識，船員就像你的潛意識，船就是你的大腦，而大海就是人生。

意識負責你的思維。它設定目標、做決定和解釋經驗。它也是你意識到的「心裡嘮叨聲」：在你的頭腦裡持續進行的評論。

潛意識是潛伏在意識之下的你自己，會確實讓你保持活力跟運作。它讓你保持心臟跳動、肺部擴張與頭髮生長。你不需要有意識地告訴自己：「跳動、呼吸、生長！」所有的行動都是潛意識透過我們所知的自主神經系統（autonomic nervous system, ANS）加以掌控。潛意識優先關注的是存活，包括身體的、情緒的和心理上的。而因為存活是我們本能上最優先目標，潛意識會比意識來得有力。所以，假如我們意識上**想要**的，和潛意識**需要**的東西發生衝突，潛意識總是會贏。這是必需品跟欲望之爭。

那就是為什麼潛意識在支配我們行為時，扮演這麼有力的角色：它保護我們精神和情緒上的幸福。那就是有時候你有意識地認為自己想要做某件事，但最後仍然去做另一件事的原因。想要「減重」就是個經典實例。你為自己設定清楚的目標，在前三週都好好吃，而且規律運動。然後，有些事發生了，或是生命看似向你投了一顆曲球（譯注：表示突如其來的事情），你發現自己就是沒辦法再繼續這麼吃，也沒辦法繼續運動，整個飲食起居都被打亂了。箇中原因，就是潛意識不同意意識的做法。潛意識成功維持現狀，凌駕想要變瘦的意識。這也是節食不管用的另外一個原因：無法處理潛意識問題。船長想要做這件事，但船員知道這對於你的生存情緒會形成威脅，所以主動忽略了船長的指令。

你如何能讓船長與船員合作，航向同樣的目標：達成終極的健康身體？答案就是應用神經系統瘦身的原則。

什麼是神經系統瘦身？

單單一步，不會形成一條路徑，所以一個單一的想法，
不會形成心智的路線。為了製造一條深刻的身體路徑，
我們一再地走著。為了製造一條深刻的心理路徑，
我們必須反覆思考，我們希望這類思維主導我們的生活。

亨利・大衛・梭羅（Henry David Thoreau）

神經系統瘦身帶來大腦科學在體重管理領域最新進的發展。神經系統瘦身代表運用你的大腦，來療癒你的身體。

最近幾十年來，神經科學家對人類大腦的發現，比人類史上好幾個世紀以來的發現還多。大腦的相關知識爆炸，資訊正在改變我們對待生活中每一件事的方法。其實，二十世紀最偉大的發現，就是大腦可以自己改變。

在那之前，大家相信大腦就像固線的電腦。你與生俱來的大腦是怎樣，就一直是怎樣。隨著年齡增加，你的大腦功能會逐漸退化；或者不會是逐漸，如果你虐待它的話，例如酗酒、撞到頭、濫用藥物。

最近三十年來，神經科學家有一個讓人吃驚的發現：人類的大腦完全不像固線的電腦。它會持續改變，對我們的行動、思維、感覺跟行為做出反應。我們會在大腦裡長出新的細胞（神經元），並在它們之間創造新的迴路。我們不是自己基因的消極受害者。

我們的生活形態、與環境的互動方式，確實會影響基因表現。你可以扮演主動的角色，掌控在你一生當中的大腦發展。你的思維、情緒、信仰和行動，決定了大腦傳送給身體其他部位的訊號類型。即使大腦某些部位失去功能，它還是能重新組織，以便讓大腦其他部位的細胞擔負起失去的功能。大腦這種廣大的變革能力，叫做「神經可塑性」（neuroplasticity）。這個字的英文是由 neuron（神經元）加上 plastic（可塑的）所創造出來的，前者就是「腦細胞」，後者代表「可延展性」或「能夠鑄模的」。這是一千年來最影響深遠的發現。

然而，大多數人尚未意識到這所帶給他們的強大個人能力。甚至也很少人知道如何運用這個知識，以輕鬆、有效、永久地達到最佳健康狀態、獲得一個他們喜愛的身體。

因此，用更專業的話講，**神經系統瘦身就是應用神經可塑性，以排除內臟脂肪組織（VAT）**。換句話說，藉由改變你大腦傳送給身體的訊號，你就可以加速新陳代謝，翻轉囤積內臟脂肪的傾向。你可以重整你的大腦，以不同的方式處理食物，打造你想要的身體。你可以轉變那些害你對自己身體不開心的潛意識行為，把它變成習慣，帶領你變得輕盈，並長久保持下去。

神經可塑性替改變打開了一條通道，這是以前不知道已經存在的通道。

改變你的大腦，就能改變你的身體。

重整你的大腦，就能重塑你的身體。

什麼不是神經系統瘦身？

假如你想要打造一艘船，
不要找一群人聚在一起蒐集木頭，
也不要指派他們任務跟工作，
寧可教導他們渴望大海無盡的廣闊無垠。

安托萬・德・聖－修伯里
（Antoine de Saint-Exupery，法國作家，名著《小王子》作者）

神經系統瘦身，與限制卡路里、運動、動機、心態、意志力或正面心理**無關**。上述這些都扮演著某個角色，但神經系統瘦身更深入地直搗本質，也就是大腦細胞如何彼此溝通，以及如何與身體其他部位溝通，以便影響食欲、食物吸收、新陳代謝、體重設定點與體脂肪分布。神經系統瘦身是檢視思維與情緒如何驅動可影響健康與體重的選擇、行為與身體機能。神經系統瘦身運用特定的思維方法，來刺激有助於瘦身的大腦迴路。

再多意志力或餐飲計畫也無法導致永續瘦身，除非大腦傳送給你身體、要它維持目前體重的訊號有所改變。畢竟，強調節食跟運動已經好幾十年了，但肥胖情形仍然在上升。

大腦是身體的控制中心。身體的每一個部分跟隨由大腦發送出去的指令、指揮與訊號。假如你的新陳代謝很慢、有囤住脂肪的基因體質，或是有讓內臟脂肪增加的狂亂生活形態，都沒關係。假如你完全不知道為什麼無法達到自己想要的體態，也沒關係，因為神經系統瘦身就是要處理這個問題的根本來源，並提供你一個**心智計畫**（Mind plan），而不是**飲食計畫**（Meal plan）。

就如同大腦是最大的性器官，它也是最大的瘦身器官；而且，它被整個減重產業忽略。那就是為什麼至今沒有任何導向長期成功的紀錄。

神經系統瘦身是關於**大腦聰明**（brain），而不是**肌肉發達**（brawn）。

神經系統瘦身是關於**探索內在空間，而不是外在空間**。

神經系統瘦身是關於**餵養你的心靈，而不是餓壞你的身體**。

你能改變自己的大腦嗎？

事情沒有改變，是我們改變了。

亨利・大衛・梭羅（Henry David Thoreau）

已經有大量複雜的實驗及開創性的研究想要回答這個問題。腦波圖（EEG），還有像核磁共振、電腦斷層掃描之類的腦部顯影技術，已經揭露了一些方法，告訴我們大腦是可以改變的。

要了解如何改變你的大腦，你需要開始具備一些基本的神經解剖學知識。

大腦是神經元（大腦細胞）的集合體，與其他神經元相連結。每一個神經元有一連串短小的分支，稱為樹狀突（dendrite），以及一條長長的、像尾巴一樣的結構，稱為軸突（axon）。樹狀突接收訊息**傳入**細胞，同時，軸突把電流訊號傳出細胞。樹狀突跟軸突加起來就是神經突（neurite）。

每一個軸突外包覆著一個蛋白質與脂肪組織的隔離鞘，稱為髓磷脂（myelin）。髓磷脂主要的目的之一，是讓神經衝動沿著軸突快速且有效率地傳送出去。

當電流訊號到達軸突的末端，此時會觸發稱為神經傳導物質（neurotransmitter）的化學物質釋出，傳到只有顯微鏡下才看得到的缺口，稱為突觸間隙（synaptic space）。神經傳導物質漂過這個缺口，到達相鄰神經元的樹狀突，指示這些神經元要做什麼事。從軸突傳送到目標樹狀突的訊號共有兩種類型：興奮性（excitatory）跟抑制性（inhibitory）。從字面上看來，興奮性的訊號，會刺激接受訊號的神經元發出自己的訊號，以便讓你以某種方式執行特定行動或行為。抑制性的訊號會抑制或關掉接收訊號神經元，不讓它發出訊號。我把這兩種類型的訊號稱為「神經打開」（neurON）與「神經關閉」（neurOFF）。

當神經科學家談論關於大腦重整，意思是神經元之間神經衝動的傳送會改變，帶來認知和行為的新方式。這些改變會以幾種方式呈現：

- 大腦會長出更多細胞來執行特定任務。這是你精通某件事的一種方式。新細胞的增長就叫做神經生成（neurogenesis）。這個現象第一次被觀察到，是在倫敦計程車司機的大腦。他們為了記住兩萬五千條街道怎麼走（當時還沒有全球定位系統〔GPS〕），大腦負責空間導航的區域（海馬迴）長得比其他人的還要大。技藝高超的小提琴家則是大腦負責精細手指動作的部位會變大、活動頻繁。**你接受哪方面的訓練，大腦負責的那部位就會變大**。反過來說也是實話：運用它，否則就會失去它。但假如你訓練它，它還會再回來！呼，好佳哉！
- 包覆在軸突外的髓鞘變厚，讓傳送給大腦細胞的電流訊號更順暢、更快速、更有效。這是我們之所以「熟能生巧」的另一個機制。

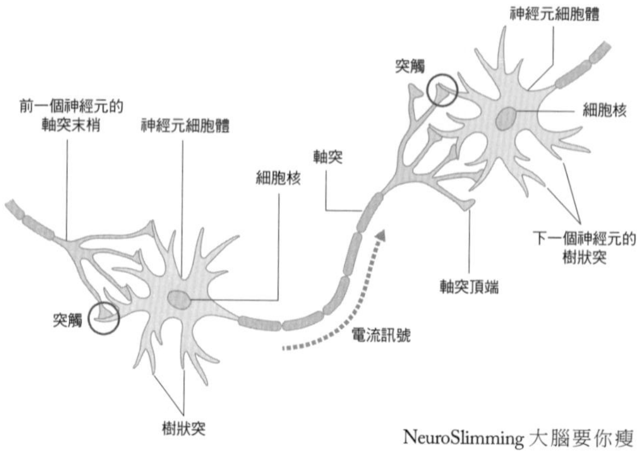

- 經由神經突（樹狀突與軸突）的成長跟分支增生，突觸發生改變。進而導致大腦細胞之間的連結增加或減少，會依序影響細胞之間傳訊的強度跟類型。你就是透過這種方法在大腦中創造新路徑跟迴路。
- 大腦製造不同的神經傳導物質（化學訊息），會影響大腦細胞的功能。然後，這些大腦細胞又會影響身體其他細胞的功能。

所有的這些改變，都高度受到我們的思維、情緒、行動跟環境影響。

- 新思維能致使樹狀突增生新的分支。
- 改變你的感覺，能改變你所製造的神經傳導物質。
- 新的行為能雕塑突觸連結的新形態。
- 一再重複的行為能致使相關的髓鞘變厚。
- 讓自己沉浸在新環境中，會在各種不同層次影響大腦功能。

總之，你的大腦會持續改變，來回應五個要素。改變任何一個要素，就會改變你的大腦。這五個要素是：

1. 你的行動
2. 你的思維
3. 你的情緒
4. 你的實體環境
5. 你的社交跟文化環境

改變大腦的五個要素

假如能做到一切能力所及的事，
我們肯定會大吃一驚。

湯瑪斯・愛迪生（Thomas A. Edison，發明大王）

⊙行動

一個人做的、看的、感覺的越多，就能夠做得更多。
——愛蜜莉亞・艾爾哈特（Amelia Earhart，
第一位獨自飛越大西洋的女飛行員）

行動指的是你所做的事和你的行為表現，包括了進食、運動、睡眠、工作，以及所有組成你每天日常的例行公事與習慣。當你改變了其中一個變數，例如，你開始睡得更多，不只會影響你的身體（更有體力，免疫系統運作得更好），也會影響你的大腦（製造各種化學物質，繼而影響你的食欲跟決斷能力）。短期的行為改變，只能短時間改變大腦；唯有持續的行為改變，才能持續改變大腦。

現存的減重療法多把目標放在行動，而且是有限的一些行動，這樣的效果不僅最低且維持不久。為什麼我們會說如欲做出改變，行動是最沒效果的目標呢？因為行動是由其他四個要素驅動的。行動總是對思維、情緒或環境的任何一個要素做出反應。當你顯然未經思考而做出行動，就是在對一種情緒做出反應，或是你所處的環境給了你某個信號。因此，既然是其他四個要素指揮行動，神經系統瘦身會**先**瞄準其他四個要素。回頭去想想那條河的寓言：處理源頭，而不是過程。當你照顧到其他四個要素，你的行動就會自己照顧自己了。

⊙思維

> 對你心智有主導權的是你，不是外在事件。明白這點，你就能找到力量。……靈魂將染上思維的色彩。
>
> ——馬可・奧理略（Marcus Aurelius，羅馬帝國君主，人稱「哲學家皇帝」）

你的思維包括你的信仰、態度、意向、抱負、白日夢、記憶、自我對話與心智絮語。你的思維構成你的世界觀、你對經驗與自我形象的解釋。

每一個思維在大腦中都有個身體上的「簽署印記」，這意味著思維對身體會產生影響，儘管它們是肉眼看不見的。思維就好比輻射。人類的眼睛不能偵測輻射，但輻射**效果**是測量得到與體驗得到的。思維是一樣的道理。甚至連愛因斯坦都承認：「我承認思維會影響身體。」

不同的思維使大腦產生不同的化學物質，使身體產生不同的荷爾蒙。不同的思維會導致大腦細胞與神經突的生成或抑制。反覆性的思維會讓包覆在特定軸突的髓鞘變厚。這些是非常真實，而且可以測量的生物學結果。

當你的思考不一樣，你對環境的回應就不一樣，你對情況的反應就不一樣，你處理食物的方法就不一樣。你的思維會影響你的精力充沛程度、你的免疫系統、你的內分泌系統和你的新陳代謝。你的思維在神經系統瘦身扮演重要的角色。

⊙ 情緒

教育心智而不教育心靈，就等於完全沒有教育。

——亞里斯多德（Aristotle，古希臘哲學家）

情緒涵蓋各種人類的情感，從悽悽慘慘到熱情洋溢都是。橫跨不同科學領域的廣泛研究已經證明，情緒在健康的每個層面均扮演關鍵角色，包括一個人與食物的關係。情緒是我們決定與行動的核心驅動力，**在改變大腦方面，「情緒」甚至比思維更有力量**。

我們的情緒線路比我們的認知線路更深。思維與情緒的關聯錯綜複雜。下一章將討論到，我們的思維影響我們的情緒，我們的情緒也影響我們的思維。除非你好好利用你的情緒線路，創造出新的情緒迴路，否則改變不可能持續。

情緒反映在特定、可識別的大腦迴路，只要使用客觀科學方法就可以測量得到。不同的情緒會造成不同大腦化學物質分泌，對人的生物學與行為產生影響。讓你「感覺良好」的化學物質，包括血清素（serotonin）、腦內啡（endorphin）、催產素（oxytocin）、多巴胺（dopamine）、正腎上腺素（noradrenaline）和泌乳素（prolactin）。所有這些化學物質，都對體內的多種系統造成廣泛的影響。不同的情緒狀態也會活化大腦的不同區域，例如，強烈的正面情緒會活化左前額葉皮質，恐懼的情緒會活化右前額葉皮質。

不管我們是否察覺，我們的情緒對進食行為的影響很大，大到我們有必要了解如何處理這些情緒。神經系統瘦身讓你可以運用情緒來服務你，而不是控制你。這不僅止於學習如何管理情緒性進食，這個議題我們稍後會提到。

揭露正面情緒如何提升健康、負面情緒如何損害健康的研究在市面上廣為流傳，已經成了一種信仰，讓你相信需要「強迫自己」變得正面，甚至（或尤其）是在你感覺相反的時候。「弄假直到成真」已經變成一種善意但誤導的格言。這**不是**處理情緒的健康方法。情緒對我們生理和心理生存至關重要。當事情「不對勁」、當我們的界線被侵犯、當有不公正的事情發生，還有當我們沒有忠於自己，情緒就會通知我們。情緒也告訴我們是否維持在正軌上：感覺很棒，精力無窮，感覺跟自己所愛有所連結就代表處於正軌。假如我們暫停腳步，傾聽情緒要告訴我們什麼，容許它引領我們前進，那麼，該如何以最真誠的方式生活，情緒都會教導你。

⊙ 實體環境

船在港口裡是安全的，但船不是造起來停泊的。

——威廉・雪德（William Shedd，美國長老教會神學家）

速食、快車、快速生活。電梯、電扶梯、自動人行道。辦公室工作、久坐的休閒活動、孩童在街頭玩的安全考量。省力裝置、洗衣機、烘衣機、食物攪拌機、坐式割草機、遙控器。網路銀行、線上購物、網路聊天室、線上電影、網路約會、線上遊戲。太多價廉、容易取得、高能量、低營養、高度加工的食物。大冰箱、大型食品儲藏室、大盤子、大分量食物。電視、告示牌、大眾運輸工具上的垃圾食物廣告。體育活動的汽水可樂贊助。歡迎來到「致肥」環境：在這裡食物政策是跟著經濟考量走，而不是跟著健康考量走；在這裡，行銷是為了賣東西，不是為了讓你健康。

在一九七〇跟一九八〇年代，曾針對西澳洲莫萬俊（Mowanjum）社區的原住民團體進行一系列的研究。研究的時間長短不一，從幾個星期到三個月不等，這些原住民會回到傳統狩獵採集的生活方式，而他們的健康與體重則受到密切監視。在荒野生活才兩個星期，他們的健康和體能就大為改善，七個星期後，他們減下了十二公斤（二十六磅），糖尿病的問題也大幅好轉。

我並不是建議社會回到在河邊洗衣服、自己磨穀粒製造麵粉跟追捕袋鼠當晚餐的日子。然而，現代化已經讓體能活動不足成為預設狀態，也讓高卡路里、低纖維食物成為主要飲食，這樣的結合明顯造成不良的影響。

肥胖已經遍布全世界，嚴重到連「全球肥胖問題」（globesity）這個詞都已經編入字典裡。全球的肥胖人口從一九八〇至今已經幾乎加倍，且在二〇一二年，有超過四千萬名五歲以下兒童被歸類為過重或肥胖，這必然有著檯面上「個人不負責任」以外的其他原因。

二〇一一年九月，聯合國承認「降低個人與眾人暴露在不健康飲食和體能活動不足的程度，實為至關重要」。

不容爭辯地，現代環境對健康造成很大的衝擊。然而，並非二十一世紀每個人身上內臟脂肪都過多這個事實，意味著儘管面臨外在壓力，擁有極佳的健康跟活力仍然是可能的。不屈服於環境壓力的生活方式是有可能的。是的，有些人因為基因的關係，比其他人容易囤積內臟脂肪，但他們仍然能夠做出健康的選擇。同樣的環境，在不同的人身上會引起不同的反應，但學習選擇什麼反應對你最好，是有可能的。

透過各種感官所接收進來的東西，人類的大腦深受環境影響。汙染、毒素和食物都會衝擊大腦功能。然而，**我們的內在環境，也就是思維和情緒，比外在環境更有力量。**外在環境對我們產生的作用，會受到思維和情緒的調節。當你改變內在環境，就能改變外在環境。你會看見新的機會，並且找到克服障礙、達成目標的新方法。

⊙社會與文化環境

沒有人是一座孤島，可憑自己得到完整；每個人都是大陸的一小塊，主體的一部分。

——約翰．多恩（John Donne，英國詩人）

我們的社會與文化環境，深深影響我們對食物、進食和身體意象的信仰。

當你還是個孩子，是不是曾被親暱地說著「都不挑嘴好棒棒」？或者，你是那種「挑剔又難搞的小孩」呢？你是否來自大家庭，吃飯都要很快，否則會吃不到？有沒有特別場合一定要吃的特定食物呢？食物是你媽媽表達愛的方式嗎？吃是你對她愛的回應嗎？假如你沒表示再來一份，奶奶會因你不喜歡她煮的菜而不高興嗎？用餐時間是緊繃與正式的時刻，或是好玩與歡慶的時刻？你必須吃掉綠色蔬菜，才能吃甜點嗎？有用來獎勵「良好」行為的特定食物嗎？有拿不給吃「小點心」來懲罰「不好」的行為嗎？當你感覺傷心或孤單時，會拿食物來安慰自己嗎？當你體重增加，是否感覺「安全」？你媽媽擔心**她的**體重嗎？你媽媽會節食嗎？你在學校會因為體重被嘲笑嗎？當你掃光盤子上的所有食物，會受到稱讚嗎？有人告訴你浪費食物是一種罪嗎？你仍然希望拯救非洲受飢荒之苦的孩子嗎？

食物是燃料。它是你生理存活的要件。然而，食物被賦予了太多額外的意義，對很多人來說，食物的營養價值，比不上它的情緒、社會、文化價值。從我們出生開始，就被灌輸食物除了食物以外的其他價值。當我們逐漸長大，取決於個人教養和其他重大的社會經驗，食物可能代表獎賞、懲罰、安慰、消遣、保護、愛、拒絕、歸屬、慶祝等，這張列表隨著每個人的個性有所不同。我們進食的方式，也綁定了價值判斷：「她吃得像隻小鳥」或「他吃得像頭豬」都是非常有力的類比，會滲入我們的自我形象，並影響我們對自己的感覺，特別是我們吃東西的時候。

你是否曾因為體重影響你在學校受到的待遇？你從家人、朋友和媒體接收到有關自我價值的訊息，與你的體重有關嗎？不管你的體重是多少，你是否感覺被愛和被尊重？你認為自己在家族結構中處於何種位置？是「漂亮的那個」、「聰明的那個」、「愛運動的那個」，還是「胖嘟嘟的那個」？你曾經直接或間接被教導的「理想」體型是什麼樣子嗎？你與食物的關係、你與自己身體的關係，都建立在這些社會和文化結構上。

你看待食物的方法以及你與食物的關聯，對於你吃什麼、你怎麼吃、你何時吃與你為何吃，有著重要的影響。食物對你是自然的喜悅，還是罪惡的放縱？或者，它是否視環境而定？看待食物跟進食的方法，沒有對錯。重要的是察覺到你與食物的關聯有何意義，以及它在你的社交與文化生活方面扮演什麼角色。假如你想改變，覺知會帶給你力量去改變。

沒有任何東西像食物一樣。它把人們聚集起來，歡慶他們最高興的時刻（像是婚禮），以及哀悼他們最深沉的失去（葬禮）。共享一餐，傳達了個人與群體之間未說出口的訊息。餵養自己和他人具有極深層的個人意義。食物與極致的喜悅與傷痛產生連結。

我們與生俱來就會享受攸關生存的事物，因為這樣我們才會一直去做，達到生存的目的。一旦兩件生存所需的事情明顯產生衝突，例如進食跟歸屬感，我們就會感到拉扯。「假如我沒把奶奶做的蛋糕每一樣都吃一塊，會讓她很難過，而且會讓我感覺像個很壞、不知感恩的孫女。」我與我那維也納的蛋糕烘焙奶奶就經歷過這樣的狀況。我們都需要食物、朋友以及與他人的連結。因此，學習管理這些不一致，就不需要犧牲健康也不需要犧牲關係。

藉由有意識地選擇你的思維與行動，你可以重整大腦的線路。藉由創造一種支持你瘦身成功的情緒、社交與實體環境，你會刺激大腦轉變，促進瘦身成功。本書所提供的瘦身可能任務，將引導你的思維與情緒，繼而引導你的行動，如此一來，**你會打開你的瘦身訊號，關掉會壞事的訊號**。它們也能讓你創造一個健全、健康與可給予支援的環境。

每件事都相互連結

漂浮在我生活中的雲，不再帶來雨或引來風暴，
但為我的落日天空增添色彩。

泰戈爾（Rabindranath Tagore，印度詩人，諾貝爾文學獎得主）

目前，很明顯地，你生活中的一切，都經由大腦的神經網絡相互連結。

你的健康跟體重，並不是孤立、分離在你的生命實體之外。它們持續與你人生的生理、心理、情緒、環境與社交等層面進行動態相互作用。心智、大腦與身體不能獨立運作。你的體重是這五個要素協同運作下，效果加總後的外在表現。

正由於每件事情相互連結，單單聚焦在節食跟運動才會無效。

了解這五個要素如何運作的好方法，是用冰山來比喻。我們的行動是冰山的頂端或突出水面部分。如同冰山的頂端，行動是我們看得見的部分。

我們的思維是冰山沒入水面下的部分。你看不見它們，但就像冰山一樣，比起頂端部分，水面下的部分貢獻了整座冰山的絕大部分。其實，頂端（行動）是我們思維的外顯形式。

我們的情緒由水來呈現。就像水一樣，我們的情緒

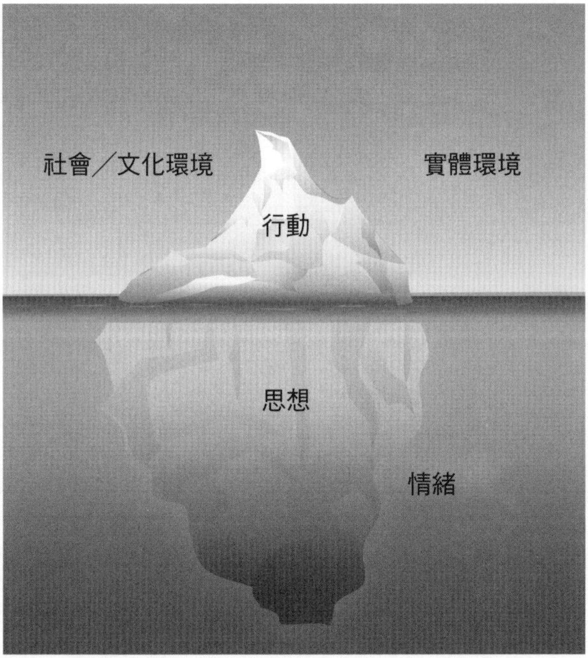

漫淹過且環繞著一切。水分子與冰山粒子交互轉換。畢竟，冰與水就是水的不同形態：一個是固體，另一個是液體。同樣地，我們的思維影響我們的情緒，而我們的情緒影響我們的思維。emotion（情緒）這個詞源自拉丁文emovere，意思是向外移動。情緒是你從身體裡感受到的能量，驅使你開始行動或不行動。

我們的實體環境就像是冰山四周的空氣。空氣是氮、氧、水蒸氣、氬跟二氧化碳的混和。空氣中也會有汙染、花粉、灰塵跟輻射。空氣品質對冰山的影響，就像實體環境影響你一樣。

我們的社交和文化環境由氣候來呈現：陽光、雲雨、風、暴風雨、雷、閃電跟彩虹。氣候會影響冰山的狀態，就像你的社交和文化關係影響你的存在狀態一樣。

用這樣的比喻是要說明為何五個要素中，只要有一個改變，其他的就會連帶自動改變。你生活中各種不同層面都是相互關聯、交織在一起的。當你對自己感覺良好（情緒），你對生活的思考就會正面（思維），你在關係中付出更多（社交環境），而你也會更有動機照顧自己（行動）。這就是為什麼我之前說過，你不需要完成每一個交付的任務，就能達成讓自己開心的健康身體。依據剛剛的例子，每次你在出任務時，就會出現連鎖效應（cascading effect）。當一件事改善了，其他的每一件事也會跟著改善。改變你的大腦並沒有看起來那麼難。

這個世界每天都在發生什麼事？

我們不能教人們任何事；
我們只能幫助他們從內在去發現。

伽利略（Galileo Galilei，文藝復興時期義大利科學家）

每一天，人們都在尋找如何活出一個充滿自由、充實、美食的啟發人生。

每一天，人們都在實現並維持他們最佳的健康身體，而且無須節食。

每一天，人們都在增加他們的精力與活力，而且不需要藥丸或營養補充品。

每一天，人們都在發現，選擇健康比他們之前想像的要來得簡單得多，也更容易達成。

每一天，人們都學習到，絕佳的健康狀態是日常選擇，而不是遙遠的目的地。

每一天，人們都在明白小小的事情如何對健康與活力造成大大的不同。

每一天，人們都在體驗不去計算卡路里或抗拒美食誘惑的放鬆感。

每一天，人們都在享受不需要感到罪惡的進食。

每一天，人們都在明白，原來擁有活力充沛的健康本身就是報酬。

每一天，人們都在感受愛身體、尊重身體與滋養身體的樂趣。
每一天，人們都對衣服底下的自己感覺良好，對不穿衣服的自己感覺更好！
每一天，人們都努力活得很好，而不僅僅是活著。
每一天，平凡的人正活著不平凡的人生。
每一天，人們都在追尋神經系統瘦身方法。

「新典範」摘要

活力不僅展現在堅持的能力，
也展現在重新開始的能力。

史考特・費茲傑羅（F. Scott Fitzgerald，美國小說家）

- 不管你過去的經驗，或是任何別人可能曾經給你的判斷如何，你都能透過愉悅、充實與美食，達到有活力的健康、持續的活力，以及你喜愛的身體狀態。到達你最佳的健康身體，**不**表示需要掙扎。
- 正如同大腦是最大的性器官，它也是最大的瘦身器官。這個關鍵事實被整個減重產業以及許多健康專家所忽略。
- 神經系統瘦身教你如何改變你的大腦，進而改變你的身體。
- 減重**不是**健康的目標。擺脫圍繞在你腹部器官的脂肪（內臟脂肪或VAT），才能改善健康，減少體重計上的數字未必能改善健康。
- 當你靠節食減重，會失去肌肉、骨質和水分，這些都會導致體重回升，健康狀況也會變差。
- 你不曾節食失敗，是節食害你失敗，因為那是一種注定失敗的機制。**節食實際上會讓我們變胖**，而不是讓我們減少脂肪。

你身上的內臟脂肪總量，不只受到飲食內容和你運動量多寡影響，更受到你的想法和感覺影響。

- 把「減重」這個詞從你的字典刪除。聚焦在「體重」跟「失去」只會讓你持續卡在原地，因為語言會影響你的潛意識。相反地，改用一些啟發性和激勵性的詞彙來表達你想要什麼。
- 本書提供你二十八個任務，讓你能擺脫內臟脂肪、享受你的身體，並永遠改善你的健康。

歡迎進入「瘦身可能任務」！

第2部

新解決方案

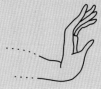

失敗只是重新開始的機會，
而這一次會更有智慧。

亨利・福特

（Henry Ford，美國福特汽車創辦人）

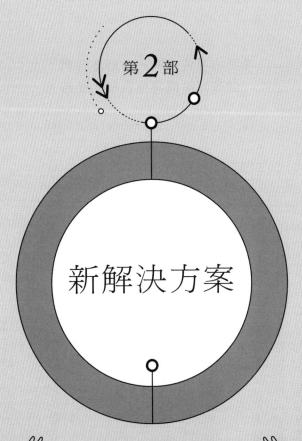

你衡量的是內臟脂肪嗎？

重新檢視所有別人告訴你的事……
拋棄那些侮辱你靈魂的東西。

華特・惠特曼（Walt Whitman，美國詩人）

你已經拿起這本書，因為你想要擺脫體脂肪。

或者，你與食物有愛恨交織的關係。

或者，你為了維持別人告訴你的「健康體重」苦苦掙扎。

或者，你並不滿意自己的飲食習慣。

或者，你意識到節食不能形成持續的成果。

或者，你只是好奇。

首先，「健康體重」是怎麼組成的？

這個問題有好幾個答案。第一個答案是**健康不盡然與體重相關**。良好的健康與許多要素有關，其中之一是你身上的內臟脂肪總量，而不是你擁有的皮下脂肪總量。其實，在某些情況下，較多的皮下脂肪會改善健康並延長壽命。

在每一類型的體重中，都有健康和不健康的人。多從事體能活動、少吃精製糖，並在飲食中增加纖維攝取量，會改善你的健康，不管你的體重有沒有任何改變。這就產生了「代謝健康型肥胖」與「肥胖悖論」這兩個詞，也就是說，你可能不管尺碼大小，仍然保持良好體能。

第二個答案是，每個人都有獨特的生理狀況，而在一個大範圍的體脂肪數值內，你都有可能是健康的。一個人感覺舒適的範圍，對另一個人可能感覺沉重。

因此，沒有人能告訴你，你的最佳體重應該是多少。什麼樣的身體尺碼會讓你覺得最舒適而且精力充沛？你對自己的正面感覺就是最佳指南，告訴你怎麼樣是健康的。

這一章的目的，是讓你能決定你真的需要衡量的是什麼，以及什麼會讓你的健康與快樂變得不同。

你要自問的第一個問題，是降低體脂肪是否為改善健康的必需品。接下來你會學習如何評估這件事。假如你的答案是「否」，那麼你就可以停止聚焦在脂肪，並開始聚焦在會讓你的健康跟活力有著正面不同的地方。「但，」我聽到很多人說，「不管健康，我就是**想要**變苗條一點，因為我相信我會看起來跟感覺起來更好。」那好，你就去做吧。但是答案還是一樣的：聚焦在體能好不好，而不是胖不胖，你就會打造出你喜歡的身體。我會在隨後的章節定義什麼是「體能」——那不表示要變成馬拉松跑者。這些任務能助你達成任何與你身體有關的想望。

假如答案是「對，為了治癒第二型糖尿病，我需要移除多餘的內臟脂肪」，那麼，諷刺的是，方法跟上述的一樣：停止聚焦在脂肪，而開始聚焦在讓你的健康與活力持續有著正面不同的地方。你的內臟脂肪自然會自行消失。

注意我刻意在第二型糖尿病那裡使用「治癒」這個詞。假如有人告訴你，第二型糖尿病只能控制而不能治癒，你可能是被誤導了。第二型糖尿病可經由生活形態的改變而治癒及預防，特別是跟神經系統瘦身結合在一起時。第一型糖尿病與第二型糖尿病的來源不同，卻也可以經由神經系統瘦身獲得改善。然而，直到現在，第一型糖尿病一天需要注射好幾次胰島素才能維持生命。

有無數不同的方法跟測量法可用來評估體重與體脂。最有用跟可取得的是腰圍、雙能量X光吸收測定法（DEXA），以及可執行各節段多頻率生物電阻抗直接測量法（DSM-BIA）的儀器，像是InBody。除非是科學家跟流行病學家作為研究之用，否則應該丟棄BMI指數。至於其他的方法，像是浴室的體重計，我把它包含在以下說明，所以你可以明白為什麼它們會誤導，或是單純沒有作用，同時也針對這個圍繞著體重和健康的議題，擴充你的全盤理解。我的目標是讓你能對什麼是你自己覺得舒適、健康的尺碼和外形，自己做出決定。如此一來，你便能決定擺脫體脂肪是必要還是想要的目標。

⊙浴室體重計（有著貼切的字首縮寫字BS）

丟掉它們。它們無法告訴你有關你健康的任何事。進一步考慮之後，把體重計收在櫥櫃後面，以免你出發前往機場時需要秤秤看你的行李有多重。

體重在一整天可能會波動個幾公斤，端視你補充的水分、你睡了幾個小時、你下床多久時間、你何時吃最後一餐、你正處於月經週期的什麼時候、你最近攝取多少鹽，還有你最後一次排便是什麼時候！

當人們只依賴體重計的數字，來激勵他們好好吃跟運動，一旦他們達到目標數字之後，會發生什麼事？他們的動機有消失的危險。請愛上你正在做出可支持最佳健康狀態的每日選擇這個事實，不要讓體重計控制你的心情或生活。

⊙有著爆竹功能的浴室體重計

現在，有一些便宜的浴室體重計，使用「生物電阻抗分析法」（bioelectrical impedance analysis, BIA）來測量以下的數值：

- 體脂率
- 體內水分比率
- 肌肉質量
- 骨質

當你站在體重計上，ＢＩＡ藉由傳送電流通過你的身體，測量身體組織對電流產生的阻抗值。這種方法可以估算出你的體水分，繼而以之計算出你的體脂肪。

使用ＢＩＡ原理的家用體重計，準確性的差異極大，也受到你讀取數值的時間影響。例如，如果在用餐或運動後立刻測量體脂肪的組成，它會被低估。它也不會告訴你，你的脂肪是位在內臟或皮下，因此，它沒有辦法揭露你的體脂率是否會讓你陷入罹病的風險。

從好的一面看來，假如你每個月或每兩週在一樣的時間測量一次，同時觀察你的肌肉量持續增加，並伴隨你的脂肪比率降低、水分及骨質沒有降低，那麼你可以相當有自信是往正確的方向前進。

⊙各節段多頻率生物電阻抗直接測量法

這種身體組成分析的方法，使用可發出三到六種不同頻率的特製機器，以針對五種身體部位進行測試，並提供截面脂肪、肌肉與水分的數據資料。它讓你精確看到你的脂肪所在位置，以及它是否造成健康危機。雙能量X光吸收（DEXA）掃描所能列出的全部數據，它也能提供。目前我知道一家名為InBody的公司有提供這種服務，而且是簡單、大家負擔得起的。比較研究指出，InBody的正確率可達DEXA的百分之九十八．四。

⊙身體質量指數（BMI）

BMI是健康專家最普遍用來計算，以決定一個人人是否過重或肥胖的指標。它的公式是：以公斤（或磅）為單位的體重，除以以公尺（或英寸）為單位的身高平方[3]。

BMI＝體重（公斤／磅）÷身高平方（公尺／英寸）

例如，假如一個白種成年人體重一百公斤（二百二十磅）、身高兩公尺（七十八．七英寸），他們的BMI就是以一百除以四，等於二十五。這個數字代表什麼意義？白種成年人的分類如下：因此，兩公尺高、一百公斤的白種人會被大多數健康專家歸類為健康和稍微過重的邊緣。然而，利用BMI公式所得到的數字，並沒有把肌肉量、骨架或體型考慮進去。兩個人的BMI可能一樣，但其中一個可能肌肉發達且擅長運動，另一個可能腹部有一圈肥肉。不同種族群體的分界點也不同，因為體型跟骨架是有差異的。一些研究顯示，亞洲人的BMI如果超過二十五，糖尿病的風險會增加，而非裔美國人就算ＢＭＩ達到三十五，也可能是健康的。

假如你開始規律的運動，你的肌肉質量會增加，你的健康狀況會改善，但你的ＢＭＩ可能會上升。這就說明了一些測量法若未能將健康行為考慮進去，就有誤導的可能性。

相反地，假如我們隨著年紀增長未能持續運動，肌肉質量就會衰退，ＢＭＩ數字可能會降低。就這個例子來說，ＢＭＩ值比較低並不是比較健康的訊號。

兒童的分類表也必須計入年紀跟性別，而且必須提供與同齡跟同性別的兒童比較的百分位數。有關這部分的討論，可能得寫另一本書！

我這麼詳盡地討論ＢＭＩ，是因為大部分健康專家都不管它的限制，就逕行採用它。我並不推薦你計算ＢＭＩ，因為它有嚴重的缺點，而且就算你是健康的，它也不會告訴你。

低於 18.5	過輕
18.5 到 24.9	健康
25.0 到 29.9	過重（要注意的是，最近的研究者已經證明，BMI 在 18.5 到 24.9 的範圍內，也可能是健康的，只要重量位在正確的地方，也就是說，不要在你的腰上。）
30（含）以上	肥胖（要注意的是，只要重量集中在臀部和大腿，而且你有規律的運動，這個範圍可能仍然是健康的。）
35（含）以上	病態肥胖，是疾病的高風險群
45（含）以上	壽命會減少十三到二十年

⊙人體體積指數（BVI）

BVI運用電腦軟體程式創造人體的3D影像，以辨識體內白色脂肪組織的分布位置。一如我已經強調過的，決定健康風險的因子是內臟脂肪，而不是整體體脂。就算腹部周圍看不見脂肪，內臟脂肪可能還是存在。

⊙腰圍（WC）

穿最輕薄的衣服或不穿衣服，用捲尺量你腰部最窄的位置，得到的數字就是腰圍。世界衛生組織規定，測量腰圍的正確方法，是把捲尺放在最下面那根肋骨下緣與髖骨上緣的正中間。腰圍應該在放鬆（不要收縮你的腹部肌肉）、吐氣的時候測量。

根據與電腦斷層掃描（CT）及核磁共振造影（MRI）的相關性，腰圍是內臟脂肪最正確的人體測量指標。換句話說，比起體重或BMI，腰圍是你更好的鎖定目標。

二〇〇九年的《循環》（*Circulation*）期刊，有個關於護士的健康研究，針對四萬四千名志願者，記錄他們長達十六年的腰圍跟健康狀態。在那段期間，腰圍數字最高的女性（八十九公分／三十五英寸以上），死於心臟疾病的風險，幾乎是腰圍最低（七十一公分／二十八英寸）女性的兩倍。隨著腰圍每增加一公分（或一英寸），死於任何原因的風險也會穩定增加。

全世界的研究都認為，腰圍的大小跟心臟病和第二型糖尿病等慢性病之間有如下的關係：

腰圍跟疾病風險的關係			
	中度風險	高風險	極高風險
白種男性	大於94公分或37英寸	大於102公分或40英寸	大於120公分或47英寸
白種女性	大於80公分或31.5英寸	大於89公分或35英寸	大於110公分或43英寸
亞洲男性（日本人、中國人與南亞人）	大於90公分或35.5英寸	在發布時並未達到一致的結論。	
亞洲女性	同白種女性		

腰圍通常不會用來確認兒童與青少年的風險，這是由於缺乏數據資料，無法指出適當的分界點。

假如你需要一個數字來作為改善健康的參考值，我建議測量腰圍。假如你是男性，目標設定在九十四公分以下，假如妳是女性，就設定在八十公分以下。根據人種不同，分界點會有些微差異。

⊙腰臀比例（WHR）

臀圍（HC）的測量方式，是在衣物最輕薄或不穿衣物時，用捲尺量你臀部最寬的地方。WHR與腰圍密切相關，但因為每個人的臀部大小有差異，所以腰圍的可信度稍微高一點。根據世界衛生組織的標準，WHR於以下情況代表慢性病的風險增加：

男性腰臀比大於〇．九

女性腰臀比大於〇．八五

換句話說，肚子脂肪相對於臀部脂肪的比例越高，對健康越有害。這個理論受到梅約醫學中心（Mayo Clinic）的研究支持，該研究針對一萬三千名美國人進行十四年的研究，顯示WHR高出臨界值的人，死亡的整體風險會加倍，而死於心臟病或中風的風險幾乎是三倍。這是不管根據BMI的數值，他們是否被歸類為健康體重，風險都是這樣。

⊙皮下脂肪厚度（皮摺厚度）

用「皮摺脂肪夾」夾住身體幾個特定的點（哎唷，好痛！），就可以測得夾住部位的厚度。然後用一個公式來換算你的體脂率。你會回想起在皮膚下的脂肪就是皮下脂肪，而且跟心血管疾病、中風或第二型糖尿病的風險增加**無關**。因此，這種測量主要是供健美人士或是那些試著到達特定程度的肌肉定義的人，記錄進度表用的。這個測量的準確度受到許多因素影響，包括個人夾皮摺的技術！

⊙雙能量X光吸收測定儀（DEXA或DXA）

DEXA掃描原本是用來評估骨質密度（BMD）與診斷骨質疏鬆的，但現在也越來越多用在決定身體組成與脂肪比率。

測量的方法是讓兩道不同能量等級的X光束通過身體組織。骨頭、肌肉與脂肪對X射線的吸收度不同，因為它們密度不同之故。藉由身體不同部位的吸收量，計算一個人有多少骨頭、肌肉與脂肪。實際的掃描程序是讓一個人衣著完整平躺在鋪有軟墊的檯子上，前後大概不到五分鐘。

它不僅無痛，而且輻射程度非常低，但懷孕者不建議做這項測量。

完整的身體 DEXA 掃描需要特別訓練才能正確解讀。一個有經驗的專家，會以準確度在一克的範圍內，取得以下的資訊：

- 總骨質密度
- 總身體肌肉質量
- 總身體脂肪質量
- 總體脂率
- 軀幹、手臂、腿部的肌肉與脂肪質量
- 中間腹部脂肪數值（內臟脂肪）
- 基礎代謝率（BMR）——你的新陳代謝快或慢，也就是說，你在休息時，每分鐘燃燒多少卡路里。

截至目前為止，我相信，就你的體重以及是否有相關健康風險而言，DEXA 跟 InBody 所產出的體重相關資訊最有用，因為它們會讓你精確看見你的脂肪所在位置。假如你有意做個掃描或分析，上網搜尋離你最近的 DEXA 或 InBody 檢驗單位。或者，你也可以利用變得越來越受歡迎的 DEXA 與 InBody 行動車，它們會造訪醫學中心、健身房、體能中心、瑜伽與皮拉提斯工作室、辦公室、健康商店、健康中心，還有很多其他地方。詢問你的工作場所或健康中心，看它們能否安排一個 DEXA 或 InBody 日！

⊙ 水中測重法

也稱為「水下測重法」或「靜液壓秤重」（hydrodensitometry），這個決定體脂與淨肌肉組織的方法，是之前研究所用的黃金標準。它先讓人沉入水槽中，再測量你的體重。這個人被要求要排空肺裡的空氣，並站著不動，以連續測量三種水下體重的數值。接著再用特殊的計算方式決定身體的組成。現在，它已經被像是 DEXA 跟 DSM-BIA 等更新、更簡單的方法取代了。

⊙ 所以你應該使用哪一種計算或測量法？

引導你邁向更好健康狀況、最簡單又不用錢的測量法就是你的腰圍，不用管你的總重量是多少。最全面、資訊最豐富的方法是 DEXA 掃描或 InBody 分析，能提供你精準的身體組成與脂肪分布。你可以隨時測量腰圍來檢查你有沒有進步。相對地，DEXA 跟 InBody 是較為耗時且明顯有成本的方法，但它們可提供你體內解剖結構的極佳快照。

然而，同樣重要的是問自己，你在自己皮囊裡面的狀況感覺如何。

現在，放下這本書，深呼吸，覺察你對自己身體的感受。你感覺沉重且不想動嗎？你感覺輕盈且精力無窮嗎？你感覺舒適且平和嗎？我體會到你在不同時間會有不同的感覺，所以試著去取得一般的感受，即你整體上對你自己身體感知。把別人告訴你有關你的體重與它「應該」如何的評論拋諸腦後，包括健康專家的意見在內。忘記體重計上的數字。假如你不跟其他人或任何在銀幕或雜誌上修過圖的影像相比的話，你會覺得自己的身體OK嗎？有一些來參加我靜修課程的人說，這麼簡單的一個動作卻讓他們落淚，因為這是第一次，他們獲得許可，可以喜歡並接受自己的身體，儘管它並不符合一些外在的吸引力標準。

如果對減脂的尺度，是跟著以下的自我評估而來，會發生什麼事？（假定你並未受神經性厭食症所苦。）

我感覺比自己感到舒適的程度來得重，而且感覺我身上的東西比我需要的還多。多餘的負擔正妨礙我的健康或是我的生活樂趣。

這是刻意不用科學角度且高度主觀的評估，勢必會引發醫療社團的辯論。辯論是建設性的，我很歡迎。

在這本書結束時你會明白，要獲得讓你滿意的身體，這是目前為止最健康的觀點，也是最有利的起始點。我們的目標不就是重拾你充分享受生活的能力嗎？

這是否意味著，只要這個身體裡的你是活躍且快樂的，就算它比社會所認定的「正常」還要來得大些，你也不需要減脂呢？是的，沒錯。假如你的腰圍、血壓、血糖、三酸甘油酯都在健康範圍內，你沒有生病，且覺得活力充沛、感覺良好，那麼你為什麼要改變你的身體？

3　假如你以公斤為體重單位運用這個公式，就必須以公尺為身高單位；以磅為體重單位，就必須以英寸為身高單位。

多餘內臟脂肪的成因是什麼？

其他人的眼光，是我們的監牢；
他們的想法，是我們的籠子。

維吉尼亞・吳爾芙（Virginia Woolf，英國女性作家）

什麼原因會讓一個人累積超過個人舒適度的脂肪？什麼原因造成脂肪不健康地堆積在內臟周圍？

有眾多辯論跟爭議環繞著內臟脂肪的成因。先天、後天、基因或糖豆？

在我整整二十年的醫療實務經驗，公認是促成或製造內臟脂肪的肇事者名單有很長一串，以下點名其中一些：

- 遺傳的體質因素
- 特定的疾病，比如是庫欣氏症候群（Cushing's syndrome）或甲狀腺疾病。
- 特定藥物的副作用
- 飲食的鐵攝取不足，或是其他礦物質攝取不足。
- 荷爾蒙不平衡
- 腺病毒感染
- 新陳代謝慢
- 環境有毒物質，特別是肥胖因子（obesogen）[4]像是雙酚A（BPA）與鄰苯二甲酸酯（phthalate）。

- 生活在致肥環境中
- 基因改造食物
- 過量的糖分攝取
- 暴食症、食物成癮、食物過敏或食物不耐症
- 吃太多、吃太少、吃太快、太常吃或太少吃
- 吃了「不對」的食物
- 為了「不對」的原因進食，例如，情緒性飲食。
- 持續吃零食
- 大吃大喝
- 不專心吃
- 運動量太少且坐太久
- 慢性壓力
- 睡眠剝奪（睡眠不足）
- 壓抑自己的需求或感覺
- 看螢幕的時間太長
- 自尊低落
- 意志力薄弱
- 沮喪
- 回應過去創傷，如兒時受虐或霸凌。
- 害怕異性不必要的注意
- 負面信仰系統
- 過去未解決的傷痛

所有這些因素都會導致超額的內臟脂肪。然而，沒有任何一個因素處理到**真正的**問題，或是指向**真正的**解決方案。

此外，即使為了擺脫內臟脂肪，你也不需要知道所有跟生成內臟脂肪有關的機制。這聽起來違反直覺，但是你不需要知道到底是怎麼變成現在這樣，也可以改變你的大腦。

4 肥胖因子是環境中的天然或人工化學物質，會破壞荷爾蒙過程，並導致內臟脂肪增加。

聚焦在適能好不好，而不是到底胖不胖

每次我看到大人在騎腳踏車，
我就不再對人類的未來喪失信心。

赫伯特・喬治・威爾斯（H. G. Wells，英國科幻小說家）

二〇〇八年，劍橋大學（Cambridge University）的科學家完成一個十一年的研究，揭露我們如何增加十四年的預期壽命。他們研究了成千上萬的人，發現**每天做出四個小小的、簡單的選擇，就能延長我們的壽命長達十四年**。

你猜可能是哪四個日常選擇？

1 不要抽菸。
2 一天吃五份蔬果。
3 男性一天的飲酒量不要超過兩標準杯，女性一天飲酒不要超過一杯半。（一標準杯包含十克的酒精，等於是一百毫升的葡萄酒。）
4 一天至少運動三十分鐘。

就是這樣。就是這麼直接，而且讓人掃興。你或許期待在我這裡看到某些像是「喝五百毫升新鮮未經加熱消毒的牛奶，注入打碎的枸杞跟有機奇亞籽，同時盤腿坐在瀑布下方」的說法。但沒有。不要抽菸、多吃水果跟蔬菜、去散步，還有不要每天晚上外出飲酒。十一年研究得出的結果，是我們早就知道的事！但事情是這樣的。有多少人確實規律地做到這四件事？不是只做四件事中的一、兩件，而是四件事都做，並且是每天做。還有，也不是連續做六個月直到婚禮結束就停止，而是持續下去。結果是，只有低於百分之十的澳洲人、美國人以及其他英語國家的人，年復一年，每天做到這四件事。這個世界的其他地方做得比較好一點，而日本的沖繩人則是世界第一，有百分之九十九的人口四件事都達標了！

為什麼整個西方世界只有這麼少人投入這些簡單的習慣？其中一個原因是，人們看似忘記什麼才能建構良好的健康狀態。每個人都聚焦在胖不胖，而不是適能好不好；以及不顧一切地追求快速減肥，而不是活力的持續性。

在〈不是所有的減脂都相等〉這一章，我說明了疾病與內臟脂肪有關，而不是皮下脂肪，而提升適能就是「處理」內臟脂肪最好的方法。

「提升適能」是什麼意思？「適能」的定義是什麼？

「適能」（fitness）這個詞會用在幾個不同的語境，但全部都跟處於良好健康狀態有關。最廣義的說法，fitness 意味著「一般身體跟心理的健康」。在講述身體活動時，適能指的是「體適能」（physical fitness），是身體在增加體力期間，把吸入的氧氣配送到肌肉的能力。有效率地把氧氣配送到肌肉，能讓你盡可能長時間地執行該運動。體適能不好意味著你很快就喘不過氣，必須停下來休息。

而就科學上的意義，適能指的是「新陳代謝適能」（metabolic fitness）或處於化學平衡。新陳代謝可視為是所有數以兆計、每一秒在每一個身體細胞內發生的化學反應的總和。metabolism（新陳代謝）這個字很貼切地源自希臘語 metabole，意義是「改變」，因為身體處於一種持續改變的狀態。「代謝良好」代表身體的化學處理流程能讓身體達到最大程度的活力，並讓疾病的風險降到最低。代謝不良則表示身體的化學反應沒有運作到最好情況：它們可能變慢、變得較沒有效率，或是不能生產我們要用來保持良好健康狀態的物質。過多的內臟脂肪破壞這些化學反應。其中一種破壞方式就是我稍早提過的，它會干擾荷爾蒙胰島素。

胰島素在保持我們新陳代謝的健康上扮演關鍵的角色。胰島素是由胰臟裡的β細胞所製造，以回應升高的血糖指數（每次我們進食時，血糖就會升高，特別是食用了富含碳水化合物的餐點）。在最基礎的層次，胰島素的作用是讓身體能運用我們吃的食物，讓我們保持功能健全，並感覺自己在最佳狀態。胰島素有很多特定的行動，但它最重要的工作是與新陳代謝適能有關，包括下列的這些：

- 胰島素指示肌肉跟肝臟細胞將血液中的葡萄糖以肝醣（glycogen）的形式儲存起來，直到身體需要葡萄糖來補充能量時可以使用。換句話說，胰島素讓我們能儲備能量。
- 胰島素指示脂肪細胞吸收血液中的脂肪，並製造三酸甘油酯。
- 胰島素減少蛋白質與脂肪的分解。因此，胰島素會提升脂肪儲存。
- 太多胰島素會阻擋瘦素給大腦的訊號，所以儘管已經吃夠了，我們也不覺得飽。

血液中太多胰島素（如同胰島素阻抗和第二型糖尿病會出現的情況）的另一個副作用，是在脖子後側、腋下、肚臍周邊區域和腹股溝的皮膚呈現變厚、顏色暗黑，醫學上稱為黑色棘皮症

（acanthosis nigricans, AN）。胰島素阻抗不是唯一的成因，但它是最常見的成因。在胰島素阻抗的問題解決之後，黑色棘皮症需要數年時間才會消失。我會提到黑色棘皮症，是因為對代謝適能不良和疾病風險來說，它是比高ＢＭＩ更正確的指標。

新陳代謝適能也會影響免疫系統的功能，以及身體發炎的總量——那是決定整體健康與長壽的重要因素。

為什麼要提這些生物化學？因為當生物化學不能適當運作，例如你發展出胰島素阻抗細胞，會增加發展慢性病跟早逝的風險。

另一方面，當你具備量好的體適能與代謝適能，會免於疾病、擁有大量精力、思路清晰且感覺極佳。

體適能與代謝適能的兩個主要決定因素，是你做了多少運動以及你吃了什麼。動得更多與吃得營養、高纖飲食，你的體適能與代謝適能就會提升，罹病風險就會下降。

關鍵重點是：體適能與代謝適能不良會直接影響你的健康，但是肥胖未必會影響。假如你想要改善健康、精力、生活品質與長壽，你需要專注在強化適能（fitness），而不是降低肥胖（fatness）。增加你的體適能和代謝適能，是改善你在包括身體、心理與情緒等每個層級生活品質的保證。你現在可能知道為什麼不惜代價地擺脫體重，並不能保證獲得更好的健康狀態。幸好，提升體適能和代謝適能也會降低內臟脂肪量，所以這是一個雙贏局面。**就良好健康狀況而言，最重要考量是你如何生活，而不是你有多重。**

真正的問題是什麼？

任何事情的代價，
是你為了交換它所付出的生活總量。

亨利・大衛・梭羅（Henry David Thoreau）

真正的問題是：讓體重計上的數字來決定你的自我價值。

真正的問題是：忘記什麼才是真正活著的感覺，以及什麼是健康活力的感覺。

真正的問題是：忘記感覺真正活著與健康活力，是可能的。

真正的問題是：不去過你夢想的生活。

真正的問題是：任何時候都感覺疲倦。

真正的問題是：讓體重計上的數字影響你的心情。

真正的問題是：忘記不管身體的尺碼有多大，感覺極佳是可能的。

真正的問題是：當節食之後，減去的體重又回來，讓你感覺自己很失敗。

真正的問題是：與你的真實需求失去聯繫。

真正的問題是：把食物變成道德議題。

真正的問題是：讓體重計上的數字，決定你有什麼樣的一天。

假如這個數字從昨天開始降下來，今天就是美好的一天。假如這個數字上升，這一天注定有個不好的開始，即便什麼事都還沒發生！

真正的問題是：因為不符合來自文化、武斷決定的「理想」身體胖瘦，而產生自我厭惡。

真正的問題是：把身體尺碼與健康、美麗劃上等號。

真正的問題是：無論任何理由，都對自己身體不滿意。

真正的問題是：懷著罪惡感跟恨自己的情緒進食。

真正的問題是：忘記健康是你最大的資產。

真正的問題是：太忙碌以致沒照顧自己。

真正的問題是：在一天結束時太過精疲力盡，而無法在乎健康。

真正的問題是：相信良好的健康需要努力與犧牲。

真正的問題是：忘記以健康為優先並不需要與你的其他目標相競爭；相反地，有了絕佳的健康狀態，你才能朝目標飛奔，當你達成目標時，才能享受其美好。

真正的問題是：忘記人體有多麼不可思議。

真正的問題是：混淆自我照顧跟自私。

真正的問題是：忘記你能帶給人們最大的禮物以及你真正在乎的原因，是你的風趣、你的人生力量、你的熱情與你的愉悅。

真正的問題是：忘記讓你能照顧其他人的前提，是先照顧好自己。

真正的問題是：不信任自己知道什麼對自己最好。

真正的問題是：你「覺得」自己胖，而不是身上真的胖。

真正的問題是：聚焦在減重，而不改造生活。

真正的問題是：不歡慶自己的獨特性。

真正的問題是：害怕表達真正的自我。

真正的問題是：覺得所有的一切都太難了。

聽起來像是有一大堆問題。

幸好，雖然聽起來有點油嘴滑舌，但有一個真正的解決方案。

真正的解決方案是什麼？

讓我們感覺美麗和美好的某些事物，
我們必須渴望它們。

喬治・艾略特（George Eliot，英國小說家）

真正的解決方案是，**餵養你的心靈，而不是餓壞你的身體**。

這句話是什麼意思？

- 餓壞你的身體意味著節食、計算卡路里、限制某些食物、強制外加「食物規則」，以及在你真的想進食時，否認這件事。
- **餓壞你的身體**意味著，不給身體它發揮最佳功能所需要的全部營養。
- 餓壞你的身體意味著，餓壞你的骨骼，不讓它接受負重運動，例如走路和舉重。
- 餓壞你的身體意味著，餓壞你的肌肉，不能它運動、伸展和肌力訓練。
- 餓壞你的身體意味著，餓壞的皮膚，不讓它與人肢體接觸，包括：擁抱、握手、撫摸動物，或是把手放在某人的肩膀上，讓對方放心。
- 餓壞你的身體意味著，否認身體的日常需求，像是新鮮的空氣、陽光、自然與新奇。

- 餓壞你的身體意味著，餓壞你的大腦，不讓它終身學習與接受心智刺激。
- 餓壞你的身體意味著，不讓自己獲得充分的睡眠和平靜。
- **餵養你的心靈**意味著，和你喜愛的人一起做你喜愛的事。
- 餵養你的心靈意味著，從生活中後退一步，並自問對你來說真正重要的是什麼。不是大眾文化認為重要的事，而是你自己感覺重要的事。
- 餵養你的心靈意味著，暫停下來，感謝你生活中的所有好事。
- 餵養你的心靈意味著，找到能讓你恢復元氣的事物，並容許自己去做這件事。
- 餵養你的心靈意味著，探索什麼能讓你狂喜，並容許自己去追尋它。
- 餵養你的心靈意味著，做那些讓你微笑的事。
- 餵養你的心靈意味著，做那些讓你感覺活著的事。
- 餵養你的心靈意味著，容許你感覺自己真正的感受、渴求自己真心想望之事。
- 餵養你的心靈意味著，信任你的直覺、你的內在指引以及你的本能。
- 餵養你的心靈意味著，認清你的獨特性是你給這個世界的禮物。
- 餵養你的心靈意味著，容許自己擁有夢想與抱負。
- 餵養你的心靈意味著，容許你做自己。
- 餵養你的心靈意味著，容許自己就只是存在。
- 餵養你的心靈意味著，活出能讓你持續下去，而不會消耗你的生活方式。

- 餵養你的心靈意味著，接受讚美。
- 餵養你的心靈意味著，認清自己是完整、完滿的，並如此體驗自己。
- 餵養你的心靈意味著，接受並擁抱自己的每一部分，且是無條件的。
- 餵養你的心靈意味著，運用你所謂的「錯誤」去學習與成長。
- 餵養你的心靈意味著，以有意義和令人振奮的方式與人連結。
- 餵養你的心靈意味著，奉獻他人，同時忠於自己。
- 餵養你的心靈意味著，知道你的快樂就是贈予別人最好的禮物，能帶給身邊的人正面的不同。
- 餵養你的心靈意味著，活在當下。
- 餵養你的心靈意味著，在維持生命的進食行動中得到樂趣。
- **餵養你的心靈，而不是餓壞你的身體，是每一個任務的精髓。**

> **永遠不要失去看見美麗事物的機會。**
>
> ——愛默生
> （Ralph Waldo Emerson，美國思想家、文學家）

這本書是寫給誰的？

在一個不斷試圖改變你的世界裡做自己，
就是最偉大的成就。

愛默生（Ralph Waldo Emerson，美國思想家、文學家）

愛默生的這句話體現了神經系統瘦身的核心。每一項任務都是為了帶給你更多喜悅與生活滿意度。只要你這麼做，自然會達到最健康的身體，且是你喜愛、能讓你感覺平靜的身體。

這本書是寫給那些厭倦與體重「戰鬥」、想要過著充滿自由、充實與與美食的活力人生的人。

這本書是寫給那些不只想要移除多餘脂肪，還想要在沒有嚴苛、處處限制、讓人受不了的養生療法情況下擺脫脂肪的人，想要再沒有藥丸、藥粉、推脂乳液或減肥飲品的情況下遠離脂肪的人。

這本書是寫給那些想要掌管自己的健康、體重、飲食跟生活的人。

這本書是寫給那些在生活的其他領域感到快樂與自信、擁有成功的事業和絕佳的人際關係，似乎唯一不能控制的只有體脂肪的人。

這本書也是寫給那些在生活其他領域**不**快樂且缺乏自信，而體脂肪是**另一個**顯示他們生活失控的徵兆的人。

這本書是寫給那些想要活得感覺自然、享受，而且忠於自我的人。
這本書是寫給那些想要吃得感恩，而沒有罪惡感的人。
這本書是寫給那些想要擁有一個能讓自己真心覺得開心且舒服的身體的人。
這本書是寫給那些想要讓生活變得豐富多采，而不是只求存活的人。
這本書是寫給那些甚至不能確定上述文字對他們來說是否可能的人。

這本書不是寫給誰的？

偉大的事情不是靠衝動所完成，
而是藉由一連串小事聚積所完成。

喬治・艾略特（George Elite）

這本書不是寫給那些想要在最短時間「減去」最多脂肪的人。

這本書不是寫給那些正在尋找能讓自己盡快回到「正常」生活的「快速修補法」的人。

這本書不是寫給那些在尋找指定飲食計畫或累死人的伏地挺身的人。

這本書不是寫給那些想要食物規則或購物清單的人。

這本書不是寫給那些只想要低脂、低卡路里或低任何東西的處方的人。

這本書唯一的處方是教你如何思考，而不是教你如何烹飪。

這一頁的真相

了解你自己？假如我了解自己，是會逃走的。

約翰・沃夫崗・馮・歌德
（Johann Wolfgang von Goethe，德國作家）

我猜想截至目前為止，你可能對**我**的故事有點兒疑惑吧？這裡所說的「我」就是指我自己，也就是作者，海倫娜・波波維克。

關於感覺自己過重的掙扎，我知道些什麼？我自己有過體重問題嗎？我能對你們這些讀者有同理心嗎？什麼是我正式的訓練與專業技能？我有什麼樣的資格可以寫這類主題的書？

我的正式職業資格是雪梨大學（University of Sydney）的醫學學位。我的專精領域是因生活形態造成的疾病、如何改善大腦功能以及體重管理。我的診療經驗是擔任全科醫生超過二十年。

神經系統瘦身的種子，可能在我父母跟我過去以南斯拉夫難民身分移居到澳洲時，就播下了。我們到雪梨落腳時，我才四歲半。我必然曾是個很麻煩的孩子，因為一年之後，我的爺爺奶奶就被帶出來照顧我，而我父母再也沒有生別的孩子了。

我在成長過程中，早餐吃把骨髓當抹醬的吐司，是祖母用愛心幫幫我準備的。我的學校午餐便當主食是煙燻的碎牛舌，有很多年的時間，我想不通為什麼別的孩子從來不願意跟我交換便當。遇到節慶的場合，美味佳餚是從還在架上炙燒的烤豬身上切下的豬耳朵。嚼口香糖過於昂貴奢華，所以軟骨就是第二好的選擇，而且不僅**能**吞下去，還**必須**吞下去，因為來自飽經戰亂的國家，你不會浪費任何食物。

我在七歲時開始溜冰，幾年後，在我花式溜冰老師急切的鼓勵下，我轉而改打網球。

我開始節食生涯是在十三歲時，當時採用的是以色列軍隊飲食法（Israeli Army diet）。以下這段文字摘自我寫的日記，裡頭描述了我是如何開始的：

> 我瘋狂地陷入戀愛了。一整個、澈底的、完完整整地陷入了。他的名字字首寫滿在我的鉛筆盒上、球拍套的內側、《簡愛》（*Jane Eyre*）這本書的最後一頁，還有我網球鞋的內底。在學校，我必須記住的每一件事，都讓我想到他：六種不能飛的澳洲鳥類——請終結我長期磨人的哭泣吧（**P**lease **E**nd **M**y **L**ong **T**ormented **C**ries：企鵝〔**P**enguin〕、鴯鶓〔**E**mu〕、眼斑冢雉〔**M**allee fowl〕、豪勳爵島秧雞〔**L**ord Howe Island woodhen〕、塔斯馬尼亞原生雞〔**T**asmanian native hen〕、食火雞〔**C**assowary〕）。他十六歲，是我在每週六下午網球比賽的混和雙打搭檔。他很高、曬得很黑、正手擊球很厲害。我試著取得一絲他每次都會蓋住眼睛的金髮。他最喜歡的顏色是藍色。我人生中最美好的日子，是在我們團隊贏得比賽時，因為我們兩個贏得決定性的一局。我人生中最糟的日子，是在我發現他瘋狂愛上我網球教練的女朋友。

那時我十三歲。我週末的其他時間都沒辦法寫功課。我花了好幾個小時跟我最好的朋友凱西講電話，但即使如此，也沒辦法讓我高興起來。我要怎麼才能贏得傑森的心？我翻閱《桃莉》（*Dolly*）雜誌，結果看到讓我靈光一閃的內容。我憂慮地走到鏡子前，認真地審視著自己。我之前怎麼能從來沒注意到這點？我怎麼可能期待他會喜歡我？看看我，我太胖了。

我跑進浴室量體重。五十四公斤（一百一十九磅）。我應該要多重才對？我不知道，但顯然要比五十四公斤輕，而且輕很多。我最大的問題就是屁股。不，等一下，我的側面線條更糟。我的身材完全不對。我要怎麼甩脫這個凸出的肚子？

那個下午，我跟家人宣布說要開始節食。只能吃小份食物，不要甜點，謝謝。「別鬧了。」我媽媽嘲弄地說，一邊把更多馬鈴薯泥堆到我的盤子上。

「不要！」我開始抗議。

我的抗議被駁回。我哭到睡著。

隔天，我發現了以色列軍隊飲食法。我超開心！我有計畫了。我要照自己的方法來。

以色列軍隊飲食法是我掉進煉獄通道的第一站。這個跟什麼以色列軍隊沒有任何關聯的飲食法，前兩天除了蘋果以外，什麼東西也不吃，接下來兩天除了起司以外，還是什麼都不吃，再接下來兩天，除了蛋以外，什麼都不吃，又接下來兩天，除了雞肉以外，什麼都不吃。而接下來的二十天，我看到什麼就狂吃，因為我超餓，而且嚴重營養不良。當然，之後大概有兩年的時間，蘋果、起司、蛋和雞肉這些食物，我碰都不想碰。直到今天，我還是很掙扎要不要吃蘋果，因為我當時在大概第五天的時候，就不太想節食了：那是雞蛋日。而因為我必須完美執行節食計畫，否則就會沒有用，於是隔天我沒有從中斷處繼續，而是從頭開始，也就是回到第一天，從吃蘋果開始。如果那一週真的「很糟」，我會在第三天就破功，又開始往嘴巴裡塞蘋果。所以，我會日復一日地吃蘋果。

以色列軍隊飲食法開啟了長達十年的飲食騷亂。我吃得不夠、吃得太多、吃得太快，還有吃得太豐盛。我在厭食、有氧運動、大吃大喝跟暴食之間游移。我的高中跟大學歲月都花在來來回回的單戀跟無效的節食。

我二十歲的某一天，在雪梨大學的走廊閒晃時，無意中聽見改變人生的啟示：有氧運動教練（那是萊卡時期他們的稱號）每小時賺二十五元。當時，我當服務生每小時才賺六元，還得不斷被法國美食引誘。很幸運地，我通過數學生物學（biomathematics）的考試，可以計算得出我那些苗條同學賺的錢是我當服務生薪水的四倍還要多。那一週結束時，我已經聯絡澳洲體能中心，徵詢要如何成為健身教練。在一個月的時間內（在那個階段裡，我只參加過幾堂有氧運動課程），我在大學放假期間加入十天的密集體能帶領課程。在課程結束時，我幾乎沒有辦法握好牙刷，但我正式穿上發亮的緊身衣，並帶領一整間教室對開合跳（star jump）充滿熱情的人。為了進一步達成減重的目標，這正是我需要的。

在醫學院，飲食失調是我表現最好的科目，我因為充滿洞見、深刻理解那些飽受折磨、沉溺於食物的心靈而獲得讚賞。當我畢業時，一心想成為精神科醫師，可能是想試著克服童年時期的牛舌創傷吧。

在我進入精神病學職涯的三個月內，我意識到，假如我繼續待在這個領域，遲早有一天自己會變成病人，所以我換到性健康領域。對我來說，這是個有邏輯的選擇，因為我對性一無所知，認為這樣可能會學到一些有用的事情。我在性健康領域的工作確實激起了我對大腦的高度興趣，因為我發現大腦是最大的性器官。假如你的大腦不在場上，你的身體也不會在。於是我想知道大腦是否也是最大的瘦身器官？

我的社交生活以匿名暴食者（Overeaters Anonymous, OA）的聚會為中心。在老老實實參加了幾個月的團體會議之後，我發現自己終於變得循規蹈矩。然後我會脫離軌道，而且脫離很多很多，覺得再回去很丟臉。最後，我又鼓起勇氣去參加另一個郊區的另一個匿名暴食者團體，再一次重新開始。然後一次又一次重來。就在我幾乎跑遍了地理上可達的所有匿名暴食者團體時，我在某一刻改變了我的人生。一個時刻。一個死亡。一個決定。

一個跟我同年齡的朋友被診斷出得了罕見的癌症，而一年以後，他死了。在那之前，他是個健康、快樂、活躍、鼓動人心、熱愛生命的人。毫無道理，就這麼過世了。

坐在他臨終安養病房內的床邊，就在他過世的前幾天，我有了個單純的領悟。我從外面看著一個人過世，同時我的內心也在死去。我突然震驚到diet（節食）這個詞，第一音節竟然就是die（死亡）。從此我再也沒有節食過。

從那天開始，我停止餓壞自己的身體，並開始餵養我的心靈。從那天開始，我開始過著這本書裡提到的生活，做著我教給靜修學生的每一件事。不是每個人都經歷了一個明顯的「時刻」而改變人生。假如我之前沒有讀所有相關的書、進行研究、質疑、苦思、輔導與哭泣，也不會擁有自己的這一刻。真空之中，什麼事也不會發生。我們不會總是看到進展，因為從表面上看來，事情可能並沒有改變。但是突然之間，不論有沒有觸發物，我們會恍然大悟，或是掌握了技巧，或是打破了習慣。它看似出乎意料或在一夜之間發生。但在大部分的情況下，大腦已經在我們未意識到的時候，開始處理問題了。然後，當一切水到渠成，我們的神經元就會傳送既成事實。**當學生準備好了，老師就會出現**。

這本書會帶領你準備好獲得成功，然後傳遞成功，不管對你來說，成功意味著什麼。這本書會給你任務，在你過著日常生活的同時，讓你的神經元去努力做事。你可能會、也可能不會看見立即的成果，但你在過程中會經歷實實在在的進步，只要你一直前進，就會成功。那就是為什麼過程，也就是每一個任務，本身就是獎勵跟肯定的動力。

這本書是我自己旅程的地圖。我的醫學背景，讓我可以從神經科學的角度來說明這些任務。我找到自由那種無法描述的喜悅，是迫使我分享這個任務給你的原因。

成功的科學

失敗時如何思維，
將決定你多久才能成功。

吉爾伯特・基思・卻斯特頓（Gilbert K. Chesterton）

延續成功的關鍵，是學習聚焦在你想要如何感受。

那正是每一個任務的基本目標：讓你感覺更好。讓你從感覺 OW（感覺到痛時的擬聲詞，也是 Over Weight〔超重〕這個字的字母縮寫），到感覺 WOW（感覺超棒的讚嘆詞）。當然，這些任務傳遞的不只是良好感覺；但假如「出任務中」並沒有讓你感覺比現在更好，你很快就會放棄。

任務的軌道很簡單也很直接：**從 OW 到 WOW！**

拿一張紙，寫下當你想到「哇！我感覺超棒的！」的時候，所有心中浮現的正面感覺的詞：快樂、鼓舞、激勵、精力充沛、熱情洋溢、自信、驚奇、興奮、自由、活躍等等。這些詞只是一些例子。在你的手機上設定碼表，計時一分鐘。闔上這本書，盡可能在六十秒以內快速寫下內容。不要審查或批判任何事，只要寫下你想到的任何字詞。這沒有對錯，只是讓你理解 WOW 對你而言是什麼感覺。這個練習是聚焦在你想要如何感受的一個例子。聚焦不包含強制，它只是單純代表選擇你要把注意力放在何處。選擇去思考、談論、閱讀和幻想會讓你感覺很棒的事。選擇到會讓你感覺很棒的地方。選擇去做會讓你感覺很棒的事。選擇花時間與讓你感覺很棒的人在一起。當然，你仍然必須做那些例行的雜務，但開始花時間探索，在你的日常生活中，哪裡可以投注更多的WOW進去。你的用詞，跟你所描述的生活、你的健康與你對自己身體的感覺，有多接近？這是你的起始點。我可以保證的是，不管你今天寫下的字詞，與你的感覺距離有多遠，每一個神經系統瘦身的任務都會帶著你一步步邁向「感覺很棒」。有一天，你會一覺醒來發現：「哇！我真的對我自己、我的健康還有我的生活，都感覺很棒！」

為什麼你如何感覺這麼重要？在感覺WOW的背後，有什麼樣的科學？

藉由聚焦在讓你可聯想到擁有一個滿意身體的正面感覺上，你會活化你的左前額葉皮質，大腦會分泌化學物質，開始改變你的身體。這些改變會驅動新陳代謝的過程跟行為，帶著你更接近你的目標。例如，你會發現自己對運動的渴望，確實高過對糖的渴望！

聚焦在數字、事實或邏輯上，並不會激勵你或活化大腦中的獎勵路徑。聚焦在感覺上**才會**。

簡單來說就是：

1 你體驗一種感覺。
2 這種感覺促進大腦中相應的化學物質分泌，並活化特定的神經路徑。
3 這些化學物質與神經迴路影響你的行為跟身體機能。

假如這種感覺與你達成目標有關，例如喜悅，那麼它就會帶來改變，讓你朝目標前進。假如這種感覺與你達成目標**沒有**關聯，例如失望，它就會讓你遠離目標。

我有一些病人跟靜修參與者已經爭論過，感覺「過重」與感覺「很差」會促成他們去做一些與之相關的事。針對動機和人類行為的研究，**已經揭露了遠離痛苦能「觸發」改變，但不能「維持」改變**。大腦與生俱來尋求快樂的力量就比逃避痛苦強烈。人們想要感覺良好強過不想要感覺不好。喜悅是比恐懼更有力的動力。

在二〇〇五年的全球醫學論壇（Global Medical Forum），約翰霍普金斯大學（Johns Hopkins University）醫學院院長暨醫院執行長愛德華・米勒醫生（Dr. Edward Miller），發表了一份針對六十萬名病人的研究報告，這些病人在之前的十二個月都經歷過冠狀動脈繞道手術。他們的情況如此嚴重，以致在手術之後，他們都被告知，假如他們再不改變，就會在一年內死亡。一個相當直接的選擇：改變或死亡。

接到如此可怕的最後通牒，你會為了繼續活著而改變生活形態嗎？

你當然會吧？

然後你會成為例外。重複研究已經發現，有百分之九十被告知「不改變就會死」的人，並**沒有**改變。他們說他們就是做不到，那實在太難了，那不值得花這麼大的力氣。**不值得為了繼續活著而努力**。

假如繼續活著還不足以成為改變的動機，還有什麼可以？最大的動力就是感覺WOW！哈佛商學院（Harvard Business School）教授約翰・柯特（John Kotter）花了幾十年的時間，研究什麼能讓人們改變，得出的結論是，**如欲修正人們的行為，我們需要訴諸他們的情緒，而不是他們的邏輯**。

我們做的每一件事、每一個決定，都是因為想要感覺更好而驅動的。以我們作為一個物種的精密性來說，那也是我們最大的關注事：感覺更好。我們寧可少活幾歲，也要感覺更好；而且寧**現在**就感覺更好，而不是以後。

甚至當我們相信，我們所做的決定是基於「客觀事實」，我們其實在大腦的理性部位（新皮質〔neocortex〕）有時間回應之前，就已經做出一個情緒化的決定（經由我們的大腦邊緣系統〔limbic system〕）。然後我們會尋找事實來支持我們的情緒化決定。我們不會意識到這個過程，因為大腦邊緣系統處理得太快，追不上。我們只是做了一個決定，而且假定它是出於我們的邏輯判斷。

加州大學舊金山校區（University of California in San Francisco）醫學教授狄恩．歐尼許博士（Dr. Dean Ornish），針對三百三十三個患有嚴重動脈阻塞的病人進行測試。他告訴他們需要戒菸、開始運動以及學習如何冥想。他們也必須切換成素食飲食，這樣才有不到百分之十的卡路里來自脂肪。那是一個很嚇人的養生建議。當他們三年後追蹤這些病人，有百分之七十七的人都堅守這項計畫，維持生活形態的改變，也不需要心臟手術！怎麼辦到的？

有三個要素，有助於歐尼許教授成功地讓他的病人改變。

要素一：歐尼許博士給他們強而有力的**正面**情緒理由去改變。他沒有告訴他們，假如持續照目前這樣做會早逝，相反地，他以生活更充實的願景來啟發他們。他使用讓他們感覺更好的觀點，以及在生活的各個層面體驗更多喜悅，來使他的病人感到興奮。他說話時著重在感覺，而不是事實。他勾勒出一種讓他們感覺 WOW 的生活！

從 OW 到 WOW 是一段從恐懼到喜悅、從限制到自由，以及從痛苦到愉快的旅程。從 OW 到 WOW 帶著你從餓壞身體到餵養心靈。從 OW 到 WOW 是每一項任務的基石。神經系統瘦身的引導哲學，是聚焦在你想要什麼，而不是你不想要什麼。你將按部就班地讓本書帶你經歷這個過程。

要素二：歐尼許博士清楚規畫出他的病人需要採取的步驟。所以他們很清楚知道需要做什麼以及怎麼做。這本書給你的一系列任務也清楚告訴你到底該怎麼做，同時讓你持續聚焦在感覺 WOW 上頭。

要素三：他們所採取的步驟對他們的生活品質產生立即的改善。他們的焦點不在緩解心臟狀況的遠期目標，而是在每日的進展：擁有更多精力、睡得更好及感覺更有自信。這會讓人們維持正軌，因為他們感覺「改變是值得的」。相同地，每一個任務本身就是獎勵；每一個任務都會改善你的健康、活力跟整體福祉。每一個任務都會增加你生活中的 WOW 要素。在這個過程中，你的身體會找到自己的最佳健康尺碼與身形，無需任何掙扎與強迫。

五大自由

改變的祕密是集中你所有的精力去建立新的體制，而不是對抗舊的。

蘇格拉底（Socrates，希臘哲學家）

下列五個指導原則是「瘦身可能任務」的基礎。每一組的七項任務都是設計來讓前四個原則的其中之一付諸行動。第五個原則是其他所有的根基，並在艱困時刻讓你持續出任務。以下是這些原則：

1 過生活，而不是節食
2 做自己，而不是全面翻新
3 要有愛，不要開戰
4 要好玩，不要強制
5 要有方向，而不是強求完美

「過生活，而不是節食」意味著藉由活出充實而完滿的生活，來達到並維持你最佳、健康的身體，而不是在飲食方面剝奪自己。沒有藥丸、藥粉、乳液或飲品。沒有否定、失望、缺乏能力，也不需要紀律。只有狀況好、健康、活力的你，欣賞生活、食物、你的身體和你的獨特性。

第一組七項任務告訴你如何把「過生活，而不是節食」的原則融入每天的日常中。

這些任務給你長壽、永遠苗條（特別是減少內臟脂肪）的七大祕密。

「做自己，而不是全面翻新」意味著知道自己的價值，忠於自己，不要試著符合其他人的期待。擁有自己最佳的健康身體，並不代表你要變成「全新」的人，或是需要「修正」什麼。而是設定對**你**有意義的目標，並發現你已經擁有所有成功需要的東西。

第二組七項任務告訴你如何**做自己，而不是全面翻新**，會引導你在進食、行動跟行為方面朝著活躍的健康和持續的活力方向邁進。這些任務給你七項技能來達到你想要的身體。

「要有愛，不要開戰」意味著把你的身體當成一座廟宇，而不是戰場。**要有愛，不要開戰**意味著與身體攜手**合作**，而不是對抗身體。**要有愛，不要開戰**意味著與生活攜手**合作**，而不是對抗生活。瘦身可能任務是一項和平任務，不是一場戰爭。忘掉「處罰」飲食法，也忘掉「對抗」脂肪這些事。欲達到健康的身體，須來自對身體至深的尊重，而不是來自「把你的身體打擊到投降」。

「要有愛，不要開戰」底下的七項任務，教你如何滋養身體，而不是處罰它。這些任務會給你七大力量，讓你達成活躍的健康、持續的活力和你喜愛的身體。

「要好玩，不要強制」利用好玩是比強制更有力的動力這個事實。你的大腦與生俱來就會尋求樂趣，而不會忍受痛苦。假如你不覺得享受，你不會長期維持在這個行動路線上。好玩會觸發神經傳導物質多巴胺的分泌，多巴胺會驅動你繼續做正在做的事，因此能讓此行動自我延續。好玩讓我們精力充沛，並讓我們對自己感覺良好。

「要好玩，不要強制」底下的七項任務，告訴你健康的生活形態應該要是喜悅的。這些任務給你七大習慣，讓你達成活躍的健康、持續的活力和你喜愛的身體。

「要有方向，而不是強求完美」意味著健康跟快樂不是最終的目的地，而是日常選擇。擁有一個你喜愛的身體，不是要達成某個預先決定的完美狀態，而是朝著你想要前往的方向，一個步驟一個步驟地前進。一個步驟完成了，繼續進行下一個步驟，因為每一個步驟本身就是獎勵。

最後一個原則提醒你，「有時候你會贏，有時候你會學到東西」。無論是哪種方式，你都在往對的方向前進。你所獲得的訣竅會在旅程中一步一步指引你。它會成為你的明燈，讓你接下來的人生繁盛而健康。

我把這五個引導原則稱為「五大自由」，因為它們確實是自由。

它們讓你自由，從此不必經歷任何節食。

它們讓你自由，成為你想成為的人。

它們讓你自由，不再有思維限制。

它們讓你自由，得以享受生活。

它們讓你自由，自發性地投入有益健康的行為。

自由不是一個總是與擺脫脂肪掛勾的名詞。一般人普遍認為成功瘦身與自由是對立的。你**沒有**選擇吃什麼的自由。你**不能**決定自己要吃多少。相反地，你必須遵照別人決定的規範性計畫。這根本就行不通。然而，有些人告訴過我，自由讓他們害怕。他們怕自己不知道要做什麼。他們想要遵循規則或指引，因為他們不知道從哪裡開始。放輕鬆。「瘦身可能任務」會提供你所有需要的指引。「瘦身可能任務」會給你具體的步驟，你無需妥協，可以自由地選擇你的生活方式。

每一項任務的結構

譬如為山，未成一簣，止，吾止也。
譬如平地，雖覆一簣，進，吾往也。

孔子

每一項任務都以固定格式呈現。

任務標題：我會用「你的任務，如果你選擇接受的話，是……」這樣的方式描述。

記住一件事：你的目標是讓這二十八個任務，每一個像歌詞一樣洗腦，你就不會忘記。這是一件好事，因為它意味著你會開始自動實現這些任務，並在你知道之前，你會認為它總是你已經做好的事，以及總是你已經歷過的過程。

引文：概括此任務的精髓。請讓它鼓舞你。

任務背後的神經科學：說明這個任務為什麼和如何帶給你想要的身體。

開始行動：提供你需要採取的明確步驟。

推薦閱讀：針對某些任務，假如你希望探索某個特定議題的更多細節，我會提供一份推薦閱讀書目。

提醒：針對每一項任務的提醒是完全相同的。它是用來提醒你，每一項任務的目標並**不在於**取得立即成果。你的目標是去學習新的思考方式，或是做事情的不同方法。你的目標是去思考其中的想法，或是執行這個行動，這部分依每個任務而有不同。**以特別的方式反覆思考，會建立新的大腦迴路，並削弱行為的舊有形態**。你的思維可以確實改變身體運作的方式。你為了執行每個任務所投注的心智努力，不管是否帶來立即的成果，都是最重要的部分。從心智去努力才能帶來長期、真正驚人的成果。每次你採取條列在每項任務最後面的行動步驟時，提醒自己，你是在大腦當中創造新的連結，讓你可以療癒你的身、心。反覆進行是讓大腦重整的關鍵。

隨著時間過去，你會發現你的身體會自動自發地改變，這是你從來不覺得可能的事。你的代謝率會增加，你會燃燒多餘的脂肪，而且你會感覺更精力充沛。你會確實**想要**運動。對垃圾食物的渴望會消失，你會想要吃營養的食物，你會發現自己是自然而然去做達到目標所需要做的任何事。當你悲傷、生氣、無聊或寂寞時，也不會再靠食物轉化情緒。

當你在土裡種下一粒種子，不會在隔天就看到從土裡冒出枝芽。你需要花時間去澆水跟施肥，還要等待。你無法預見土裡會有什麼變化。然後，有一天，新芽突然就冒出來了。你的耐心獲得回報。隨著你繼續澆水、施肥與觀察，它就會長大茁壯。

「新解決方案」摘要

每個人內心都有一個好消息。這個好消息就是，
你不知道你可以做到這麼好！你可以愛得這麼多！
你可以完成這些事！還有，你的潛力這麼大！

安妮・法蘭克（Anne Frank，《安妮日記》作者）

- 下列最重要的健康參數是你的目標：
  1 對皮膚內的自己感覺良好
  2 一整天都精力充沛
  3 靜態血壓讀數低於一百四十／九十
  4 血糖值正常（可請醫生安排血檢以便確認）
  5 血液三酸甘油酯正常（可請醫生安排血檢以便確認）
- 假如你想要有個數字方便你追蹤進度，換掉浴室裡的體重計，改用捲尺。針對男性的粗略指標，腰圍必須小於九十四公分（三十七英寸），而女性必須小於八十公分（三十二英寸）。
- 假如你想要知道你的身體組成，確實追蹤內臟脂肪含量，可以做 DEXA 掃描或 InBody 分析。
- 養成以下四個日常好習慣，會讓壽命增加十四年：
  1 不抽菸。
  2 每天運動三十分鐘，快走就夠了。
  3 男性每天的飲酒量少於兩個標準杯，女性則是低於一個半標準杯。

4 一天吃超過五份完全新鮮的水果與蔬菜（果汁不算）。

- 以下五個指導原則稱為「五大自由」，是所有瘦身可能任務的基石：

1 過生活，而不是節食

2 做自己，而不是全面翻新

3 要有愛，不要開戰

4 要好玩，不要強制

5 要有方向，而不是強求完美

- 每一組七項任務，會執行上述的前四項原則其中之一。第五個原則則是總括一切的竅門，讓你永遠保持健康。
- 你的決定比你的DNA更有力。現在，你就可以開始改善你的健康與活力。往下讀吧。

第3部

為瘦身可能任務做準備

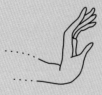

假如我有六小時去砍倒一棵樹，
我會花前四小時去磨利我的鋸子。

亞伯拉罕・林肯
（Abraham Lincoln，已故美國總統）

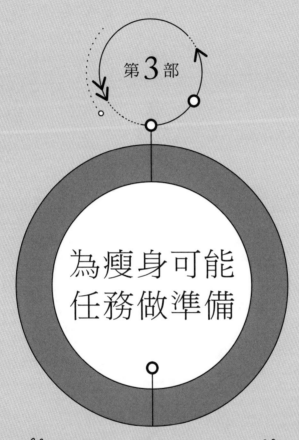

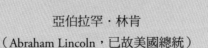

第1項自由

要生活，而不是節食

祕笈

為什麼是要生活，而不是節食？

冒險不是一個人的外在行為。
它存在你的內心。

喬治・艾略特（George Eliot）

第一項自由是：
要生活，而不是節食。

節食讓我們胖！節食更有可能讓你**增加**脂肪而不是甩掉脂肪。節食會對抗人體的生物學、心理學和求生本能。生活則代表吃好食物、感覺精力充沛、享受你正在做的事情，以及喜愛自己。

一開始，我們先來定義「diet」這個英文字。這個字目前用在以下三個地方：

1 **飲食**：這時候是單純用來表示人或動物通常在吃的東西。這是這個字的原始意義。例如，鴯鶓的飲食包括葉子、種子、嫩草、蝗蟲、瓢蟲、毛蟲、螞蟻跟蛾。人類的飲食通常包括水果、蔬菜、穀物、乳品、肉、魚或上述這些品項下的細項。

2 **忌食**：這個字的第二個用法，意思是為了特定的醫藥、宗教或道德理由，而控制某些食物或飲料的攝取。最有名的例子就是乳糜瀉（coeliac disease），一種腸道的麩質不耐症，麩質是存在於小麥、黑麥、大麥和燕麥中的一種蛋白質。小腸黏膜會因麩質而受損，導致妨礙營養吸收，並造成廣泛的器官失能。對於這個問題，無麩質飲食是目前唯一成功的處理法。其他例子像是印度教徒不吃牛肉、猶太教徒不吃豬肉，還有人們選擇吃素，都屬於控制飲食的一種。後面這些例子通常建立在個人對動物的哲學觀或態度。這種類型的節食與個人價值或文化有關，因此要算是**「過生活，而不是節食」**。

3 **節食：**這個字的第三個用法與保證減重的限制性飲食計畫有關。本書使用這個詞語是取這個意義。

市面上有數千種不同的減重飲食法，但他們全都有四個共同特徵：

1 切斷特定食物。有時候是一整個食物類別，例如碳水化合物或脂肪，有時候是列出特定不吃的食物。

2 控制進食的分量。有些食物，像是蘿蔔或芹菜，也許可以「隨意吃」，但限制分量是主要做法。

3 規定進食的方式、時間以及食物組合。

4 通常（也可能沒有）會聲稱有一種新發現的驚人物質，可以溶脂或加速新陳代謝。

假如老實地跟著做，大部分飲食法會產生短期的減重效果。然而沒有任何一種飲食法證明能產生長期減重效果，而**所有**的飲食法都會**復胖**。以下總結一些節食的負面影響。我前面已經提過其中的一些，現在將用冗長又惱人的條列更詳細說明。

⊙ 節食如何讓我們變得又胖又悲慘？

- 一旦減少食物攝取量超過百分之二十五，例如從一天兩千卡路里降到一千五百卡路里，就會讓代謝率變慢，以致你需要吃得更少以維持體重。這意味著你只要一停止節食，回到過去的食物攝取量，你就會增加體重而不是維持體重。
- 每個星期減輕超過一公斤（二・二磅），會觸發身體的飢餓反應，以致它會更努力囤積脂肪，而不是燃燒脂肪。這個數字只是粗略的平均值，會因為每個人處理食物的過程稍有不同。有些人每週可以減掉好幾公斤，新陳代謝才會變慢。每個人正在做的體能活動的量也會有所影響。
- 快速減重會改變你的身體組成結構，長期下來，將導致瘦肌肉組織減少，體脂增加。當你藉著節食甩掉體重，你失去的是水分、肌肉、骨質與脂肪。當你在節食之後體重回升，增加的卻是脂肪跟水，沒有肌肉，除非你有固定到健身房重訓。結果是脂肪對肌肉的比例變得比你剛開始減重時更高，甚至連你只胖回當初減去的體重也一樣。在〈減重不等於減脂〉這一章就提到，脂肪的代謝率比肌肉慢。這意味著你只要攝取更少的卡路里就能維持之前的體重。這會讓你走上「溜溜球節食」（yoyo dieting，譯注：又稱為「溜溜球效應」，指減肥者本身採取過度節食的方法，而導致身體出現快速減重與迅速反彈的變化）的老路。
- 所有的節食者，都會在某一個階段遇上高原期（即停滯期，編按：抵達一個高峰後停滯，維持在那裡一段時間）。這是人們最普遍放棄的時間，而原因正是由於他們專注於體重計上面的數字，讓他們感覺：「如果已經看不到成果，我幹麼繼續虐待自己？」

- 不讓自己得到某樣東西，只會讓我們更想得到。我們只能抗拒事物一段有限的時間，最終還是會向不斷增長的欲望讓步，開始吃那些清單上禁止的食物。**意志力是有限的資源**；當你讓步時，不代表個人的失敗。持續壓抑會不斷耗損著你，直到意志力耗盡為止。研究發現，假如你在工作上保持克制（例如，你想要對某人大叫，卻反而有禮地回應），在其他生活領域的活動就更難克制，因為你每天的意志力額度已經被你用光。
- 節食創造一種現象，心理學家叫做「管他的效應」（what-the-hell effect）。當人們節食的時候，如果有一餐不小心打破了飲食規定，就很容易說出：「管他的！反而節食已經毀了，乾脆每樣都多吃一份。」結果，搞不好他一開始不要節食還不會吃這麼多。
- 節食者有個傾向，就是只會選在一週或一個月的第一天開始節食，或是選個對他們有個人意義的日子開始。永遠不會是在平淡的星期三或星期四。所以，假如你打算開始節食，但今天才星期二，距離你正式開始節食還有五天時間。那麼，你會做什麼事？研究已經揭曉答案（而我有親身的經驗可以證明），就是人們多半會這樣告訴自己：「嗯，既然從下星期一開始要節食，我最好在之前把這間房子裡的所有巧克力都吃完，這麼一來，我在節食期間就不會受到誘惑了。」這意味著你會累積更多脂肪，而且感覺自己很糟糕，這時候你甚至都還沒開始節食呢。即使你決定明天起就開始節食，人們總是有意無意地在前一晚先吃一頓大餐，因為他們只會這麼想：「從下一餐開始，我的人生將會改變。」這就是我們知道的「最後一餐效應」（the last supper effect）。我沒開玩笑，數千名節食者身上都記錄到這些行為。你還以為那只是你個人的怪癖。

- 限制卡路里會降低瘦素（飽足感荷爾蒙）的濃度，增加飢餓感，並讓你感覺昏昏欲睡。所以，你在節食期間會動得更少，燃燒的卡路里也更少。
- 節食的時候，你會無視身體的飢餓訊號，也會與身體的需求失去聯繫。你與身體沒有連結，因為你正在遵循外部的規則，而不是聽你內在的聲音，問問自己「我餓嗎？」「我的身體現在需要什麼？」「我**想要**進食嗎？」「我有飽足感了嗎？」在節食結束時，以上種種已經損壞你內建的本能，讓你不知道自己要吃什麼、要吃多少。
- 一個人節食越多次，就越不相信自己有可能甩掉多餘的脂肪。無論你相信節食失敗是因為個人意志薄弱、基因遺傳不幸，還是節食本身的錯誤，你都已經建立了神經路徑，而且是強化負面自我形象並導致自我破壞行為的神經路徑。要創造一個新的路線，推翻舊有的思維和行為模式，你需要做一些完全不同、不會提醒你正在節食的事情。
- 女性在十五歲以前開始節食（我就是這樣），發生暴飲暴食、嘔吐、疲勞、自尊低落、貧血、經期不規則以及憂鬱的機率就更高。她們也更有可能會提前出現骨質疏鬆症（骨頭變稀疏）。這不是人生一個好的開始。
- 學齡時期的女孩若是節食，飲食失調的風險會大幅增加。她們節食得越嚴格和越頻繁，得到厭食症或暴食症的風險就越大。我之前就是節食得很嚴格也很頻繁，結果我厭食症跟暴食症都得過。

- 總而言之，節食會造成生理、心理和情緒上的危害。節食令人感到是否定、被剝奪、受打擊、失望、無能、意志消沉、憂鬱與失敗。節食是我們想要克服的一件事。節食讓我們希望自己的生命趕快消失。節食不是讓我們活下去的方法。

⊙明尼蘇達州飢餓實驗

有關節食的極端效應，最讓人恐懼的揭露，就是一九四五年前六個月期間所進行的明尼蘇達州飢餓實驗（Minnesota Starvation Experiment）。這項由生物學家安賽爾・基斯（Ancel Keys）帶領的研究，目的是要調查長期的飲食限制所造成的生理和心理效應，並決定什麼是人們重新獲得滋養的最有效方法。四百名健康的年輕男性自願加入這項研究，讓研究單位測試他們心理跟身體的耐受程度。之後選定了三十六位得分最高的受試者，他們是頂尖中的頂尖分子。

在二十四週的時間裡，每天讓這些男性攝取大約一千五百六十卡路里的熱量，比一般的減肥飲食允許的熱量還高。跟剛開始的體重相比，他們平均掉了百分之二十五；例如，從一百公斤掉到七十五公斤（二百二十磅掉到一百六十五磅）。

後續的生理和心理效應是恐怖的。這些男性變得焦慮、煩躁、憂鬱和嚴重情緒悲痛，包括一個自殘的案例。他們顯示出臆想症跟社交退縮的徵兆。他們的代謝率、體溫和性欲都直線下降。他們報告說無法集中精神也失去判斷力。他們變得過度專注在食物上，當他們獲得允許恢復「正常」飲食時，會吃下比他們在參加研究之前還多得多的分量。他們的許多心理症狀在恢復正常飲食後仍持續很長一段時間，有些還出現神經性厭食症跟神經性暴食症的徵兆。

為什麼我們不從這裡學到一些教訓？

當你依據頭七項任務**過生活**，會發生三件事：

- 你的身體會找到它最自然的健康體重、尺碼和身形，而不需要掙扎或剝奪任何事。
- 你的生理學會引導你找到對**你**最好的進食方式。
- 你會感到非常輕鬆、自信與自由。你會無法停止微笑！

開始行動

步驟 1

讀下表的項目，真正感受一下，相對於節食，過生活對你是什麼意義。把你自己的想法跟感覺，加進空格欄位裡吧。

步驟 2

讓以下的問題引導你做出所有跟健康相關的決定：

「選擇這個行動方針，會讓我感覺是在**過生活**還是節食？」

生活或節食？你會比較喜歡哪一個？	
生活意味著	節食意味著
滿足你的需要	抑制你的需要
做選擇	忍受限制
擁有精力與活力	疲倦跟發脾氣
知道自己的價值	活在別人的規則之下
感覺被賦權、有能力	感覺不被賦權、沒有能力
享受自由	施加限制
自我表達	自我否定
完成夢想	延宕夢想
找到熱情	害怕失敗
生氣蓬勃	掙扎求生

生活與節食對你各別有什麼意義？

個案研究

克里斯的故事

我喜歡嘗試新事物，並小小挑戰一下規則。我早年花時間注意卡路里攝取、好好進食、運動，並看到良好的結果。然而，在我二十五歲左右時，我讓自己的身材變形了。我可以怪罪時間、壓力、新陳代謝和各式各樣的其他因素，但真正的問題是我缺乏動機。我開始搜尋答案，如何讓我快速瘦下來。我沒有耐心，也不想在一年中剩下的時間用現在的身材過日子。當我發現一個「喝水斷食法」時，我以為找到了答案。這個方法要你什麼都不吃，對，就是「什麼都不吃」，只能喝水，然後維持三十天。雖然這個方法與常見的醫療建議背道而馳，但是數不清的喝水斷食網站仍保證可以輕鬆減脂、有效排毒、保存肌肉與療癒許多病痛。我在別處讀到甩掉卡路里太快會導致新陳代謝變慢，並流失辛苦練成的肌肉，但是喝水斷食的支持者都堅持那不會發生。他們說我反而會維持肌肉，甩去的是儲存的脂肪。所以我開始實驗。每週甩去幾公斤純脂肪的想法太讓人興奮以致無法抗拒。我拋開所有的營養學知識（從長年閱讀適能及營養相關書籍所得），並決定實驗一個月只喝水不進食！

在實驗開始的前一天，我去做了DEXA掃描，好讓我了解喝水斷食前後身體組成的精確數據。我的體重是一百二十三．五公斤（二百七十二磅），我的體脂率是百分之二九．八。我想要盡可能快速降低這些數值，於是我把掃描數據釘在我家牆上，作為撐下去的動力。

斷食沒有我預期的那麼困難。最初三天很難不去想到食物，過了之後就一帆風順。每天我一邊看著牆上的 DEXA 掃描圖片，一邊想像著身體的脂肪層正在溶解。我下定決心要完整堅持一整個月。

在那四個星期之間，我花了大量時間在說服我的同事跟朋友，喝水斷食不像他們想的那樣會造成傷害，而我的 DEXA 掃描將會證明他們都錯了。

重新測量的那天終於到來，我深呼吸，站上家裡的體重計，然後，哇！我體重的確掉了許多！接著，我吃了一些水果跟新鮮果汁，補充一些肌肉肝醣，好讓我接受掃描時肌肉可以增加一些重量。當我抵達檢測中心的時候，幫我掃描的運動生理學家路克看來相當驚訝，他不知道我在過去一個月是怎麼正常運作的。我早就習慣人們立刻跟我開講，告訴我需要一定分量的食物才能保持健康、維持肌肉等等，但是路克不跟我說這個。他跟我一樣很想看到結果，下表就是我的檢查報告。

我的體脂率竟然上升了！

所以我從這一切當中學到什麼？網際網路涵蓋一切資訊，卻

測量項目	喝水斷食前	喝水斷食後
總體重	123.1 公斤（272 磅）	108.9 公斤（240 磅）
體脂肪重量	36.7 公斤（81 磅）	33.0 公斤（73 磅）
淨體重（肌肉、骨骼與其他身體組織）	86.4 公斤（190 磅）	75.9 公斤（167 磅）
體脂率	29.8%	30.3%

也什麼資訊都沒有，涵蓋對的資訊，卻也涵蓋錯的資訊。體適能產業有一代又一代的研究與實驗作為根據，才敢發表意見，而在這個例子中，他們是對的。我們必須有耐心，並且善待自己的身體，否則就會流失大部分的肌肉，像我經驗到的一樣。我在短短一個月內失去了超過十公斤（二十二磅）我不想失去的身體組織！

我後悔嗎？一點兒也不後悔；因為現在我比過去更堅定知道，我需要良好、營養的、真正的食物以及良好的運動。現在，我把新的 DEXA 數據釘在牆上，用來激勵我做正確的事！當我一個月之後再去路克那邊，會帶回一張新的讀數，顯示我增加了淨肌肉，也降低了內臟脂肪！

克里斯，於雪梨

這篇個案研究，由雪梨的 DEXA 掃描中心 MeasureUp 提供。

感謝克里斯分享他的故事，也感謝 MeasureUp 的團隊絕佳的工作與協助。

任務

1

餓的時候吃，不餓的時候別吃

有時候，我們已經做一件事太久，
忘記可能有別的方法。

葛羅莉亞・萊特博士
（Dr. Gloria S. Wright，澳洲演說家與教育顧問）

你的第一項任務，
如果你選擇接受的話，是：
餓的時候吃，不餓的時候別吃。
這是神經系統瘦身的第一個祕密。

在每一餐、每一份點心或每一次走到冰箱之前，問自己：「我餓嗎？」假如答案是「對」，就吃。假如答案是「不」，就別吃。關於你該吃什麼、什麼時候吃、吃多少，你的身體是你最好的導引。當你學習與身體協調一致，並聆聽你身體的訊號，就能不費吹灰之力做出健康的選擇，引領你達到並維持你喜愛的身體。

真的能這麼簡單嗎？是，也不是。

假如我們總是能判斷自己什麼時候是餓的，就會很簡單。

這麼多人無視他們的飢餓這麼多年，他們已經不相信自己知道什麼時候真正飢餓。當我向來參加靜修的學生宣布這個任務，大家的回應常常是慌亂或自我懷疑：

- 「要是我甚至不知道飢餓是什麼感覺的話，怎麼辦？」（真實的飢餓指的是生理上的飢餓）
- 「我不記得上次我真的感到飢餓是什麼時候。我吃東西是為了確保我永遠不會挨餓，因為我很怕飢餓的感覺。」
- 「我很怕假如跟飢餓投降的話，我會吃超過我應該吃的分量。」
- 「一開始不就是飢餓讓我進入這一團混亂的嗎？」

不，不是你的飢餓讓你進入「這團混亂」的。忽略你的飢餓就是問題所在。當你飢餓卻不去吃，會降低體內瘦素含量，造成新陳代謝趨緩。當你飢餓就吃，才能全速推動新陳代謝。所以，關鍵是知道自己何時真的飢餓。

⊙ 飢餓是什麼？

飢餓是一種自然的、維持生命的身體知覺，目的是讓我們產生吃的動機。這是你的第一個線索：飢餓是一種知覺，而不是一種思維。你的身體正在發出訊號，告訴你它需要補充能量和營養。飢餓是藉由大腦、腸道跟脂肪細胞所發出神經訊號跟荷爾蒙訊號所調節，也藉由血液中的蛋白質、脂肪跟碳水化合物含量得到調節。野生動物的進食都是回應飢餓，而牠們從來沒有肥胖流行的問題。所以，你要怎麼知道你餓了？你要如何分辨生理上的飢餓和心理或情緒上的飢餓？你要怎麼知道你是餓了，還是已經餓到發脾氣（**hangry**）？這裡有各式各樣的外部訊號，驅動人們在不需要吃的時候進食。你要如何分辨其中的差別？正常來說，健康的人進食是回應身體內部的訊號，而不是外在環境的訊號。以下指標可告訴你如何辨認真正的生理飢餓。

- 除了肚子已經明顯在咆哮了，你可能會感覺身體有種空虛感，或是肚子微弱的咕嚕聲。
- 生理上飢餓是逐漸增強的，而情緒或心理上的飢餓多半是突如其來的。假如你不確定，問自己：「剛剛是否發生了什麼事（不管是正面或負面的），造成我的焦慮或產生情緒？」
- 假如知覺是伴隨著疲倦、虛弱、心神模糊、普遍易怒或脾氣差，往往就是真正飢餓的訊號。
- 假如你正在跟自己爭辯到底餓不餓，可能就是不餓。去做別的事，看看你的身體會不會開始接收到比較強烈的訊號。假如你因為做別的事就忘了「飢餓」，你打從一開始就不是生理上的飢餓。
- 生理上的飢餓通常藉由吃過一個範圍內食物就會獲得滿足。有時候我們會特別想吃某一樣食物，但通常來說，在一個食物範圍內隨意選個幾樣就能「滿足你的需要」。特別想吃某樣食物的感覺會比這還要更具體，而且吃了替代食物或「更健康的」食物不會讓你滿足。
- 當我們處於生理上的飢餓，嗅覺會變強。吃過東西之後，嗅覺的敏感度就會降低。

> **“我從未見過野生動物為自己吃東西感到罪惡。”**
>
> —— 勞倫斯
> D. H. Lawrence，英國作家

- 肚子餓的時候，食物嘗起來特別好吃！假如你吃得不是很享受，要麼是不餓，要麼就是沒吃到身體需要的食物。先停下來，問問自己：「是哪一個原因？」〈任務二〉會教你如何辨認你需要吃什麼食物。

學習任何新技能都需要花時間練習。假如你沒有在飢餓時餵食自己的習慣，對自己要有耐性，並享受這個過程。你明白的越多，就會越容易上手。重新發現你的飢餓，並讓它成為你的朋友，這會令你感到自由與自主。我會說「重新發現」，是因為我們生來就知道自己什麼時候餓。從字母湯（編按：幫助小朋友學字母的食物，意味著小時候）到計算卡路里（編按：意味著長大）的途中，我們往往失去了這個能力。

回應生理上的飢餓才進食，證明可降低卡路里攝取約三分之一，當事人不會產生任何被剝奪感，兩餐之間也不會感到飢餓。這種進食能降低血糖值，改善胰島素敏感度以及降低內臟脂肪。

⊙ 食物煽情

二〇一二年六月，一項發表在《肥胖》（*Obesity*）期刊的研究，檢視了食物圖片對飢餓素（ghrelin）這種飢餓荷爾蒙之影響。飢餓素是一種當胃部清空時，由消化道細胞製造的神經肽（neuropeptide）。飢餓素作用在大腦的下視丘（hypothalamus）細胞上，刺激它產生飢餓感。飢餓素也會造成胃酸分泌，為進到胃裡的食物做準備。飢餓素會讓胃咕嚕咕嚕叫。

在研究的第一週，研究人員讓健康年輕男性看五十張隨機的圖片，接著進行血液檢驗來測量飢餓素濃度。過了一週，同樣給他們看食物的照片，重複同樣的血液檢驗。相對於看了非食物照片的男性，看了食物照片的男性之飢餓素濃度與飢餓感大幅提升。這個研究顯示我們的飢餓感不斷受到環境中的食物圖像刺激：廣告牌、公車站牌、超市海報、電視廣告和精美雜誌。走到哪裡都有可能看到食物。有道是：「一張圖勝過一千……卡路里。」（編按：作者改編「一張圖勝過千言萬語」）這些華麗、讓人流口水、特寫、慢慢流出、親密的、採用噴繪的食物照片，被稱為食物煽情圖片（food porn），特別容易促進荷爾蒙分泌，這類的荷爾蒙不但刺激飢餓感，也刺激愉悅感。（對節食者更是如此——這是另一個你不能節食的理由，如果你需要一個理由的話。）這不意味著你注定要一直處於飢餓狀態。有幾個反制方法可以避免你看到誘人的貝果照片就跑去吃東西：

- **覺知**。一旦你知道看著食物的圖片，甚至比看到真實的食物會更讓你想要進食，你就可以告訴自己不要被影響，把目光移到別的事情上。電視開始播廣告的時候，你就先離開一下。至於雜誌，別被上面的美食照片所誘！「只是看一下而已，一定不會傷害到我的腰圍吧。」我聽過有人這麼說。但是實際上是會的。
- **轉移注意力**。每次你看見美味食物的圖片，就想想你愛的人或事，不要想食物：想想你的孩子、配偶、寵物、夢想的家或上一次假期的場景，反正就是任何能讓你感覺溫暖和開心的事物。這麼做能夠活化大腦與食物不相關的路徑，但是仍然能夠分泌愉悅化學物質（血清素、多巴胺、催產素）。你會發現你不再想要食物，因為能讓你感覺良好的欲望已經被滿足。只要多多運用這個技巧，它就會變得更有效率。

- **繼續前進**。在《應用生理學期刊》（*Journal of Applied Physiology*）二〇一二年五月號的內容裡，研究人員發現在身體運動之後，大腦的食物獎勵區域比較不活躍。在看過華美的食物照片之後，休息後的人會體驗到飢餓感被觸發；運動後的人就不會。
- **晚上養成規律的睡眠**。睡眠剝奪會提高大腦活化，對食物圖像產生回應。在《臨床內分泌學與新陳代謝期刊》（*Journal of Clinical Endocrinology and Metabolism*）二〇一二年三月號的研究，說明人們在睡眠剝奪時，看到美食圖片會更強烈被誘惑想要進食。
- 怎麼樣利用食物照片才對你有利呢？多看球芽甘藍的照片！

⊙ 雜誌封面讓你想吃巧克力嗎？

找一本美食雜誌的封面，去學習你對食物圖像的反應，以及練習上述對美食煽情的抗拒方法。當你看著封面上的巧克力，會發現自己想要吃巧克力嗎？你能觀察到自己怎麼了嗎？當你睡眠不足的時候，會對這些圖像更有反應嗎？在運動之後，你是否就對它沒感覺了？運動得越劇烈，你看著巧克力圖像時，就越不會想要吃巧克力。當你看到巧克力之後，立刻去想想自己喜愛的某個人或某個讓你愉悅的圖像，又會怎麼樣？渴望吃的感覺會消散嗎？假如所有方法都失敗了，讀到一半休息時，記得把封面朝下放，不要去看了！

⊙ 什麼不是飢餓

飢餓跟胃口或渴望是不一樣的。渴望是對一種特定東西有強烈的欲望，這個東西通常**不是**真正的食物。我會在任務六與其後的任務中，討論渴望跟真正的食物。

胃口是對特定口味或烹飪經驗的欲望。胃口可能伴隨著飢餓，例如「我覺得餓，我想吃頓好牛排」，或是它可以單獨存在，有胃口不一定覺得飢餓。在後者的情況中，胃口可以有很多觸發機制，包括看到、聞到或嘗到食物。會刺激胃口的事物包含看著別人進食、聞到剛出爐的麵包，或是嘗一口旁邊同伴的甜點，然後想著再吃一點。你的安全防衛一樣是以上的五個步驟，特別是意識，尤其重要。

當胃口伴隨著飢餓感而來，並不是壞事，因為它會在特定的時間，引導你獲取身體需要的營養。我會在任務二時詳細說明。

你有需要為家人準備餐點嗎？你會如何考慮他們的需要跟喜好？這會在〈任務二十一：連結而不孤立〉提出說明。目前，先聚焦在自己身上。

⊙除了飢餓以外，進食還有什麼理由？

所有人類情緒跟處境都是！我們吃是因為我們感覺哀傷、生氣、無聊、孤單、疲倦、悲慘、壓力大、憂鬱、沒耐心、煩躁、惱怒、焦慮、委屈、放寬心、擔憂、激動、興奮、驚慌、沮喪、恐懼、失望、痛苦、受傷或困擾。我們吃是因為我們失去愛、正在戀愛、不走運、走運、接受藥物治療、離開藥物治療、睡眠剝奪或性剝奪。我們吃是因為禮貌、叛逆、常規或習慣。我們吃是因為慶祝、慰問、蓄意或拖延時間。我們吃是因為獎勵、舒適、沒有理由或都是理由。我確定你可以列出更多項目。這些理由都會在接下來的任務中討論。

在一九六〇年代晚期，美國社會心理學家史丹利・沙赫特（Stanley Schachter，一九二二〜

一九九七）進行了一系列的實驗，說明肥胖的人容易一直吃是為了回應外部的訊號，而不是內在的飢餓訊號。有一個指標性研究，是讓哥倫比亞大學（Columbia University）住校學生安排住進兩間無窗戶房間的其中一間，房間裡的時鐘故意調整走得比正常的時鐘快或慢。受試者被告知有一碗餅乾，他們可以隨意看要吃多少。研究人員觀察，肥胖的人會照著時間顯示來吃：當他們認為過了晚餐時間，會吃比較多；如果覺得時間還早，就會吃比較少。但是時鐘的時間與苗條學生會吃多少餅乾就沒有關聯，他們餓了才吃。你吃是因為胃告訴你餓了，還是時鐘告訴你時間到了？

我們從小就被訓練要按照社會常規時間吃飯和睡覺。假如能在方便的時間餵我們，會讓我們立意良善的雙親生活過得比較容易些。結果，現在很多人需要重新訓練自己，聽從自己身體的進食信號，而不是時鐘的時間。進食的時間，就是你餓的時候。

顯然，有些時間我們固定要跟別人一起吃飯，不便於選擇到底何時才吃。即使在這些情境下，也可以問自己到底餓不餓。你必須開始意識到自己的感覺。假如你不餓，卻覺得基於禮貌必須吃，要知道自己是為了社交而吃，而不是生理需要，這樣你也會吃得比平常慢一點和少一點。一段時間之後，你的身體會學習適應那個管控你人生的時間約束，你會發現自己在合宜的時間覺得餓。餓的時候就允許自己去吃，能傳送正面的訊息給你。它傳遞了自力更生、自我尊重與自我價值。你的越是練習暫停跟質疑，你越能看出自己怎麼了以及自己需要什麼。

特定的藥物治療也會刺激飢餓感。假如醫生指定你吃什麼藥，詢問是否會有飢餓的作用。假如答案是有，而且沒有另一種藥物可選，請別擔心。藥物對每個人的影響都不同，也不代表你一定會增加體脂肪。這裡還有二十七項任務，能讓你達成目標！儘管不管路上有多少明顯的障礙，都會有一項任務是適合你的！

所以，假如你意識到自己不是生理上的飢餓，但你仍然想吃的話，該怎麼辦？你知道觸發你的是情緒，但沒辦法降低你進食的欲望。在某些案例中，情緒性飢餓實際上比生理性飢餓來得強烈。你如何處理這樣的狀況？我會在〈任務三：進食的時候，就是吃〉和〈任務十五：要感覺，而不是遁逃〉充分討論。假如這個議題對你來說很重要，現在就直接跳到那個相關章節。否則，只要先意識到自己何時是因為生理性飢餓以外的原因而進食。意識到這一點，就有可能引導你找到更多管理情緒的適當方法。

開始行動

步驟 1

在每一餐之前，或是每次你發現自己伸手去拿食物時，養成問自己以下四個問題的習慣：

1 「我真的餓嗎？」

2 「或者，可能我只是渴了？」假如你忽視自己口渴這件事，它就會偽裝成飢餓，所以請保持足夠的水分攝取。

3「或者，我想要改變自己現在的感覺？」

4「或者，我只是需要休息一下，暫停手邊的事？」

步驟 2

在問過自己問題之後，暫停一下，並開始注意身體發出的任何訊號：讓自己熟悉上述那種歸因於生理飢餓的狀態。問自己上述問題將開始重新訓練你的大腦跟身體，傳送給你更強烈的指示，在特定的時刻告訴你，你需要什麼。

步驟 3

假如不確定自己是否飢餓，喝一杯水，等個十分鐘再問自己一次。假如你仍然不確定，再等個十五分鐘，然後再確認一次。在飢餓的早期階段，訊號可能會非常難以捉摸。持續每隔十五分鐘就確認一次，直到你確信自己餓了。放鬆並放心，一切會在好的時機一起來到。對自己要有耐心，信任自己的身體會精確引導你。不要急著在第一次嘗試就「把事情做對」。可能會有好幾個星期讓你覺得厭煩跟吃力，但突然間，你就會內化關於飢餓的知識，而且這感覺好極了！

步驟 4

當你已經決定你餓了，就依據下表，評估你的飢餓程度。進食的最好時機，是在第三或第四階段。你會很快發現你比較喜歡在哪個程度進食。假如你等到第五階段才吃，可能會發現自己吃得比較快，而且吃超過身體需要的分量。〈任務五：飽足了就別再吃，別等到吃撐了才停〉會教你何時停止進食。

飢餓程度
一、我感覺舒服，不需要食物。
二、我肚子有點兒餓。
三、我餓了，但還好。
四、我非常餓。
五、我餓極了。
六、我感覺虛弱、頭昏眼花。

步驟 5

造訪網站 www.winningatslimming.com/resources，下載標題是「任務一：飢餓與飽足量表」(Mission 1: Hunger and Satiation Scale) 的 PDF 檔。這個表也是〈任務五：飽足了就別再吃，別等到吃撐了才停〉的一部分。印出來，並且把它貼在冰箱上，作為每日提醒。

步驟 6

別害怕飢餓感，歡迎它。我有一些靜修參與者報告說，在他們學習去辨識飢餓感時，覺得興高采烈，因為對他們來說，那是全新的經驗。那表示他們已經對自己的身體培養出更好的了解，而且讓它們有能力採取適當的行動。假如你不能馬上滿足自己的飢餓感，例如，你正在開車或在會議中，也沒關係。你的飢餓感只是會變強而已。請意識到這一點，當你終於可以吃東西時，動作要放慢，以免吃太多。

掌握「任務一」能讓你重新理解欣賞與接受你的身體是什麼意義。你會覺得感激與放鬆，因為你終於開始與身體合作，而不是去對抗它。享受你新發現的自由吧。

任務

2

吃你喜歡的東西，別吃不喜歡的東西

戒除誘惑的唯一方法，就是屈服。
我可以抗拒一切，除了誘惑以外。

奧斯卡・王爾德（Oscar Wilde，愛爾蘭作家）

你的第二項任務，
如果你選擇接受的話，是：
吃你喜歡的東西，別吃不喜歡的東西。
這是神經系統瘦身的第二個祕密。

一旦你確定自己餓了，就問自己下一個重要問題：「我想要吃什麼？」然後聆聽你的身體，讓它告訴你答案。

我的靜修參與者常常被這個問題嚇到，甚至比問他們餓不餓還要驚嚇。

很多人害怕假如移除他們原本立下的食物規則，會吃到「錯的」食物，變得更胖。布萊恩・汪辛克（Brian Wansink）教授跟他在康乃爾大學食物與品牌實驗室（Cornell Food and Brand Lab）的研究團隊，證實了情況並非如此。他們為三歲大的學步幼兒，連續三十天的每一個小時，提供從豆子到餅乾到青花椰菜等廣泛食物。他們可以選擇任何一樣想要的來吃，而且無論何時想吃都可以，同時，科學家會記錄他們吃的每一樣東西。到了第三十天，學步兒自我導引的進食結果，顯示每一個孩子的飲食都非常平衡與營養。他們的直覺告訴他們該吃些什麼。假如他們其中一天有一樣食物吃得特別多，他們會自我修正，隔天這樣食物就吃少一點。每個人從三歲開始就有這種直覺。然而，在他們五歲的時候，很多人與他們的營養需求失去聯繫，因為他們被社會化而去吃別人給他們的食物，或是別人告訴他們對他們有好處的食物。也有可能他們的父母堅持他們要先吃綠色蔬菜才准吃甜點。突然間，綠色蔬菜變成你的敵人。因此，你需要重新訓練自己了解自己需要什麼。

你該怎麼做這件事？

在問過自己「我想要吃什麼？」之後，等個幾分鐘。聆聽你身體的聲音，意識到任何引導你去吃特定種類食物的感覺。假如你不確定，就猜測一下！然後，緩慢而有意識地去吃你所選擇的食物，不要一邊做別的事，而是完全聚焦在食物的味道跟質地。食物在你的嘴裡是什麼感覺？食物在你的胃裡是什麼感覺？它「正是你需要的」嗎？假如不是的話，有什麼其他食物是你需要的呢？有時候答案是「沒有」，那也沒關係。事實是，你有意識地在吃，這就是關鍵的第一步。你越是吃你喜歡吃的東西，這一餐就越能滿足你，你就越不可能在兩餐之間找東西吃。有多少次，你拒絕提供自己某樣東西，結果只是發現自己不一會兒便到處尋找替代品，因為剛才吃進去的東西並沒有滿足你？

「我想要吃什麼？」這個問題，會訓練大腦在任何特定時間給你清晰的訊號，告訴你身體需要什麼。請信任身體會引導你，身體會持續試著指引你去做對健康最好的事。你只需要學習如何傾聽。好消息是，你練習得越多，這些訊息就會變得越大聲且清晰。

每個人都是獨特的，而且在不同的時間有不同的營養需求。每個人都需要攝取蛋白質、碳水化合物、脂肪、維他命、礦物質跟水來維持生命。但至於哪種特定食物會提供你最好的營養，請讓身體來告訴你。

當你問自己想要吃什麼食物，可能不會永遠有那麼多不同種類的食物可選擇。請做出你所處環境下的最好選擇。

當沒有什麼禁令時，自然沒什麼可讓你反抗。你可以吃或不吃任何食物，因為你有選擇，隨時想吃都可以。這種心態會自然降低你對慰藉食物（comfort food）的渴望與需求。你知道自己隨時可以吃東西，本身就是一種慰藉。別怕這樣子你會每天去吃家庭號的巧克力磚，你不會的。

剛開始時，每一餐都問自己問題的過程可能看似很費力。經過一點練習就會習慣成自然，你很快就會發現自己馬上就知道答案。

假如你完全不知道自己想要吃什麼，問自己：「假如我真的想要用對我可能最好的食物來滋養身體的話，我會吃什麼？」或是「奧運體操選手會吃什麼？」你沒有一定要知道答案，你也不一定要吃那個你想出來的答案！光是問問題和想答案，就能在潛意識裡引導你選擇較健康的食物，這種現象叫做「促發」（priming）效應。吃之前問問題還有一個好處，它會阻止你不自覺地伸手去拿離你最近的食物。甚至連短短一刻的暫停，都能幫助你選擇更好的食物。

另一種促發方法，是在廚房流理檯上看得見的地方，放上一碗新鮮水果跟蔬菜。假如因為天氣的關係，食物必須放在冰箱裡，那麼蔬菜跟水果也要放在冰箱裡顯眼的地方，不要藏在保鮮盒裡。如果你比較常看見蔬菜跟水果，就會不自覺地吃比較多。康乃爾食物與品牌實驗室的研究人員發現，把水果跟蔬菜移到冰箱的上層，而不是放在底下的抽屜，人們會多吃三倍的水果跟蔬菜。假如你擔心會不新鮮，就把它們放在透明的容器裡。

相反地，在你的視線範圍內，不要有餅乾罐、棒棒糖罐、麥片盒、什錦果物棒和巧克力。我不是說不要吃它們，只是把它們放在你需要花一點力氣才拿得到的地方（例如櫥櫃的最後面），你就不容易直視看到它們，甚至連瞄到都很難。用鋁箔紙包住冰箱裡的盒裝冰淇淋，讓你比較不會在晚餐後想吃冰淇淋。當你把肉從冰箱拿出來時，你不會看見冰淇淋，潛意識裡就不會留下印象，不管你是否意識到自己有看到冰淇淋。你的眼睛會直接連結到大腦，而且會引誘你想到你想要某些東西。**眼不見，嘴不吃**。

很多人對提前採買食物表達疑慮。「如果今天採買的話，我怎麼知道明天想要吃什麼？」在你去採買之前，問自己相同的問題：「我認為自己再過幾天或這一整個星期會想要吃什麼？」然後根據你的「腸道感覺」（gut feeling，直覺的意思，雙關語），列出採買清單，而且，只買你喜歡吃的東西，而不是你認為「應該」要吃的東西。當你在這些任務上有所進展，會自然地開始想要更健康的食物。切記「**第四項自由：要好玩，不要強制**」。沒有任何一個階段你需要強迫自己吃任何你不享受的食物。你會發現自己因為重整了大腦，開始被營養豐富的食物所吸引。對自己要有耐心，慢慢等待神奇出現。你越信任自己，就越可能做對。你會很驚訝，怎麼每次想吃什麼，手邊正好都有需要的材料。

想盡辦法運用可以觸發點子的烹飪法跟食譜書。對一些人來說，這是一個好的開始，假如你認為自己不知道要吃什麼的話。拿著你最愛的食譜書坐下來，翻個幾頁再去採買。假如有某道食譜深得你心，就安排在一週內照著烹調。

你一定聽過這樣的勸說：「別在肚子空空的時候去採買」或是「別在你餓的時候去採買」。原因不是你必然會多買，而是你容易買錯。人們在飢餓的時候，總是去找可以快速料理的食材，而不是能做出令人滿足的餐點的食材。

如同任務一，你可能會疑惑如何應用任務二來替家人準備食物。這會在〈任務二十一：連結而不孤立〉這個章節討論。目前，暫且為他們準備跟你一樣的餐點（或者，調整為符合他們口味，如同你可能已經在做的事），並觀察它們的反應。隨著你進行每一個任務，跟他們分享你學到了什麼。詢問他們的回饋意見，盡你最大可能地依循他們的偏好烹調。

一旦你知道自己正在追隨身體的智慧，而且知道你吃的東西也隨著時間逐漸達到平衡，你與食物的關係會變得充滿滋養而不是充滿懲罰。食物變成只是食物。它會失去任何額外的歸因，像是舒適、獎勵、懲罰或勒索。你會撕去你加諸在自己身上的有害標籤，不再為吃某些特定食物而批判自己。

「我很頑皮。」

「我很善良。」

「我沒有自律。」

「我對吃這個有罪惡感。」

讓這些批判都隨風而逝吧。食物是存活的必需品，並不是道德議題。

當你贏回自信，相信自己的內在能力可以做好食物選擇，你會感到欣喜若狂！你在三歲時就能做到的事情，現在你再度能做到了。

開始行動

步驟 1 — 當你已經確定自己的飢餓程度在第三或第四階段，問自己：「我想要吃什麼？」等個一會兒，讓身體告訴你它需要什麼：是新鮮且清淡、是熱辣與辛香，或是介於這兩者之間？

步驟 2 — 假如你是真的不知道想要吃什麼，問自己：「假如我把身體當成一座廟宇的話，會吃什麼？」你不一定要吃你回答的食物，只要問問題就行了。然後，再度聆聽你的身體。

步驟3

繼續在每一餐之間練習，盡可能做出對你最好的選擇。

步驟4

在家裡，把新鮮水果與蔬菜放在每個人都看得見的地方（廚房流理檯上、餐桌上，或冰箱裡一眼看見的位置），並把垃圾食物放到櫥櫃的最後面。你不是要禁止它，你只是不想一直看到它。

步驟5

在進行本週的雜貨採買之前，問自己：「我這星期想要吃什麼？」然後順著你的直覺列出清單。

步驟6

別怕「做錯」。問問題的過程是為了重整你的大腦，以便長期下來得到健康的結果。你正處於了解自己營養需求的訓練階段。網球選手在開始發球得分之前，都曾經發出過無數個掛網球。針對你身體的學習也是一樣，每一次嘗試都會增加你的自我意識以及自我掌控能力。享受這種自我發現所帶來的賦權感吧。

任務

3

進食的時候，就是吃

一個人假如沒有好好進食，
就不能好好思考、好好愛人、好好睡覺。

維吉尼亞·吳爾芙（Virginia Woolf）

你的第三項任務
如果你選擇接受的話，是：
進食的時候，就是吃。
這是神經系統瘦身的第三個祕密。

進食的時候，不要同時做其他的事情。不要走路、駕車、滑臉書、看電視、玩電動、讀報紙、檢查電郵、傳簡訊、講電話、簽署文件、考慮合約、撰寫講稿、寫耶誕卡、打一封道歉信、想著與媽媽的爭論、想起前男友、為自己所選的食物自責、思索著大腿有多粗。就吃吧，聞吧，咀嚼吧。品味每一口食物，發現細細品嘗的藝術。

我知道，在我們目前這個過度刺激、迷戀速度、多工進行的世界中，這是很大的挑戰。然而多工進行正是導致肥胖流行病的原因之一。很多人吃得過多又不營養，就是因為他們在進食的時候不夠專心。

試試這個改變生活的實驗。從下面的清單中，選擇一種食物品項：葡萄乾、杏仁乾、無鹽生堅果、蘋果切片（或其他新鮮水果）、小芹菜或胡蘿蔔棒、起司片或拇指大小的巧克力。不管你選哪一種都沒關係，找一個安靜、可以有十分鐘左右時間不被打擾的地方。

先從看著你的一小口食物、好像以前從沒見過它一樣開始。你的眼睛要注意到每一個小細節：大小、外形、顏色和任何其他視覺特徵。當你湊近著看至少一分鐘後，開始意識它在你手中的感覺。它是什麼質地？它是硬的還是軟的？乾燥或多汁的？堅固或可壓扁？然後，把它拿到你鼻子前面聞聞看。有沒有強烈或微弱的香氣？氣味讓人愉悅或刺鼻？這個氣味讓你想起任何事了嗎？另外花個幾分鐘，吸收這個氣味。

現在，你準備好要把它放進嘴裡了；但不要咀嚼或吞嚥。它在你舌頭上有什麼感覺？你注意到它的溫度了嗎？它是熱的、溫的、不冷不熱、涼的或冰的？對自己描述食物在你嘴裡的質地：硬的、軟的、黏的、平滑的或尖尖的？慢慢開始咀嚼之前，讓它在嘴裡滾動。現在把注意力轉移在咀嚼過程。咀嚼的聲音聽起來如何？咀嚼的感覺如何？你的食物是酥脆、卡滋卡滋，或是吃起來很吵？它有溶在你嘴裡的感覺，或是需要用力磨碎？現在開始意識到味道。它最初帶給你什麼感覺嗎？甜的、鹹的、苦的或酸的？毫無滋味或味道豐富？清淡可口或香濃可口？簡單或複雜？持續注意你的咀嚼，直到你準備好要吞嚥為止。把注意力放在食物的微粒，感覺它從你的喉嚨後面滑下食道，並進入你的胃。假如你嘴巴裡還有食物，持續緩慢且有意識地咀嚼。全神貫注在這塊食物上，直到它抵達胃部為止。

歡迎來到正念進食（mindful eating）的練習：全神投入在食物與身體的相互作用上。全神貫注地進食。有意識地進食。沒有罪惡感、不帶評價地進食。不要一邊進食，一邊在腦袋裡跟自己討論是否應該進食。當你以正念的態度進食，自然就會知道是否需要進食。

在任何時候、用任何你喜歡的食物，反覆練習這個流程。

練習的目的是給你靜下心的體驗，讓你意識到身體裡面發生什麼變化。當你用正念進食，就會意識到身體持續給你的微妙回饋，告訴你該吃什麼跟該吃多少。你要把直覺跟內在知識的聲音調大。

我不是建議你需要以這麼精確的方式吃每一樣食物。我建議的是，你要停自動導航式的進食方式，並集中注意力在你眼前的食物，進而注意在進食的時候你的身體發生了什麼事。每一口不需要花上十分鐘。當你有意圖去這麼做時，很快就能注意到它的外觀、聲音、氣味、質地與味道。你所要做的是訓練自己帶著更高的覺知與感恩去進食。

拿出注意力是可以改變生活的。你會意識到以前不曾注意過的事。你的感官會變強，而你的體驗會更充實。人們常常誤以為正念（mindfulness）就是把一切思考都放下，其實不盡然如此。正念是去覺察身體與心智於當下（here and now）所發生的事。這個覺察可帶來理解與選擇。覺察能讓你認出所有你加諸於食物上的意義。「我又讓自己失望了……我知道這對我不好……這很容易讓人發胖……」觀察你的想法，就容許它們存在，但是不需要去聽信它們。如此能將情緒自進食中抽除，你會吃得更平靜，且提早結束進食。不會有因感覺罪惡或想停止暴食行為而產生的急迫感。你會注意到某樣東西是否適合你。覺察是很困難的第一步，所以不要擔心你還不懂怎麼做。覺察本身即帶來改變，不需要刻意去改變。或者，它能讓你做出有意識的決定，而你過去只是沒發現自己有意識地決定。

大腦一次只能聚焦在一件事情上。我們不能同時注意到飢餓訊號、我們吃了多少以及我們的電腦螢幕上發生什麼事。多工處理會增加身體的緊張，導致壓力跟疲勞。相反地，正念帶你進入無壓力狀態，讓你能夠好好消化食物。在和平與感恩的狀態下進食，能夠提升身體對食物的利用。

正念讓我們能知道何時該停止進食。假如你不注意自己吃了什麼，你要如何知道自己已經吃夠了？當你在分心的狀態下進食，不會注意到自己何時感覺吃飽了。你是否曾坐在電視機前面吃著一包洋芋片，突然低頭一看已經整包吃光了？正念進食就不會有這樣的情形發生。一面進食一面看電視其實是毫無意義的。因為你不可能同時聚焦在兩個活動上，你會錯失進食的樂趣。另一方面，假如你想讓孩子吃青花椰菜，就趁他們玩著最愛的電玩時遞給他們吧，他們可能一不注意就吃下肚了！

人們會很驚訝，當他們以正念態度進食時，會發現食物竟有這麼多味道。他們發現每一樣食物的味道更豐富，即使吃得較少也能滿足，因為享受變得更多了。什麼？假如我享受某樣食物，不是會吃得更多嗎？很矛盾地，並不會。我們不會因為食物「太好吃」而吃過量；我們只會因為沒有全心品嘗所以需要更多才能滿足而吃過量。品嘗得越多，吃得就越少，這是雙贏。

很多人已經忘記如何給食物應得的欣賞，因為食物供應得這麼充足，大家都覺得理所當然。他們常常吃得很趕，根本沒有好好品嘗，也沒有注意到自己吃了多少。胃裡面又沒有味蕾，所以為什麼要那麼急著把食物送到那裡？

假如你又想要大吃大喝，或是對某樣食物有強烈的渴望（但意識到你實際上並不餓），就去實驗上述的正念進食。不要因為有這種渴望或想要大吃大喝而批判自己。就只是正念進食。你會很驚訝這種渴望或大吃大喝的感覺很快就獲得滿足，而且不需要吃到幾乎跟你預期的一樣多。試著以任何你標籤為你的「危險」食物或你的「弱點」為對象，進行這樣的實驗。當你要吃速食或垃圾食物時，一**定**要用正念的方式進食。

我所有的病人跟靜修參與者都回來找我，說：「我用正念進食的時候，沒辦法吃完整個冰的甜甜圈。我才吃掉三分之一就想：『這口味太重，我吃不下去了，它不像我過去認為的那樣好吃了。』」

有時候只是想「吃些味道很重或很甜膩的東西」的**想法**，導致我們去吃垃圾食物，而不是「這食物帶給我們的樂趣」本身。正念會讓我們理解吃一口就夠了，不需要一次把整份或整包吃完。

總有一天，我的很多靜修參與者會發現，「油膩的速食其實並不適合我，但我以前從來沒注意到。這太奇怪了！」

每當你要伸手去拿垃圾食物時，就練習正念。你很快會觀察到這食物並不如你想像中的吸引你。正念能轉換你與食物的關係。請每天吃飯的時候都照上面的步驟練習。

開始行動

步驟 1

留意你進食的各種環境。你在書桌前吃嗎？在床上吃嗎？是一邊閱讀、檢查電郵、看電視、為家人下廚、整理東西、收拾剩菜、開車從一場會議趕到另一場會議，還是坐在餐桌前吃？下定決心從現在開始，進食的同時不要做其他的事。假如你們家習慣坐在電視機前面吃飯，這麼做導致你的家庭大亂。告訴你的伴侶跟孩子關於正念進食這件事，看看自己如何能獲得他們的支持。

重複的研究顯示，孩子跟父母一週超過四次在餐桌上用餐（不管是在廚房或飯廳），會大大降低不良飲食習慣、體重問題跟酒精或藥物濫用的機率。哥倫比亞大學的成癮及藥物濫用國家中心（National Center on Addiction and Substance）也提出報告，與家人一同好好吃飯的孩子，學業成績比獨自用餐或吃飯分心的同儕來得好。

美國紐澤西州的羅格斯大學（Rutgers University）人類學教授羅賓・福克斯（Robin Fox）解釋說：「跟家人一起吃飯是對孩子的文化薰陶，教他們如何成為所屬社會與文化的一分子。」相同地，《家庭用餐的驚人力量》（*The Surprising Power of Family Meals*）作者蜜麗安・韋恩斯坦（Miriam Weinstein），也描述餐桌是孩子學習良好禮貌、進行對話、解決衝突與練習妥協的機會。當然，這不能保證任何人的未來，但家人一起用餐可以為人生的社交與營養提供一個好的開始。

步驟 2

在每一餐的一開始，或是在吃點心之前，還是你想找東西吃的任何時候，停止手邊的任何其他事情，告訴自己慢慢來，好整以暇地做這件真正重要的事：進食。一開始，慢慢地、有意識地的深呼吸一次，把意識帶到你的身體。跟隨著你的氣息，感受它進入你的鼻孔、流入你的肺並擴張你的胸。跟隨著這股空氣，感受它逡巡一圈後呼出。多做幾次深呼吸。

步驟 3

當你選擇好要吃什麼，檢視你的選擇，並用眼睛仔細觀察。食物的外觀吸引你嗎？你的每一個感官都會提供協助，引導你做出對你最好的選擇。然後聞聞你的食物，吸收食物的香氣。它能挑逗你的味蕾，或是讓你失望？當你吃下第一口，聽聽那響亮的嘎吱聲或輕柔的細嚼聲。開始在食物的每一個層次上，培養一種欣賞的感覺。在你吃第一口時，注意這一口的質地，並慢慢地繼續咀嚼。然後，聚焦在味道上，並注意在你開始要吞嚥的時候，味道是否改變了。這個食物在你的胃中感覺如何？在用餐時，注意你身體所有的細微反應。用這種方式進食能為你帶來不可思議的喜悅與平和。繼續以這樣的方式，好好品味你的每一口。

雖然一開始可能感覺很不自然，但其實這才是自然的進食方式。一旦你持續用正念方式進食幾個星期之後，它就會變成你習慣的進食方式，甚至有人跟你一起吃飯也一樣。你的部分注意力可能會用在聊天，但同時你會檢查你的身體並監看你的反應。當你心在當下、專注於進食，就能增加食物帶來的樂趣，實際上也會吃得比較少。

步驟 4

假如你不習慣這種吃法，改用筷子進食！你很快就會熟練用筷技巧，但至少剛開始幾天，這會讓你比較專注在用餐經驗上面。

任務

4

享受你吃的東西，
假如你不享受就別吃那樣東西

**假如上帝沒有讓飲食除了是必須也是樂趣，
那麼就沒有什麼比吃喝更讓人厭倦的事了。**

伏爾泰（Voltaire，法國啟蒙時代思想家）

你的第四項任務，
如果你選擇接受的話，是：
享受你吃的東西，假如你不享受就別吃那樣東西。
這是神經系統瘦身的第四個祕密。

享受你吃的東西，是增加你對整個進食經驗的欣賞，並**容許**自己從準備、分享與吃光營養食品中得到樂趣。

一如伏爾泰的觀察，進食是人一生中最大的樂趣之一。進食必須要享受，因為它是生存的必要條件。對人類來說，進食的意義不僅僅是攝取營養。進食與慶祝人生大事與文化與宗教事務相關聯。進食與身分緊密相連。人們會對自己的進食傳統感到自豪。與人共享一餐是歡迎他們進入「部落」的方式。為某人準備餐點，可以強化彼此的關聯並修復關係。享受進食不只是可以接受的事，而且是很自

然的事。進食不是罪惡的樂趣，而是天生的樂趣。進食除了是一種科學，也是一種藝術。

然而一而再、再而三地試圖透過節食甩掉脂肪的結果，導致人們試著表示進食樂趣與自己無關，因為他們害怕一旦享受食物，便會吃得太多。但是我們在任務三已經提過，事實正好相反。

這個觀念太重要了，我必須複述一遍：我們不會因為享受某種食物而吃過量。我們吃過量是因為以下兩個原因的其中一個（或兩個都是）：

1. 我們吃過量，是因為不夠專注於正在吃的東西。
2. 我們吃過量，是因為我們正在吃我們認為應該吃的東西，而不是我們真的想吃的東西，所以永遠不會完全滿足。

相反地，我們越是品嘗食物且欣賞食物，我們就不需要吃那麼多也能滿足。當我們更加品嘗食物，就會吃得越少。

任務三與四是緊密相關聯的。你越是以正念方式進食，就越能享受食物。當你欣賞某件事，欣賞的感覺本身就令人愉快，於是就會減少你為了情緒因素而進食。

好的食物值得等待，所以假如你餓的時候無法馬上進食，就享受你對餐點的期待。忘記「預防性進食」的想法，或者說是避免以「預防我會在不方便進食的時候肚子餓」為由而進食。當你每天都練習頭七項任務，就會發現，在一、兩個星期後，你會剛好在配合每天行程的適當時間感覺飢餓。這是因為體內飢餓素（飢餓荷爾蒙）的濃度已經配合你平常進食的時間做了調整。所以等到你安排的午餐時間再進食，可以讓你的飢餓素分泌逐漸符合那個時間。

食物有許多你可以享受的層面，不僅止於食物本身。進食的環境、準備的過程、食物的呈現、過程中的自我發現，都有可能帶來喜悅與滿足，即使你不是「美食家」也一樣。享受你對自己的感受也是體驗的一部分。在**〈第三項自由：要有愛，不要開戰〉**的章節，我們會討論更多細節。

創造一個能帶給你喜悅而不是罪惡的進食環境。提醒自己，進食是一種自我滋養、終身難忘的行為，也是一個為孩子立下正面典範的機會。

開始行動

步驟1

由享受飢餓感開始。飢餓是一種健康訊號，顯示你需要補充能量。享受你能區別生理飢餓與情緒飢餓的事實。享受你在前三項任務所習得的身體覺知。享受對自己的信任。

步驟2

享受知道你的食物選擇會促進你的健康與活力。古希臘醫師希波克拉底斯（Hippocrates）教導我們：「讓食物成為你的藥，讓藥成為你的食物。」食物為大腦和身體帶來能量。大腦占不到體重的百分之二，卻消耗了百分之二十我們攝取的營養和熱量。你吃進去的食物對大腦的結構跟功能都有重大的影響。食物讓你能清晰思考、更能專心。好的食物帶給你好的視力、強壯的骨骼、潔淨的皮膚與健康的免疫系統。營養豐富的食物可延長壽命。帶著這份欣賞到餐桌上，它會提升你的進食體驗。

步驟 3

享受為自己和家人取得食材跟準備食物。盡可能讓整個進食體驗從開始到結束都很享受。我知道生活過度忙碌，在疲憊的一天結束時，烹飪可能變成一種累贅。自問你能夠如何在準備餐點時，無論如何為自己帶來一點樂趣。你可能鼓勵你的伴侶或孩子幫忙做飯，不管幫忙做多小的事情都行嗎？你有一個可以偶爾造訪的在地農夫市場嗎？或者，有沒有一個友善的蔬果商販，是你喜歡去那邊採買水果跟蔬菜的？享受學習如何看出一顆釋迦（custard apple）熟了沒。享受探索怎麼吃山竹（mangosteen）。探索什麼是山竹果！即使你只是煮簡單的家庭餐點，不妨事先計畫，讓週日下午成為創意料理時間，並且一次準備夠吃好幾天的食物，怎麼樣？檢視你的生活，看看你可以做些什麼改變，讓你在餐點準備上找到樂趣。

步驟 4

期待在一年四季吃到不同的當季食物。夏天有櫻桃、莓果和荔枝；秋天有石榴和秋葵；冬天有甘藷和大黃（rhubarb）；而春天有朝鮮薊（artichoke）跟蘆筍。

步驟 5

你曾考慮過去上烹飪課嗎？你對某件事的技術越嫻熟，就越能享受它。研究也顯示會下廚的人跟食物的關係，比不下廚的人跟食物的關係來得正面。當你下廚，你會接收到更多感官刺激，因為你在食用之前親自處理食物。也因為食材和分量由自己控制，你攝取的卡路里也會較少。

步驟6

享受充滿藝術與美學的擺盤，將準備食物化為一種藝術。當你採用這種方式時，食物準備會變成自我表達、自我滋養與放鬆的源頭，而不是例行雜務。擺盤可以讓簡單的一餐變成對色彩豐富與風味純粹的食物鑑賞，令人非常興奮。你只要把鮮脆的蘋果切成薄片，排列成弧形，擺進漂亮的瓷盤裡，並點綴些許肉桂和薄荷葉，就可以把平凡無奇的水果變成優雅的美食。這跟坐在電腦前面大口咬著蘋果、心不在焉地擦去噴濺在螢幕上的飛沫，是完全不同的體驗。

步驟7

享受放開那些過去會干擾你進食的信仰、規則與限制。享受你永遠不用再節食的事實。享受你正念進食時投入所有的感官。持續問自己：「我是在品嘗食物，還是只是吞下食物？」

步驟8

在每一口之間放下餐具，在你享受你滋養身體且放鬆心靈是什麼感覺。給你的身體時間去注意發生了什麼事。想像自己吃的所有食物都是第一次吃到，並且評估你是否喜歡它。

步驟9

要知道，吃得讓你不舒服，就不是一種享受。最重要的是繼續提醒自己，享受進食是可以的。

任務

5

飽足了就別再吃，別等到吃撐了才停

知足之足，常足。（知足者常樂。）

老子

你的第五項任務，
如果你選擇接受的話，是：
飽足了就別再吃，別等到吃撐了才停。
這是神經系統瘦身的第五個祕密。

當我還是個孩子，大人教我在每餐結束時要說：「我用了優雅充足的一餐，謝謝！」感覺「優雅的充足」（elegant sufficiency），是用一種美麗的方式告訴自己何時該停止進食。

不需要估量你「應該」吃多少食物。你有個內建系統會指引你知道自己需要吃多少，假如你暫停下來去留意它的話。節食壓過這個天生機制，讓你與自己調得剛剛好的本能失去聯繫。正念進食能讓你跟自己的內在智慧重新聯繫。

當你專注在自己所吃的食物上，更能意識到自己已經吃飽了。其中一個線索在於，你所多吃的每一口越來越不享受。這就是停止進食的時候，而且通常是你感覺滿足的時候，而不是完全吃飽的時候。這種狀態有個專門用語叫做「饜足」（satiation），或者說感覺充分滿足了、飽足了。這個詞的字源是拉丁字 satiatas，意思是「足夠」。

孔子教導人們進食到不再感覺餓了就要停止，而不是再也吃不下任何一口為止。日本人把這種情況叫做「腹八分目」（hara hachi bu），意思是「肚子八分滿」或「吃到感覺八分飽為止」。八分的意思就相當於前面說的「優雅的充足」或是感覺滿足，這跟感覺完全吃飽截然不同。為什麼這是個很好的忠告？

飽足是由幾個相互關聯的荷爾蒙和身體機制來負責調節。所有這些因素最終會傳送訊息到大腦的下視丘，這是控制你吃多少、喝多少、睡多少以及其他一些行為的部位。把訊息從消化系統傳到大腦需要時間，長達二十分鐘。因此，你需要放慢進食的速度，能讓訊息傳到大腦。否則你在接收到停止訊號之前，已經吃太多了。

食物攝取的規則仍然是新興研究領域，但這裡先簡短描述一下獲得飽足的過程。

食物消化是從咀嚼這個機械化動作開始的。這個動作將食物分解成較小的粒子，以增加它的表面積，並促進唾液澱粉酶（salivary amylase）的活動。澱粉酶是一種酵素，會把澱粉（小麥、米、玉米、燕麥、大麥、馬鈴薯這些食物含有澱粉）分解成比較小的分子。然後，這些食物會以圓圓的食團（bolus）姿態經過食道進入胃裡。在胃裡的澱粉酶開始消化蛋白質，並形成食糜（chyme，食物經過胃液消化形成的漿狀物）。食糜是食物部分消化後，一種粗的、半流體的團塊，從胃來到小腸的第一部分，稱為十二指腸。食物在小腸中持續消化，百分之九十五在這裡被吸收。到了大腸，也就是我們所知的結腸，水分及礦物質再一次被吸收到血液裡，產生的廢棄物繼續前進，最後經由直腸排出。

在這段過程中，一些訊號會送到大腦，指示你已經飽了，應該停止進食。第一個訊號是因食物出現在胃裡，降低了飢餓素的濃度。飢餓素低代表比較不餓。飢餓素對不同食物的反應不同。蛋白質（肉、魚、蛋、豆腐、天貝〔tempeh，譯注：發源於印尼爪哇的發酵大豆食品〕、扁豆、豆類、鷹嘴豆、堅果、種籽、優格）與複合碳水化合物（蔬菜、全穀物），比脂肪更能降低飢餓素的濃度。此外，蛋白質讓飢餓素降下來的時間，維持得比碳水化合物長。這代表假如你每一餐吃一些蛋白質，只需要較少的卡路里就能讓你有飽足感，而且飽足感能維持比較久。蛋白質也較不易引起胰島素反應，而且比碳水化合物跟脂肪的熱效應（thermic effect）來得高。換句話說，跟碳水化合物跟脂肪相比，你會用較多的能量來消化與代謝蛋白質。

在大部分用餐時選擇吃蛋白質，你還是可以吃自己喜歡的食物，並且享受你所吃的食物。這不代表**一定要**吃蛋白質；它只是可以抑制你的飢餓感較長的一段時間，也不代表要從飲食中移除脂肪跟碳水化合物。多元與平衡是關鍵，我們會在下一個任務的章節討論。因此，你不需要每一餐都吃一大塊厚片牛排。蛋白質在很多不同的食物中都有，而且你不需要很多；一如既往，讓你的身體引導你，在每個特定一餐的環境下，問自己你現在想吃哪一種蛋白質來源。我已經在我的網站上製作一張富含蛋白質食物的清單，網址是：www.winningatslimming.com/resources。

其他告訴你已經吃夠的指示，是你的胃有牽張（stretch）的感覺。這個訊號從胃裡的牽張接受器（stretch receptor）經由迷走神經（vagus nerve）到達大腦，並促使你結束進食，需要二十分鐘時間。當你在八分飽的狀態停止進食，在二十分鐘內你會發現自己實際上是十分飽了，所以你認出自己已經飽足只是時間的關係。假如持續用過多食物過度伸張你的胃，你就會養成把過度伸張視同飽足的習慣，吃得比你實際上需要的還要多。藉由練習「腹八分目」，你的胃就會恢復敏感性，不需要吃那麼多就會感覺飽了。

飽足感第三個、而且可能是最重要的中介傳遞物質，是荷爾蒙胰多肽 YY（peptide YY），又稱為酪酪肽（peptide tyrosine-tyrosine），縮寫成 PYY。PYY 主要在迴腸（小腸的第二部分）和結腸（大腸）裡生成，以回應食物的到達，特別是蛋白質跟脂肪。PYY 是很強烈的飢餓抑制劑，但它也要花二十分鐘才能讓大腦接收到訊息，因為食物必須走完七公尺的腸道才能觸發那個訊號。PYY 減緩胃的空虛感，增加消化跟吸收營養的效率，也會加速胃部牽張訊號抵達大腦。在一項研究中，受試者被注入 PYY，並於兩小時候後提供吃到飽的午餐，這些受試者進食的分量比沒有接受注射的對照組少了百分之三十。這個效果在胖、瘦的人身上都是一樣的。研究人員正深入研究 PYY 是否可能用來治療肥胖，但仍然有很長的路要走。刺激 PYY 更快生成最有效果的方式是多吃纖維。我已經在我的網站製作一張富含纖維的食物清單，網址是：www.winningatslimming.com/resources。

就在科學家以為他們已經找出這場飢餓遊戲的所有參加者，史丹佛大學醫學院（Stanford University School of Medicine）的研究人員又發現一個新的荷爾蒙，稱為肥胖抑制素（obestatin）。

顧名思義，肥胖抑制素是另一種飢餓抑制劑，它跟飢餓素是由同一條基因進行編碼。這是為什麼當飢餓素的基因從老鼠身上移除，並不會減少他們進食：因為肥胖抑制素的製造也被關掉了。肥胖抑制素減緩食物從胃前進到小腸的速度，因此能讓胃的伸張狀態維持較久。當老鼠被注射肥胖抑制素，牠的食物攝取量減半，並在八天期間體重減少百分之二十。無疑地，還會出現更多研究，討論肥胖抑制素生產的效果可以如何達到最好。

這個解釋的目的，是為了凸顯有意識且不匆忙進食的重要性。當你吃東西慢下來，而且專心進食，會對各種告訴你停止進食的訊號變得敏感，也會更快偵測出這些訊息。你會發現比較容易注意到身體的改變，而且就是**知道**自己已經吃夠了。當你只吃到八分飽，用餐結束時會更加愉快。你會覺得很舒服，因為胃沒有被過度撐大。

假如你不確定是否飽足，就先停止進食，等個十五到二十分鐘。假如二十分鐘之後你仍然覺得餓，當然就是繼續吃，直到你的胸腔以下、胃部以上的地帶有溫暖、滿意的感覺為止。或者，你可能會意識到細微的飽足「讚嘆」聲。和凡事一樣，只要練習就會變得越來越容易，在一段短時間之後，會變成你的習慣。

重新訓練你自己辨識飽足訊號的一個方法，是蒙著眼睛進食！二〇〇三年一月號的《肥胖研究》（*Obesity Research*）期刊中，瑞典大學醫院（Sweden University Hospital）的科學家完成一項實驗，當他們蒙住受試者的眼睛，讓他們開始進食，直到飽了為止，這些人吃的比沒有蒙住眼睛時少了百分之二十四。研究人員提到蒙住眼睛用餐會吃得比較小口、吃得比較慢，每一口中間會暫停比較久，這是為了體驗他們正在吃什麼的非視覺回饋訊號。在測試他們的飽足程度時，這些人報告說，他們吃得少一點也一樣飽足。其實，他們甚至沒有意識到自己吃得比平常少，也沒有比預期的時間更早感覺餓。當你看不見自己吃什麼，就不會有視覺上的刺激，提醒你需要吃掉盤子上整盤食物，你會搜尋停止進食的內在線索。這是改變行為的絕佳練習，就像用輔助輪學騎腳踏車一樣。一旦你認出內在訊號的技能變得熟練，就可以拿掉眼罩（輔助輪）了。

自己嘗試以下的實驗。過去吃過的食物中，有哪些是你覺得一口氣吃太多的？不管是「適當的正餐，或是冰淇淋、巧克力、洋芋片或餅乾等慰藉食物都可以，下次你在吃特定的「爆量多」食物時，蒙住眼睛，專心體驗進食。就好像你是第一次品嘗這個食物，用這樣的心態進食，而且假裝你在評估自己是否喜歡這樣食物。把它當作真實的場合。你會發生什麼事？

假如你曾經有大吃大喝的傾向，蒙住眼睛，並讓自己享受這個體驗，而不是急急忙忙地進行，只為了取得短暫的「修復」或「達成」，或暴食已成為過去的放鬆感。蒙住眼睛大吃大喝，你會打斷過去所培養出支持暴食行為的神經迴路。只要做出一個改變，破壞大腦於暴食期間通常產生的訊號，就能揭開寶貴的洞察力，看到自己暴食的意義。它也會提升你的自我意識，並開始轉變圍繞著大吃大喝的行為。暴食會逐漸鬆開對你的控制，你會感覺自己的力量又回來了。

撇開大吃大喝不談，蒙住眼睛吃個幾餐，你會開始改變自己與食物的關係，並開始以一種更深、更滿足的方式欣賞這一切。

⊙如何在增加飽足感的同時，降低卡路里

神經系統瘦身跟卡路里計算無關。然而，攝入的卡路里若比消耗的多，會導致多餘的部分以脂肪形式儲存。當你著手開始出任務，卡路里會自己照顧自己。以下方法既可降低能量攝取，亦能增加飽足感。這是雙贏。

這裡有一些要素，可以較快提升飽足感，並維持較久時間。這些方法包括：

- 已經吃掉一大餐的表象。重要的是**感知**到的分量，而不是**實際**的分量。這會在下一個段落說明。

- 吃富含纖維的食物，換句話說就是植物性食物。
- 每一餐都要包含一些蛋白質（無需執迷這一點）。
- 吃自己喜歡的東西。
- 享受自己吃的東西。
- 每一口食物吞下去之前，至少咀嚼個二十次。一個世紀以前，人們每一口食物平均咀嚼二十五次，今天已經降到只剩下十次！咀嚼並放慢進食速度，讓訊號有時間從消化道抵達你的大腦，讓你知道自己已經吃夠了。
- 吃真正的食物：這部分會在任務六的時候討論。

⊙提高感知分量

很多年以前，我造訪一個有品味的城市：巴黎。一個芳香的下午，在人行道旁的咖啡館，我對我的服務生評論了餐點的精緻擺盤。他回覆說：「品嘗食物的第一步，是用眼睛去看。」

神經科學已經揭露我們對飽足的第一感覺，也是透過眼睛。假如你的餐點看起來很大一份，會比看起來一小份讓你更快感到飽足。你曾經到一家精緻的餐館吃飯，端來的巨大白色盤子上只放著一小塊肉佐幾片櫛瓜嗎？這是刻意製造的視覺的幻覺。你的眼睛會告訴大腦說這份食物很少，等一下甜點菜單送到你面前時，你就會這麼想：「我的主餐分量不多，所以應該可以吃甜點。」餐廳通常會故意這麼做，讓你花更多錢點其他餐點。假如食物改放在比較小的盤子上，你就會發現其實不算小份。下次你到精緻餐廳用餐時，觀察一下是不是這麼一回事。

你可以用以下幾種方式，把這個現象轉化成你的優勢：

- 不管你正在吃什麼，把食物放在比較小的碗裡或盤子上，盤子看起來就會是滿的。你的大腦就會認定，這份餐比你放在大盤子上、食物周邊空著的那份餐來得多。
- 當你把平常的分量減少到高達百分之二十，大腦都不會注意到。超過這個幅度時，你就會感覺到缺少某些東西。低於這個幅度的，就會逃過你的雷達，尤其當它放在小盤子上的話更是如此。所以，試著給自己比平常分量少百分之二十的食物，然後看看這是否足以讓你飽足。假如不夠的話，你隨時可以再回去吃多一點。這是決定你確實需要吃多少的好方法。開始少給自己百分之二十的食物，把這些食物鋪開在盤子上，看起來就會像是平常的分量。
- 以空氣和大量蔬菜膨脹你的食物。萵苣葉、高麗菜絲、鮮嫩的綠色葉菜跟聖女小番茄，都很適合用來膨脹你的餐點，而且不會增加任何卡路里。是的，甚至連番茄的卡路里都很少，但它的營養價值很高。

⊙為什麼人們在吃到飽自助餐廳多半會吃更多？

當然，我們想要物超所值。但即使這不在考量之內，我們多半也會在吃到飽的情境下吃比較多，因為提供的食物多樣化之故。在吃下一整盤的明蝦跟淡菜之後，你可能不會再想要吃更多海鮮了，這就是「特定感覺的飽足感」（sensory-specific satiety），意即不想要更多一樣的食物了。但你的胃口（與你的飢餓完全相反）在看到沙拉的時候會被再度激起，然後是千層麵，然後是烤肉，然後是甜點。每次看到不同種類的食物，你就會處於**認為**自己想要吃的風險之中。記住，飢餓不是思維，而是感覺。假如你慢慢吃、專心吃，並持續確認你是否已經八分飽，當停止進食的時間到了，你就會知道；即使你沒有每道菜都吃過也一樣。但我們常常因為對話而分心，以及因為其他人站起來取餐，而忘記自己吃飽了，結果吃了更多。假如這件事一年只發生個幾次，那又怎樣？只要再度回歸任務，藉著下一餐吃得比較少，就能補償這一餐的吃到飽；不是因為你在練習克制，而是因為在你身體需要更多燃料之前，你不會覺得餓。假如你在媽媽的生日宴上吃了超過八分飽的分量，是沒有「搞砸」任何事的。畢竟這種事一年只會發生一次，而且你會自動自發地在下一餐減少攝取量。

吃到飽餐廳確實是一個好地方，讓你練習吃自己喜歡的食物。請歡喜迎接這個機會，作為任務二的終極測試。甚至在你拿起盤子之前，可以對每一道菜進行偵察，享受這個視覺展示與混合的香氣。然後，自信地問你自己：「在我面前的所有選項，什麼才是我想要吃的？」假如你不確定的話，可以在**心理**上想像品嘗其中幾樣。然後拿好一次要吃的分量，慢慢享用，欣賞你所有的選擇。你可以隨時回去拿更多。然而，在你第二次（或第三次）站起來之前，問自己：「我是否享用了優雅充足的一餐？」按照這個方法，吃到飽餐廳變成對食物的自我察覺與賦權的完美訓練基地。假如學會在吃到飽餐廳帶著正念進食，你無論在何處都能懂得正念。

⊙ 如果我總是吃得下甜點呢？

這是「特定感覺的飽足感」的另一個例子。你已經吃夠了藜麥跟白花椰燉菜，但你不介意吃一點甜點。那就去吃吧，吃掉那片濃郁的黑巧克力，只是記得要真正地品嘗它。

假如你在一家餐廳，何不藉著這個機會，分享甜點給所有在座跟你一起用餐的人呢？吃甜點時要特別注意，因為研究發現，當人們學習正念進食時，他們總是會體驗到，甜點的第一口是最美味的。第二匙就微微地沒那麼讓人滿意，而之後的每一湯匙，喜悅的遞減就很明顯了。所以，何不點一份甜點讓全家人一起分享？每個人都輪流吃一口，再把盤子遞給下一個人。我收到有關這個方法的回饋意見，都是壓倒性的正面。人們報告說，他們本能上更加細細品味這道菜，因為知道自己不會吃到那麼多。很多家庭告訴我，這種方法能喚起笑聲、嬉戲以及真正的連結感。甜點升級為一種特別活動。

⊙ 如果我屬於「清盤俱樂部」的一員呢？

我也是在「清盤俱樂部」（Clean Plate Club，譯注：家長鼓勵孩子每餐飯都吃光，不把飯剩下來）會員家庭中長大的。我父母來自一個貧窮、飽經戰亂的國家，在那裡，「浪費食物是一種罪」。我奶奶講的話仍然在我耳邊迴盪，這使得我從來不浪費食物。但我已經學會，這不表示我必須吃光盤子上的每一樣食物。

有時候，我們出於單純的習慣，會吃完面前的每一樣東西。我們不去思考還有其他方法可以選擇。實際上，有很多選項，有限的只是我們的想像力。最明顯的矯正方式，是一開始取用的分量就比較少。你仍然可以煮一樣分量的東西，但不用一次吃完。任何剩菜都可以存放在冰箱，隔天再加熱或直接吃冷的。我熱愛剩菜，因為我隔天就不用準備那麼多餐點（我準備餐點的樂趣依舊不變）。你也可以把剩菜冰到冷凍庫，之後找一天再吃。

每次你盤子上裝了太多食物，比你需要的還多，就分一點到密封保鮮盒裡，下一餐再拿出來創意運用。它可以變成上班時的午餐，或是晚餐時的配菜。骨頭可以拿來熬煮成營養豐富的高湯，而蔬菜可以加進千層麵醬汁裡。到我的網站 www.winningatslimming.com/resources，可以找到一些降低食物浪費的小技巧、剩菜的創意運用，以及如何用骨頭熬成湯。

假如我在餐盤上留下很多醬汁，不要拿來塗麵包或拌飯，而是裝在密封容器裡，放到冰箱，隔天再拿出來拌入蒸好或炒好的菜（視醬汁而定）。買外帶餐也是同樣的作法，尤其是印度菜、巴基斯坦菜、喜馬拉雅菜、中國菜、馬來西亞菜、泰國菜或越南菜。它們的醬汁都很厲害，而且醬汁通常比肉或蔬菜來得多。我要不是第一天便加上我自己的清蒸蔬菜來「膨脹」分量，就是保留殘餘的醬汁，等著隔天加到肉類、魚類或蔬菜裡。

我去咖啡館或餐廳時，都會帶著容器，以免我餐點吃不完。大部分時候，餐廳會很樂意讓你把自己的剩菜帶回家。偶爾我會遇到以健康和安全為由，禁止將食物帶出餐廳。我尊重餐廳的考量，但是每一次我對浪費的厭惡還是勝過上面考量。在這種情況下，我會等到沒有人在看時，不顧一切地打包剩菜。我相信，這些食物不至於在你開車或踏著輕快的腳步走回家時就腐敗。

⊙ 關於剩菜的另一個案例

研究顯示，煮過過、冷藏過又重新加熱的千層麵，會轉變為「抗解澱粉」（resistant starch, RS），跟你煮熟後直接吃相比，升高的血糖值會減半。這意味著重新加熱的千層麵，其升糖指數（glycemic index, GI）[5]明顯降低，讓你保持較長時間的飽足、改善胰島素敏感度，以及讓你更健康。這是剩菜的一個重大勝利！甚至只是等千層麵冷卻，都會降低你分泌的胰島素總量，並減少你的血糖指數飆升。同樣的道理也適用於煮過、冷卻過又重新加熱的米飯跟馬鈴薯。所以，假如吃不完你的那份米飯或馬鈴薯，反而比較好。因此，壽司米的升糖指數比一碗剛煮好的白米來得低。

抗解澱粉指的是因無法消化而進入大腸的澱粉，它的作用就好像纖維一樣。千層麵、米飯、馬鈴薯裡的澱粉之所以難以消化，是因為它在煮沸並冷卻後變得較難溶解。

在你吃下一餐時，回想這句日本諺語：「裝滿的胃裡八分拿來供養一個人；其餘二分拿來供養醫生！」

---

5 升糖指數（glycemic index, GI）是一個數字，根據它們讓血糖升高的速度有多快，為碳水化合物分等。數字越低，血糖上升越慢，你在餐後維持飽足的時間就會變得較長。

開始行動

步驟 1
開始把你的湯盛在比較小的碗裡，以及把你的餐點放到比較小的盤子上。

步驟 2
你在家料理一餐時，進行這樣的實驗：把你平常的分量減少百分之二十，看看這個分量對你來說是否夠飽足。假如不夠飽足，可以回到多一點的分量。
假如你外食，也有個謹慎的方式可以達到那個效果，把你的餐點打包百分之二十到你帶來的容器，帶回家當作隔天的午餐。（我預測到這本書結束時，沒有讀者會想跟我出去吃晚餐。）

步驟 3
藉由加入任何無澱粉的蔬菜，像是綠色葉菜、青花椰菜、茴香、蘑菇跟櫛瓜，來膨脹你的餐點分量。

步驟 4
計算你每一口食物多半嚼多少次。假如少於二十次，試著去增加。

步驟 5
當你正在吃東西，根據下列的量表，決定你已吃了多飽：

飽足程度

一、感覺大約吃七分飽。

二、我享用了優雅充足的一餐（八分飽）。換句話說，我有著愉悅的飽足感。

三、我感覺完全飽了。

四、我感覺超級飽。

五、我整個吃撐了。

六、我想要吐了。

停止進食的理想時機，是到達第二程度。經過練習，你就會知道何時該停止進食。

步驟 6

假如你還沒有這麼做，請到我的網站 www.winningatslimming.com/resources，下載標題是「任務一：飢餓與飽足量表」（Mission 1: Hunger and Satiation Scale）的 PDF 檔。把它印出來，貼在你的冰箱上，當作每天的提醒。

步驟 7

好好準備幾個乾淨、密封、可冷凍的容器，包含各種形狀和大小，拿來存放剩菜。

任務

6

把餐點變成真食物

我有著最簡單的品味。
我總是滿足於最好的。

奧斯卡・王爾德（Oscar Wilde）

你的第六項任務，
如果你選擇接受的話，是：
把餐點變成真食物。
或者，一如我某位靜修參與者說的：
選擇真正的餐點，而不是快樂的餐點。
這是神經系統瘦身的第六個祕密。

任務六跟吃什麼有關。嗄？假如已經有〈任務二：吃你喜歡的東西，別吃不喜歡的東西〉了，為什麼這個任務又要討論吃什麼？因為壓倒性的混亂、矛盾和不斷變化的建議，使人們甚至不知道自己喜歡什麼！我有一個靜修的參與者，流著眼淚來找我，說：「請只要告訴我吃什麼就好！我不想再知道更多了。」

把餐點變成真食物，不是要告訴你吃什麼。在吃你喜歡吃的範圍內，**把餐點變成真食物**是要：

• 讓你認清我們所吃的很多東西都不符合食物的定義。
• 鼓勵你知道自己正在吃什麼；讓你了解超市架上所販售的包裝食品，其中百分之八十含有多少隱藏的添加糖分。
• 激勵你做出對你的最佳健康與瘦身有利的食物選擇。

這個星球上的每一種動物本能上都知道該吃什麼[6]。人類據說是所有動物裡最聰明的，然而，在吃什麼這件事情上，我們是唯一完全被搞得暈頭轉向的物種。

我們應該吃低脂、低碳水化合物、低鹽或低卡路里食物嗎？
高蛋白、高鹼性、高纖或高葉酸食物？
低膽固醇、低飽和脂肪、低多元不飽和脂肪酸 Omega-6 或低反式脂肪食物？
低升糖指數、非基因改造或富含抗氧化劑食物？
無糖、無小麥、無麩質或非乳製食品？
不含酵母、無農藥、無添加劑或不含防腐劑食物？
原始人飲食法、生機飲食、純素食或蔬食？
益生菌、大自然長壽飲食（macrobiotic diet）、有機或地中海飲食？
我們應該斷食、榨汁飲食、營養補充品或排毒飲食？
食品重組、食品加工、食品發酵，或是食品悲哀？
還有，我們需要知道我們的體型、血型、生化狀態或星座嗎？

你困惑嗎？也許只是一點點困惑？

不管你問誰這些問題，對方給你的答案都會不同。甚至從健康專業人士、營養學專家或熱門飲食法的解說專家身上，你也絕對不會拿到兩個一模一樣的答案。

難道我的很多病人和靜修參與者，假如沒有人給他們某種特定的飲食計畫，就不知道要從哪裡開始了嗎？那麼我給了他們什麼飲食計畫？首先，也是最重要的，我提醒他們，**頭五項任務是健康飲食的基礎**。當這頭五項任務變成你的預設模式，你自然會傾向吃**真正**的食物。我強調「真正」這個詞，是因為當今很多作為食物的東西，實際上並不符合食物的標準。所以，是什麼構成真正的食物？

食物的定義為可食用的物質，以能量或原物料的形式，提供我們營養上的支持，讓我們得以成長、修補與適當運作。很多所謂的「方便食品」、「加工食品」和「零食」，像是洋芋片（洋芋的含量通常很少，叫這個名字是不恰當的）、棒棒糖、市面販售（不是家庭自製）的餅乾跟糕點，甚至是很多早餐穀片，都會透過嚴重破壞胰島素輸出、打亂血糖控制、加速牙齒腐壞，以及促成全身性的發炎，**干擾**身體的充分運作。這不是我所謂的「提供身體營養上的支持」。這些高度加工的物質會造成破壞跟危險，而不能協助你生長與修補。

因此，任務六會提供簡單的指引，幫助你決定什麼是真正的食物，而什麼不是，讓你展開你的飲食冒險。

〈把餐點變成真食物〉緊接在任務一到五之後，因為**你如何吃比你吃什麼來得重要**。以下是兩個關鍵原因：

1　你如何吃最終決定你吃**什麼**。

2　你如何吃能讓你與身體培養出一種尊重、滋養的關係，因此你想給它最好的營養。你不需要抗拒垃圾食物，因為打從一開始你就不想吃它。

「如何」意味著：餓的時候吃、吃你真正喜歡吃的、正念進食、享受你正在吃的東西，以及在你飽足時就別再吃。當你跟隨這些任務，自然會吸引你去吃真正的食物，這些食物營養、有益健康，並適合你的生物學。你不需要讀以下的指南。假如你目前迷上了高糖、高脂與高鹽食物，你的口味會隨著吃得更緩慢和更留意而改變，你會自然斷絕那些食物。你不需要馬上全面大改你的所有飲食。你是可以這麼做，假如那是你想要的。但當你持續聚焦在怎麼進食，就能讓身體自然改變它的偏好。有一天，你會突然發現自己不再渴望那些不會提升你最佳健康狀態的垃圾食物。你不會想要吃它。而且，當你在情人節當天拿到手作巧克力，只要吃小小一片就滿足了。

要任何七歲小孩說五種健康的食物，他們會毫不猶豫地告訴你：青花椰菜、豆子、蘋果、胡蘿蔔和菠菜。或者問你曾祖母，她會回答：粥、蛋、肝、豌豆和南瓜（大部分來自她的花園或雞籠）。

所以，為什麼我們其他人會這麼掙扎？因為我們不再就食物本身來思考了。我們的思考方向轉向脂肪、碳水化合物、蛋白質、麩質、抗氧化劑、卡路里和其他大量營養成分。它們大部分都是你曾祖母沒聽過的東西，但她仍然有辦法準備營養的餐點。

每一種大自然所供應的食物都有自己獨特的營養履歷，為我們提供獨特的好處。讓我們保持健康的，不在於食物的個別組成成分，而在於食物本身，也就是每一種食物裡的營養素，都以特定組合和比例包裝在一起。大自然已經做好它的工作，製造出各種各樣營養豐富的食物給我們了。看看這世界上任何地方的傳統飲食，你會看見人類能透過許多極度不同的食物與進食風格，達到結實的健康。傳統的日本人、地中海居民、薩丁尼亞島人、衣索比亞人、非洲馬賽族（Maasai）和住在北極的人，都以他們的低心臟疾病與癌症發生率、低到微不足道的肥胖率以及讓人嫉妒的長壽而聞名於世。

傳統的日本飲食（沖繩目前保持全球最長壽紀錄），是以米飯、蔬菜、海鮮、大豆和魚為基礎。地中海式飲食強調蔬菜、水果、豆莢、橄欖油、全穀物、魚，以及少量的肉跟乳製品。薩丁尼亞島飲食的特點是蠶豆、杏仁、榛果、小麥麵包、活蛆乳酪（編按：一種刻意加入蛆幫助發酵的羊奶乳酪）和顏色非常沉的紅酒。（據信起司能誘發好的腸道菌群。）伊索比亞人飲食著重於根莖類蔬菜、豆類和扁豆，以及非常少量的肉和乳製品。相反地，肯亞的馬賽族人以肉、家畜的血跟奶為糧食，而北極的伊努特人（Inuit）吃好幾加侖的鯨脂！所有這些傳統飲食，都能促成良好的健康狀態以及精瘦的身體；是的，甚至連吃鯨脂都有這樣的效用！

我們可以從這裡學到什麼？

- 沒有任何一種飲食法是最理想的。你的生物學、價值觀、文化教養、個人偏好與居住地點，都扮演重要角色，全都值得尊重。

- 這群人有一個共通點，就是他們都吃真正的食物。

真正的食物是盡可能接近天然的食物。是你能找到的新鮮、在地、時令與未加工的食物。真食物促進健康，非真食物危害健康。所以，讓我們仔細看看真食物的標準。

⊙ 真食物判斷標準

- 曾經是活體的食物，例如，蔬菜、水果、堅果、種子與肉。
- 會腐壞的食物，例如，上述提到的食物，再加上牛奶、優格、起司、蛋、豆腐與天貝。
- 有自己天然的顏色，而不是以人工上色的食物。
- 食物包含的成分，都是你唸得出來的。
- 食物包含的成分，都是你可以想見的。你能夠想像己酸烯丙酯（allyl hexanoate）[7]看起來像什麼嗎？我也想像不出來。
- 食物包含的成分，都是你可以自行料理的。
- 食物包含的成分，名稱**不是**數字；例如，乳化劑 471（emulsifier 471）[8]。
- **不含**高果糖玉米糖漿的食物。
- **不含**反式脂肪、氫化植物油或免調溫巧克力（compound chocolate）[9]。
- 食物中的**添加**糖**不是**前三大主要成分。
- **不含**人工、化學甜味劑。
- 不**會**附贈玩具的食物。

- **不會**找卡通人物為它廣告的食物。
- 你**不能**在車裡面吃的食物。
- **不是**高速公路服務站或加油站販售的食物。
- 在你吞下去之前，需要咀嚼超過十五次的食物。速食漢堡跟甜甜圈經過巧妙處理，在你嘴裡咀嚼不超過十次就會融化，你才可以吃得比較快，也可以吃更多。
- 你的曾祖母，或至少是某人的曾祖母會認為是食物的食物。你的曾祖母也許不會知道什麼是裙帶菜（wakame，可食用的海藻），但日本老奶奶一定會知道。

⊙ 真食物範例

- 傳統的家庭料理餐點：我們在用餐時，不會單獨吃一種特定的食物。傳統文化知道如何組合他們的食物，從中取得這些食物的最佳營養價值。例如，纖維、乳製品和酸，可降低澱粉的升糖指數（GI）。把番茄醬加在義大利千層麵上，或把醋加進壽司米，身體為回應澱粉而預期增加的血液葡萄糖指數就會大幅降低。醃菜是另一種降低餐點的升糖指數的方法。傳統上壽司都會配著漬物來吃，現在已經發現它可以降低白米飯的升糖指數百分之二十五。就好的營養而言，傳統文化知道他們在做什麼。
- 新鮮無澱粉蔬菜：例如，苜蓿、朝鮮薊、蘆筍、竹筍、甜菜根、白菜、青花椰菜、球芽甘藍、胡蘿蔔、白花椰菜、高麗菜、辣椒、芹菜、茄子、茴香、羽衣甘藍、萵苣、蕈菇、秋葵、洋蔥、蘿蔔、芝麻菜、菠菜、南瓜、菱角與櫛瓜。這些珍品都是低碳水化合物、低卡路里、高纖維、高水含量與高營養食品。

- 新鮮的含澱粉蔬菜：例如，玉米、紅薯（番薯）、歐洲防風草、馬鈴薯、南瓜、蕪菁與山藥。儘管由於它們的碳水化合物含量較高，而經常被妖魔化，但這些含澱粉的蔬菜也富含營養，是維他命、礦物質跟纖維極好的來源。跟不含澱粉的蔬菜相比，它們有更多高熱量，所以你不需要吃多就能飽足。吃它們的皮，可以增加纖維跟營養。
- 罐頭或冷凍蔬菜，必要的話：但先讀一下標籤，確保沒有滿滿的添加糖、鹽和防腐劑。
- 新鮮水果：即使水果含果糖，但它伴隨的纖維會減緩糖分吸收，讓它變得無害。水果充滿維他命、礦物質和水。假如吃太多水果的話，腸子很快就會告訴你，你會感覺腫腫的，然後發現自己一直跑廁所。真食物有自己的內建機制不讓我們吃太多。只要有一點點削弱真食物的機制，例如，變成乾燥水果（移除水分）或果汁（移除纖維），過量攝取的可能性就會增加，而營養價值就會減少。假如你到森林健行，需要濃縮的能量來源支持你前進，乾燥水果就很適合。但假如你一天坐在辦公桌前八小時，拿乾燥水果乾當點心，就可能攝取超過需要的卡路里。
- 豆莢與豆子：豆莢是有莢子的植物，豆子是它們裡面的可食用種子，例如，豆子、雞豆（鷹嘴豆）、扁豆、花生、豌豆及大豆（豆腐、天貝）。
- 生的、無鹽的堅果與種子。
- 香草與香料。

- 全穀物（whole grain）：如（請在下列項目加上「全」），大麥、蕎麥、碎小麥（把小麥磨碎）、二粒小麥、小米、燕麥、藜麥、高粱和小麥。另外還有糙米和野生稻米（wild rice）。
- 魚跟海鮮，包括海藻：世界各地的魚產跟魚製品都含有不同含量的重金屬，特別是汞。一般來說，魚的體型越大、壽命越長，汞含量也較高。因此，我會限制自己對鯊魚、箭魚與大西洋馬鮫（king mackerel）的攝取，一年不要超過幾次。汞含量最低的魚和海鮮包括：鮭魚、沙丁魚、鯷魚、吳郭魚、烏賊、蛤蜊、扇貝、蝦與牡蠣。直到我聽到相反的證據，我都會很高興地一週吃幾次歸類在後者中的魚類。
- 無荷爾蒙的肉，或者，野生的肉更好。在牛肉的選擇方面，以草飼養的牛為佳。
- 雞與蛋：放養且無荷爾蒙。
- 油：例如，橄欖油、椰子油、酪梨油與夏威夷果油。
- 乳製品：假如你想吃優格，選擇天然無糖的那種。你可以隨自己喜好加上新鮮水果。如果依品牌來選擇，優格的範圍很廣，從極好的真食物，到沒比一袋棒棒糖好到哪裡去的都有。製造優格的唯一必要成分，就是牛奶跟細菌（稱為「培養菌」），任何其他成分都會降低它的營養價值。
- 假如你負擔得起，請吃有機食物。

這份真食物的列表一點也不詳盡。運用之前表列的標準，針對什麼是是真正的食物、什麼只是冒充成食物，自己做決定。最重要的是盡可能避免吃加工食品，盡可能自己料理，盡可能自己種植需要的食材。盡可能經常造訪農夫市集。

⊙加工食品的問題

加工食品是生產時經化學及／或機械處理過的可食用物質，多半會移除纖維，並添加糖、脂肪、鹽、調味料、防腐劑、色素和其他人工物質。加工食品可能是以真食物為原料，也可能不是。然而，到了它們已經包裝成盒子、罐頭、冷凍或真空密封的時候，很多營養價值都已經遺失或被移除了。這是一個廣泛的定義，當然也有例外。

不是所有的加工形式都會危害健康。加工處理能延長保存期限，並除去有害細菌。會影響健康的部分在於**程度**，即這些食物距離它的天然狀態、被移除的纖維量，以及添加的糖、脂肪、鹽和人造物質的量有多少。關鍵是去閱讀標籤，並根據上述的真食物列表，做出明智的選擇。標籤上的成分表越長，就越有可能是加工食品。

嚴格來說，料理可歸類為加工處理的一種形式，但「加工食品」這個詞不是這樣用的。料理可以分解纖維素（cellulose，否則無法消化），並增加特定植物營養素（phytonutrient）的生物有效性。番茄經過料理後營養價值更高，就是如此。

當高度加工食品從飲食中消除時，許多關於食物的爭議就會消失。

- 加工食品是大部分添加糖的來源，那通常是導致第二型糖尿病、脂肪肝、代謝症候群、內臟脂肪囤積和全身性發炎的原因。
- 加工食品是大部分不健康脂肪的來源，那會造成動脈阻塞，引發心臟病發作或中風。
- 加工食品是大部分添加鹽或鈉的來源，那會引發高血壓。

• 加工食品是很多化學物質跟添加物的來源，那會讓人悶悶不樂和昏昏欲睡。
• 加工食品是糖分和脂肪組合添加物的來源，那會劫持大腦的獎勵中心，產生更多想要相同產品的渴望。
• 加工食品的纖維含量多半遠少於真正的食物。纖維會促進飽足感，也是讓腸道機能健康、血糖指數保持標準的不可或缺要素。

當我們從飲食中移除加工食品，就一舉移除了許多健康問題。

⊙ 準備真食物

現在，你的食品儲藏室裡已經放了許多真食物供你選擇，那麼你該怎麼處理它們？

• 做沙拉、煮湯、拌炒或燉煮，這些不需要花太多時間。
• 學習用蒸、煨、燙、水煮、烤、烘焙與炙燒的方式。
• 學習運用各種方式料理蛋。蛋的做法極為多元，可以做白煮蛋、水煮蛋、炒蛋，也可以用來做歐姆蛋、蛋餅、蛋捲和蔬菜烘蛋。
• 用天然的無雜質燕麥製作麥片粥，而不是用「即食燕麥片」。
• 用全穀物、堅果與種子創造自己的天然什錦穀物早餐。可添加少量的果乾，或是假如你想要一點點甜味的話，加一滴蜂蜜。
• 假如你不知道該怎麼處理某些食材，上網搜尋「胡蘿蔔、白花椰與櫛瓜食譜」，很快就會找到一大堆相關的創意料理。

• 學習如何用醋、油、檸檬汁、香草與香料做多種組合，製作簡單的沙拉醬。再說一次，谷歌（Google）大廚會對你很有幫助。

假如你想要吃素，就吃素吧；假如你喜歡享用地中海式飲食，就揮灑你的橄欖油和豆類吧；假如你偏愛吃肉和綠色葉菜，試試一些原始人食譜（要記住，原始人飲食法有各種不同的解釋，所以甚至連這個也會讓人感到困惑）；假如你喜愛祖母的家常料理，就照著做出她最愛的料理；假如你喜歡斷食的點子，就在你的生活中安排幾天斷食日。假如你仍然不知道從何處開始，就跟著接下來「開始行動」的步驟進行吧。

一旦開始，大部分的人都會說「吃得好並準備營養的餐點，不如我想像中的那麼難嘛」。

開始行動

步驟 1

任務一到五之所以放在任務六前面，因為當你掌握了頭五項任務，第六項就會變得很自然。以下的步驟將帶著你逐漸偏向選擇健康的食物。

6 唯一會過重的動物，是人類養的貓狗。

7 己酸烯丙酯是用來製作棒棒糖、果凍和其他市面販售甜品的化學物質，目的是讓它們有鳳梨的味道。

8 乳化劑 471 是一種合成脂肪，用來穩定混合物，否則這些成分會分散，無法凝聚。

9 免調溫巧克力又稱合成巧克力，可可的含量少，多是糖與劣質脂肪，而高品質的巧克力則不一樣，可可會是主要的成分。

步驟 2

在你的冰箱和食物儲藏箱囤一些你喜歡吃、也容易準備的新鮮水果跟蔬菜。每一餐都以放上大量不同顏色的蔬菜到盤子上為目標。每一種不同顏色多半反映出不同的營養組合。增加你的蔬菜攝取量是改善健康最簡單且最有效的方法。

步驟 3

找出離你最近的種植者、農夫或水果生產市場。你能每週安排固定的造訪時間，或是至少每個月去一次嗎？你能開始自己種植一些香草或蔬菜嗎？甚至只要自己種植一種食材，都可以為你帶來大量喜悅、滿足與自我滋養感。

步驟 4

選擇你偏愛的蛋白質來源，並嘗試在每一餐納入一些，即同時遵循〈任務二：吃你喜歡的東西，別吃不喜歡的東西〉的原則。要找富含蛋白質的食物，可上網搜尋：www.winningatslimming.com/resources。

步驟 5

從「真食物範例」中的眾多不同食物裡，挑選你喜歡吃的。這是完整補充的巨量營養素（macronutrient）與微量營養素（micronutrient）的最好方式，而它們是你身體達到最佳機能的必需品。這也意味著你不太可能在任何東西上服用過量。

步驟 6

學習基本的食物處理技能：可以參考前面「準備真食物」段落的建議。你可以上網問谷歌（Google）大神、從書中學習或報名烹飪課。何不把它變成一種社交活動，跟朋友一起參加烹飪課呢？或者，拜託喜歡下廚的朋友教你。

準備真食物不太花時間，也不困難。只要製作一個簡單、美味又營養的沙拉，或是做一頓令人滿足的真正餐點就可以，只要你事先計畫、將它納入日常例行工作，就可以與你的日常生活無縫接軌。準備真食物變成一個正面習慣，而你在經過練習與經驗累積之後，你會變得更上手。這也會讓你在外食時，變得更有選擇能力跟鑑賞力。

步驟 7

每次去採購時，別忘了閱讀食物上的標籤。隨身帶著真食物判斷標準的清單，直到你完全記得為止。你可以上網下載清單：www.winningatslimming.com/resources。

步驟 8

擴充你的食物品項，試著吃和煮你之前從未吃過的食物。

步驟 9

當你外食，也要繼續遵循〈任務六：把餐點變成真食物〉的方法。很多咖啡廳或餐廳都有提供極好的真食物選項。

步驟 10

當你想吃自己最愛的甜點，不管是冰淇淋或巧克力，都要選擇你所能找到品質最好的、最美味的品項，這值得你花時間去尋找。真正去品味它。你會發現，假如它不是碰不得的，就不會是你經常渴望的東西，而當你擁有它，就會更加享受。

任務

7

開喝之前想一想

軟性飲料不會成癮。我知道，
因為從我有記憶以來，一直都在喝。

伊利亞・帕波維克（Ilija Popovic）

你的第七項任務，
如果你選擇接受的話，是：
開喝之前想一想。
這是神經系統瘦身的第七個祕密。

你知道自己正在喝什麼嗎？隱藏卡路里？隱藏糖分？隱藏咖啡因、隱藏酸度、隱藏添加物？或者，有些飲料有附上營養標示，其實沒隱藏什麼，雖然大部分時候它們用**營養**這個詞，真有點諷刺。例如，一個三百七十五毫升（十二．七盎司）的罐裝可口可樂，有十茶匙的糖、四十五毫克的咖啡因、一百五十卡路里和等同於醋的酸度（PH值二．五三），營養價值是零。

當我們以液體的形式吸收卡路里，像是汽水可樂跟無果肉的水果飲料（與精力湯剛好相反），大腦不會接收到要你停止攝取的訊息，而我們在經由食物攝取相同的卡路里時，是會接到訊號的。因此，「喝到過量」比吃到過量來得容易，因為我們從等量的卡路里中，卻沒有得到足夠的飽足感。

有沒有可能還沒把食物算進去，就已喝進每日所需卡路里一半以上？不可能嗎？**再想一想**。

瑪莉開始每天早上喝一杯新鮮現榨（無添加糖）柳橙汁（三百七十五毫升，等於一百七十卡路里）。在去上班的路上，她會買一杯加了全脂牛奶的拿鐵咖啡（二百五十毫升，等於一百七十卡路里，跟柳橙汁一樣）。在上午十點左右，她從辦公室的販賣機買了五百毫升的瓶裝黑醋栗飲品（二百一十五卡路里）。午餐的時候，她喝了一瓶甜的冰茶（一瓶五百毫升，等於一百八十卡路里）配著沙拉吃，而且啜飲了整個下午。下午三點鐘，她需要提神飲料，所以就點了一杯小白咖啡（flat white，即馥列白；二百五十毫升，等於一百七十卡路里）。在她工作結束返家時，喝了一杯白酒放鬆一下（一百五十毫升，等於一百二十五卡路里），接下來，再喝一杯（一百二十五卡路里）當晚餐佐酒。她甚至沒有喝任何汽水類，就已經喝掉一千一百五十五卡路里的飲料，這已經超過非運動員的女性每天的卡路里攝取量。上面的數字只是大略給的，但意思你是明白的。

任務七邀請你在**開喝之前想一想**，就會對自己喝的飲料做出明智的選擇。和食物一樣，個人對不同飲料的反應極為不同，而且會隨著年紀增長而改變。有些人在喝完一杯咖啡之後會緊張不安，然而，也有人可以在睡前喝兩杯，而且照樣睡得很熟。有些人喝一點喝醉，然而，也有人「酒量好」。但是後者的情況其實是危險的，酒精耐受度高的人，長期下來造成酒精依賴的風險更高。

以下簡單描述幾種常見的飲料，提供你一些思考糧食（food for thought），這是雙關意義。

⊙ 水

- 水沒有卡路里，是大自然的解渴方式。
- 你口渴時要喝水。
- 假如你認為自己可能口渴，但不確定時，要喝水。
- 假如你認為自己可能餓了，但不確定時，要喝水。然後等個十五分鐘，看你的「飢餓感」消失了沒有。
- 沒有科學研究說明每天需要喝多少公升的水。有很多坊間的報導說一天需要喝兩公升的水，但，就跟食物一樣，讓身體來引導你吧：假如你的尿液暗沉且濃度高（而你最近並沒有吃甜菜根），可能就是一個要你多喝水的指示。假如你的尿液常常是淡色的（而你沒有未確診的糖尿病），可能就是喝了適量的水。
- 有可能但極罕見會發生喝太多水這件事。
- 加入一小片檸檬、黃瓜或香瓜，可以讓水變得更好喝。也可以試試其他新鮮水果片。

⊙ 固定喝軟性飲料不叫做「飲食」（添加人工甜味劑）多樣化

德國哲學家尼采（Friedrich Nietzsche）寫過這麼通透的一段話：「所有事情都是被解釋的對象。不管盛行一時的是哪個解釋，它的功能都是力量，而不是真相。」汽水產業就是這句話的重要例證。儘管壓倒性的證據都說汽水類飲料就是肥胖的最大單一因素，汽水廠商都公開否認。當普立茲獎得主、調查記者麥可．摩斯（Michael Moss）採訪世界上最大的食品與飲料公司執行長時，他們承認花了好幾十億美元行銷不健康的產品，而且讓利益凌駕眾人之上。令人震驚的細節謹慎地記錄在他傑出且令人愛不釋手的新書《鹽、糖、脂肪》（*Salt Sugar Fat*）裡。

可口可樂前任北美與南美地區總裁傑佛瑞．杜恩（Jeffrey Dunn）在去了一趟巴西旅行之後，就跟公司辭職，因為在那裡，他的良心終於戰勝自己。當他看見公司的行銷戰術如何鼓勵易受影響的兒童變成可樂成癮者，他就不再能為公司工作了。

可口可樂執行長沒有說到顧客，他們用了成癮這個說法。「習慣」一天喝兩罐以上了人被歸為「重度使用者」。你、你的伴侶或你的孩子，是「重度使用者」嗎？

無法理解的是，為什麼軟性飲料產業在被連結到內臟脂肪囤積、第二型糖尿病、胰臟癌、骨密度降低、營養不良、蛀牙、專注力失調、過動症、昏睡、情緒波動、思維混亂與無法專心，且不管小孩或大人都有這方面問題時，仍持續聲明軟性飲料是無害的。二〇〇三年的一項研究，說明兒童拿碳酸飲料跟含糖零嘴當早餐，在記憶力以及在早上十點鐘左右的注意力表現測試中，呈現七十歲老人的水準。甜甜的碳酸飲料會導致大腦不清楚。

大量的軟性飲料攝取也與維他命A跟C、葉酸、鈣與鎂的攝取變少相關聯。汽水可樂最好的用處是拿來清除掉木頭表面的黴菌，灑一點在想清潔的物體表面，等三十秒再把它沖乾淨。不要放太久，因為可能會開始腐蝕木頭。

我竟然必須說**汽水就是新的香菸**：既傷身又會成癮，而且製造商都想加以掩蓋。抽菸沒有安全值可言，你抽的每一根菸都會造成傷害。汽水可樂也是一樣，沒有汽水的安全攝取量。二〇一三年在歐洲期刊《糖尿病學》（*Diabetologia*）所發表的研究，揭露一天喝一罐容量三百四十毫升的軟性飲料的人，罹患第二型糖尿病的風險，比一個月喝一罐以下的人少百分之二十二。《美國醫學學會期刊》（*The Journal of the American Medical Association*）在二〇〇三年報告說，一天一罐軟性飲料，一年會增加六·七五公斤（十五磅）的體脂。而且，如同吸到二手菸就會有不良影響，在其他人面前喝軟性飲料也是一樣。兒童看著成年人，會下意識地模仿他們。他們接收到的訊息，就是汽水可樂沒問題。越多人喝，它帶給每一個人的虛假安全感就越大。假如你周圍的人都這樣做，這件事應該沒那麼糟吧。**再想一想**。就你的影響範圍，你可能是池中的一顆小卵石。當你不再喝含糖飲料，其他人可能會注意到，並問你為什麼。即使他們不會馬上這麼做，你仍然開啟了一場對話，並種下一顆種子。

⊙「飲食」或有添加人工甜味劑的軟性飲料

那麼，添加人工甜味劑的汽水可樂如何？它們對健康比較好嗎？並沒有。一項調查超過九千五百名成年人的美國研究發現，喝無糖軟性飲料也與代謝症候群有關聯。在經過九年的研究之後，幾乎有百分之四十的受試者出現三種或以上的代謝症候群指標。

二〇〇九年四月，一項刊載於《糖尿病照護》（*Diabetes Care*）的研究顯示，每天飲用無糖軟性飲料的人，罹患第二型糖尿病的風險提高百分之六十七。

更近一點的研究，發表在二〇一五年三月的《美國老年病學會期刊》（*Journal of the American Geriatrics Society*）研究顯示攝取無糖汽水與腹部肥胖之間，存在明顯的劑量反應關係（dose-response relationship）。參與這項研究的是七百四十九名墨西哥裔美國人與歐洲裔美國人，年齡在六十五歲以上，研究對他們進行了超過九年的追蹤。當時喝無糖汽水的人，增加的腹部脂肪幾乎是不喝無糖汽水的人的三倍。不喝無糖汽水的人，腰圍增加了〇．八英寸（兩公分），偶爾喝的人增加一．八三英寸（四．七公分），每天喝的人增加了三．一六英寸（八公分）。

人工甜味劑不會貢獻卡路里，因為身體不能消化它們。所以，它們如何導致體重增加跟糖尿病？二〇一三年，以色列魏茲曼恩科學研究所（Weizmann Institute of Science）開始回答這個問題。他們在老鼠喝的水裡面添加了糖精、蔗糖素或阿斯巴甜（aspartame）。十一個星期之後，老鼠出現葡萄糖失耐與胰島素阻抗的跡象。機制在於腸道細菌的改變。人工甜味劑造成腸道中幾種不同形態細菌的增生，這幾種細菌在過去的人類實驗身上已經證明與肥胖有關聯。當科學家從攝取糖精的老鼠身上，把腸道細菌移植到健康老鼠身上，健康老鼠也得了葡萄糖失耐。給老鼠抗生素消除這些細菌，竟治癒牠們的葡萄糖失耐！腸道細菌的數目占人體細胞超過百分之九十，它們需要受到尊重。

二〇〇八年二月出版的《行為神經科學》（*Behavioral Neuroscience*）期刊發表了另一篇研究，是印地安納州普渡大學（Purdue University）所進行的有關糖精跟老鼠的實驗。老鼠不是被餵食添加葡萄糖的優格，就是添加糖精的優格。然後，再餵牠們平常的食物。那些吃到添加糖精優格的老鼠，整體吃得比較多，脂肪也增加了！牠們對進食的產熱反應也變得遲鈍，換句話說，牠們在消化過程中消耗的卡路里較少。

此外，無糖軟性飲料與蛀牙是有關聯的（特別是嘴裡的唾液分泌不足，與口渴時的情況一樣），也與牙齦炎、骨質疏鬆和經前症候群有關。英國雪菲爾德大學（University of Sheffield）的研究也提出對苯甲酸鈉（E211）的安全顧慮，這種防腐劑常見於芬達、雪碧和百事可樂極度（Pepsi Max）。分子生物學及生物工程學教授彼得・派波爾（Peter W. Piper）發現，苯甲酸鈉會傷害粒線體DNA（mitochondrial DNA），最終可能導致肝硬化，以及像是帕金森氏症之類的退化性疾病。

關於人工甜味劑令人擔憂的研究還有很多，未來更會出現更多。重點是：你真的想要喝由磷、磷酸、咖啡因、納、人工色素、香料、防腐劑與營養消耗添加劑的奇怪混合物嗎？好消息是，戒掉超甜汽水的人報告說，過了一段時間後，他們就不再想念這種飲料了。其實，他們很快就發現那些飲料太甜，而且會讓他們生病。

⊙ 酒精

免責聲明：我不能喝任何含酒精飲料，因為我一出生就患有醛去氫酶不足症（aldehyde dehydrogenase deficiency），醛去氫酶是負責分解酒精裡有毒元素的肝酵素。這種病症在歐洲人身上很罕見，所以我猜我運氣好吧。或者是運氣不好。我只要喝幾口就會噁心跟嘔吐。以下我們客觀地說明一些與內臟脂肪相關的酒精作用。

一公克的酒精供給七卡路里熱量與零營養。相較之下，一公克的蛋白質供給四卡路里熱量，一公克碳水化合物產出四卡路里，一公克脂肪供給九卡路里熱量。很多含酒精飲料也含碳水化合物，因此會增加它們的卡路里含量。然而，造成脂肪增加的不只是酒精裡的卡路里。因為人體不能儲存酒精，所以會立刻代謝成兩種副產品：乙醛（acetaldehyde）跟醋酸鹽（acetate）。身體想要盡快擺脫這些代謝物，所以會運用它們當燃料，從而降低脂肪燃燒。這意味著此時你吃進任何東西，都會以脂肪的形式儲存起來，直到來自酒精的卡路里用完。

另一個為人熟知的酒精效應，是它會降低**開喝之前想一想**的能力。幾杯下肚我們就很難保持警醒了。當你要從事任何需要腦筋靈敏的活動，假如在活動開始前的二十四小時避開酒精，就會表現得比較好。長期下來，一週飲用超過十四標準杯[10]（平均一天兩杯）的人，跟每天喝少於一杯的人相比，腦容量會顯著縮小。還有一個直接的劑量依賴（dose-dependent，即劑量與效果成正相關）關係：你喝得越多，腦容量縮水越多。大腦縮水最嚴重的部位是前額葉皮質，那裡是負責高階認知功能的位置。前額葉皮質的易縮小性，會隨著年齡增長而增加。

對攝取等量酒精時，女性經驗到的大腦縮水比男性更多，女性只要一天飲用超過一標準杯，罹患乳癌的風險就比滴酒不沾的人高出百分之二十四。二〇〇九年，新南威爾斯癌症學會（NSW Cancer Institue）把百分之十二的乳癌成因歸結為飲酒過度。女性飲酒的安全劑量是每週十標準杯。

酒精會誘發多少程度大腦損傷的最大決定因素，是一次所喝下的最大量，以及多久喝一次這種量。規律性的狂飲是你對健康所做過最糟糕的事情之一。西方國家罹患失智症的案例中，有超過百分之四與長期酒精濫用有關。

很多研究都描述過一項葡萄酒的好處，就是它能降低血液中的三酸甘油酯指數，並減少心臟病風險。這些研究的觀察對象，大部分是喝紅酒且搭配高纖地中海飲食的人。所以，務必在晚餐時享用你的紅酒以及好好品嘗每一小口。我會擔任指定駕駛。

⊙ 果汁

吃水果和喝果汁有很大的不同。首先，移除纖維會導致我們攝取過多卡路里，而且我們吃進去的只剩下糖、水以及一些（但不是全部）維他命和礦物質。你能一口氣吃四顆蘋果嗎？可能不行。但是打成果汁你可以很容易喝掉它們。其次，肝會接收到大量的果糖，需要它馬上處理。這種對肝的攻擊，會增加肥胖、脂肪肝和代謝症候群的風險。

如果是把整顆水果丟進攪拌器做成果昔呢？可惜，當水果一被攪成泥狀，不可溶性纖維會遭到破壞，而果糖直達肝臟的速度就會跟纖維被移走一樣快。水果也包含可溶性纖維，會加速食物通過腸道，保持規律排便。攪拌比打成汁好那麼一點的地方，是攪拌會保留可溶性纖維以及較多維他命跟礦物質。然而，吃水果仍然是目前比較好的選項。蔬菜汁的含糖量比果汁來得少，但，再問一次，為什麼不直接吃這些蔬菜就好？

⊙ 果汁飲料

果汁飲料是典型騙人的飲料，因為它們號稱以水果為基底或甚至號稱健康作為賣點，但通常是大量以糖為基底，而且只比軟性飲料好一點點。關鍵是去閱讀標籤，知道你喝下了什麼。它們大部分是沒有營養價值的，我們最好不要再喝它們了。

⊙ 運動飲料

運動飲料是給大量運動的人喝的。或者，是給馬拉松跑者喝的，因為他們需要在那麼長的距離中保持能量水準。運動飲料通常有高含量的糖及卡路里，所以不是設計給觀眾喝的。甚至連在健身房經過嚴酷的訓練，也未必需要喝運動飲料。你會發現你只是把汗水替換成糖而已。

假如你正在舉重，想要更快練出更多肌肉，在你鍛鍊之後最好的飲料，是無糖、無調味的脫脂牛奶。不要黃豆，不要杏仁，就只要乳牛。《美國臨床營養學期刊》（*American Journal of Clinical Nutrition*）二〇〇七年四月號，有一項針對男性、為期十週的研究，發現在每一項鍛鍊之後喝兩杯脫脂牛奶，增加的肌肉量是喝含等量蛋白質豆漿的兩倍。二〇一〇年六月，在《運動與體育的醫學及科學》（*Medicine and Science in Sports and Exercise*）期刊有個類似的研究，測試兩組女性，她們一週五天、每天重訓一小時。一組在重訓結束之後，喝一公升的脫脂牛奶，而另一組喝含糖飲料。喝牛奶的那一組增加的肌肉量，是喝含糖飲料組的兩倍，而且她們變得更強壯，也甩掉了脂肪。

開始行動

步驟 1 計算你從飲料中攝取多少卡路里。哪些飲料是你不喝也沒關係的？把這些飲料換成水。

10　一標準杯是十公克酒精或一百毫升葡萄酒。

步驟 2

你如何能從飲食中排除軟性飲料，不管是一般飲料或添加人工甜味劑的？設計你的個人行動計畫。有些人喜歡「說改就改」（go "cold turkey"，譯注：字面直譯的「冷火雞」，是不用加熱就可以即食的肉品，引申為立即改掉某個習慣，不需要緩衝期），而有些人偏愛循序漸進的方法。如果採取循序漸進的方法，你可能會決定每一週減少非常少的量。假如得花上你好幾個月的時間，才能讓軟性飲料的攝取量降到零，也沒有關係。這是你能為整個身體和大腦幫上的最大一個忙。用水替換掉任何移除的飲料，你就不會老是這麼渴了。

步驟 3

你如何能從飲食中排除其他含糖飲料，包括果汁和果昔？果汁要淡化，所以，第一步，你要加大量的冰塊。當你習慣輕微淡化的版本，可以倒平常飲用量的四分之一到另一個瓶子裡，並把這四分之一用水來取代。當你習慣這個進一步的淡化版本，就再用水繼續稀釋，直到果汁含量已經非常低，你可能就可以完全擺脫了。

步驟 4

你的酒精攝取量保持在安全限制內嗎？那意味著男性一週十四標準杯，以及女性一週十標準杯，而且，不會存著等到週五晚上一舉用盡！一星期中分配著喝，並應用〈任務三：喝的時候，就是喝〉與〈任務四：讓自己真的享用飲料〉的原則，品味每一小口。

「要生活，而不是節食」摘要

天下本無事，庸人自擾之。

中國俗諺

李奧納多・達・文西（Leonardo Da Vinci）提供了〈要生活，而不是節食〉的大意：

假如你是健康的，聽從這個勸告。
只在飢餓時進食，只需輕食便足夠。
好好咀嚼你的食物，永遠遵守這個規則。
好好烹調，但力求簡單，你的食物要全部下嚥。
離開餐桌時，保持良好的姿態，
在你的午餐會結束之後，別去午睡。
讓少量與經常性成為你的飲酒規則，
但別在用餐之間或準備吃晚餐時飲酒。

假如你：

- 只在飢餓時進食
- 吃你喜歡的食物
- 品味你的每一口
- 享用你吃的食物
- 飽足就停止進食

- 把餐點變成真食物
- 在開喝之前想一想

你的體脂肪會照顧它自己，而你要擁有活力與健康、永續的活力以及你喜歡的身體。

第4部

出任務

別以收成的果實，而是以種下的種子，
來評價你的每一天。

羅伯・路易斯・史帝文生
（Robert Louis Stevenson）

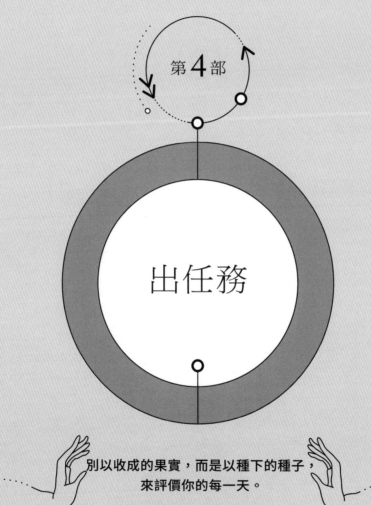

第2項自由

做自己，而不是全面翻新

技能

為什麼是做自己，而不是全面翻新？

不出戶，知天下；不窺牖，見天道。

老子

第二項自由是：
做自己，而不是全面翻新。

你的天賦是什麼？會在生活中表現出來嗎？什麼東西會為你帶來最大的充實感？你正在做讓自己感到充實的事？

魯米（Rumi，譯注：波斯人，十三世紀伊斯蘭神秘主義的重要詩人）的一句話表達了**做自己**的力量：「當你做的事情是發自靈魂深處，會感到有一條河流經你的內在，那種喜悅……讓自己默默接受更強大的拉力，引領你進入自己真正喜愛的事物。」

你不該像其他人，而不像自己。我們都是獨特的個體，就如同我們的手印般唯一。沒有什麼絕對的準則，告訴我們應該遵守些什麼規範。沒有什麼你必須「增加」的自我，而只是要去發掘自我。當你以自己的價值觀來調整生活，反思對你來說真正重要的事物是什麼，並以此設定目標，就會活得欣欣向榮，同時讓你的身心健康提升到最佳狀態。

二〇〇四年，多芬（Dove）這個聯合利華（Unilever）旗下的個人照護品牌，發表市場研究指出，只有百分之四的女性自認是美麗的。研究結果觸發了「多芬真正的美麗」這項活動，多芬問上千名來自各行各業的女性一個問題：「什麼讓你自覺美麗？」撇開由這個活動激發的爭議，真正的價值都在那些回應之中。女性肯定她們會感覺自己美麗，是在「完全投入有意義活動」的時候。超過百分之五十的女性說，當她們幫助別人或花時間陪伴孩子時，覺得自己是美麗的，而百分之四十的女性感覺自己美麗，是在從事體能活動、做一些藝術方面的事情、成功從事或全神貫注在某一項嗜好中。這項活動得出一個壓倒性的結論：美麗來自「心靈與熱愛生活，而不是外表」。

擁有一個有活力、健康的身體，就是發現當下的自己完完全全是有價值的。你已經擁有帶給你生活意義與目的所需的一切。當我們設定了自己認為有意義的目標，我們天生的力量就會展現出來。當我們試著符合別人的看法，認定我們應該是怎樣的人，或是我們應該做什麼，就會對自己或生活感到不滿意。我媽媽向我坦承，說她生命中最大的悔恨，就是有一段時間嘗試成為別人想要她成為的人，而不是做她自己。做自己會帶領你欣賞自己的身體，所以，除了以最好的方式來照顧身體，你不會再多做他想。

反過來說，也是真實的。當你照顧自己的身體，天賦就會展現。**身體就是你的家**。如何對待自己的家，決定你體驗到的品質以及你與他人互動的品質。

「瘦身可能任務」的終極目標是自我接受，同時終身成長與學習。自我接受不代表放棄現狀。它意味著承認自己獨特的價值，並在選擇如何生活上，展現自己的獨特性。當你完全接受自己，也接受自己擁有的一切，就真能享受達成目標的**過程**，甚至在還沒達成之前就已經很享受了。矛盾的是，自我接受會讓你**感覺**更輕盈，這是**實際變得**輕盈的關鍵性步驟。

自我接受打開一個新的可能性，因為你不是陷入已存在事物的掙扎對抗之中。存在的事物，就是存在。你要對存在所做的事，就是去定義自己。運用已經擁有的，帶來更多你想要的。為有意義的事物而奮鬥，你將會發現自己擁有了些什麼。

自我接受意味著在旅程中便能找到喜悅，而不是遞延快樂，直到抵達目的地為止。而持續的鼓舞與激勵，來自追求目標的整個**過程**，而不是到達目標。每一個終點變成另一趟旅程的起點。成就感來自**持續**追尋有意義的目標。沒有任何事，比渴望達成某些無法百分之百確定能達成的事，更讓我們感覺到活著。

做自己，而不是全面翻新意味著與部分的自我接觸，它們是原本就在那兒的，但你可能埋藏起來，或是保存在你生命的背景裡。

做自己，而不是全面翻新意味著從一個緊縮的狀態，到達擴張的狀態。

做自己，而不是全面翻新意味著以生活的方式成長與學習。

做自己，而不是全面翻新意味著朝著更大的生命力、自由與喜悅前進。

做自己，而不是全面翻新與成為更完滿的自己有關，那會讓你活得忠於自己的價值，並展現出自己的獨特性。

做自己，而不是全面翻新支持**要生活，而不是節食**。

開始行動

步驟 1

反思以下的問題：

- 你的生活中有哪些領域，讓你感覺不能真正做自己？
- 你是否感覺自己過著有意義與有目的的生活？
- 你日常的工作是否符合你的價值觀，不管是工作賺錢、養育孩子或是重新翻修你的家？

下一組的七項任務提出了這些問題。你在自己生活的每一個領域表達的真我越多，就越容易建立一種成就最佳健康與活力的生活形態。

步驟 2

讓以下的問題引導你做出每天的決定：「選擇這個行動方案，會支持我做真正的自己，或是把我變成其他人希望我變成的樣子？」

推薦閱讀

《要素：找到你的熱情如何改變一切》（*The element: How finding your passion changes everything*），肯・羅賓森（Ken Robinson），紐約企鵝出版社（Penguin），二〇〇九年

任務

8

是價值觀的問題，無關道德

你要不自己思考，要不就是其他人必須為你思考，並從你手中拿走權力。

史考特・費茲傑羅（F. Scott Fitzgerald，美國作家）

你的第八項任務，
如果你選擇接受的話，是：
是價值觀的問題，無關道德。
自信是神經系統瘦身的第一項技能。

在任務八，你創造自己的價值宣言。

你是否曾發現自己在一個派對中閒坐著，感覺有一點累，而且有一點累過頭了，突然間，你聽到最愛的一首歌，你的倦意馬上就飛出窗外，而且馬上站起來翩翩起舞？

站起來，並開始努力生活，也是相同的道裡。在你腦海裡演奏的哪一首「歌曲」（理由和理性）激勵了你（或是沒激勵到你）好好地照顧自己？大部分時候，我們都很清楚什麼是健康狀態，而什麼不是。沒有人會這麼說：「我根本不知道漢堡跟薯條並不是最營養的選擇。現在你告訴我了，我就不會再吃速食了。」或者：「謝謝你告訴我綠色葉菜對健康的好處，我會記得每天吃一點。」我們都知道，運動會改善我們身體、心理與情緒的健康。那麼為什麼我們沒有每天運動呢？為什麼我們不能在任何環境之下，總是選擇自己所知最健康的選項？

因為我們在腦海中盤旋的，不是那首對的歌。換句話說，你需要告訴自己，真正會讓你對變得強健與健康感到興奮的做法是什麼？是什麼會讓你跳起來，而且真的感覺到「我的健康與活力是我最重要的資產，因為它們讓我能成為最好的自己，讓我對所做的每一件事以及我愛的每一個人，都能展現最好的一面」？切記，你不是想到，而是感覺到，是什麼樣恍然開悟的理解，讓你深得共鳴，讓你清晰地感覺到，為了實現夢想與享受夢想，你需要處於最佳健康狀態，以及在這個身體裡感到快樂？否則，所有這一切的重點是什麼？如果不管任何原因就在健康上面妥協，這不是瘋了嗎了？然而，在大部分的西方社會裡，為了各式各樣的原因而在健康上妥協，是一種規範。只因為某件事是「正常」的，不表示它是個好的構想。正常不表示就是自然的。正常不表示就是最好的。正常不表示就是睿智的。每個人張揚這些老生常談：「假如你沒有健康，就什麼也沒有了。」但只有一小部分人是確實這麼生活的。

二〇一二年六月二十三日，《雪梨每日電信報》（*Sydney Daily Telegraph*）有一篇文章，標題是〈肥胖的長壽機率〉，討論的就是這個問題。研究人員訪問了上千名澳洲人，發現絕大多數人都知道基礎食物與運動指南。然而，只有百分之五十接受調查的人，每天吃建議的兩份水果，少於百分之十的人一天吃五份蔬菜，而澳洲算是愛好體育的國家，十個人裡面卻只有不到四個人會固定運動。不只如此，澳洲人在過去的十二個月裡，有三百七十億美元的消費是花在吃速食上，而且他們知道速食對健康沒有好處。澳洲人平均在一年內損失兩個星期的睡眠時間，因為他們把工作擺在健康之前。為什麼我們會這樣對待自己？

有百分之八十去看醫生的病人，是由於罹患跟生活形態相關的疾病。換句話說，十個去看病的人，有八個是可預防的，假如我們睡得長一點、壓力少一點、運動多一點，以及吃得少一點。只要扭轉一點點生活方式，改善健康是很容易的。為什麼我們不這麼做？在你考慮答案時，我承認也有人吃得好、規律運動，以及用盡全力在擺脫內臟脂肪組織，但它仍然不為所動，或是他們仍然有健康問題。關於這一點，在後面的任務會提出來。現在，我想到一些「歌曲」，會導致你沒有把健康擺在優先位置。

我聽過最普遍的幾首「歌」是：

「我沒時間。」

「我太忙了。」

「我不是每一件衣服都塞得進去。」

「我要調整太多事情了。」

「太難了。」

「我太累了。」

「那太花力氣了。」

「一天的時間不夠。」

我故意用「歌曲」這個詞，去強調我們所聽的歌去是自己選擇的。因此任何時候只要我們想要，就可以改變在我們腦海中演奏的歌曲。

在醫療執業上的二十五年經驗，我發現，所有害你不把健康列為優先事項的歌曲，淘汰到最後就只剩三首。表面上可能是「我沒時間」這首歌，但假如你繼續細探，會發現是以下三首歌。

⊙第一首歌

第一首歌是：「我不相信靠著處於最佳健康及甩掉脂肪，就足以對生活造成正面的改變。」所以，很多人已經忘記真正的健康、充滿精力和活力、活躍與生氣蓬勃、輕盈與自由是什麼感覺。曾經有人看著我，彷彿在說：「你來自哪個星球？沒有人感覺生氣蓬勃。每個人總是勞頓疲憊、陷入困境，而且近來也停止努力了。畢竟，生活是現實的。」

這只是悲哀地反映出目前的價值觀。總是疲倦並**不是**生活的真實，那是社會做出的集體選擇，告訴我們，**不用**感覺很棒而總感覺疲憊，是可以接受的。勞頓疲憊變成新的常態。真正的悲劇是，過了一會兒，我們忘記感覺很棒是可能的，更別說生氣蓬勃也是可能的。

當人們開始有更健康的體驗，我聽過最共通的回應就是：

「哇，我從沒意識到，感覺這麼棒是可能的！」

「我不知道自己可以有這麼多能量。」

「我不只身體變輕盈，我感覺情緒也輕鬆多了。」

「我能做到這麼多，我以前從來沒想過自己做得到。」

擁有一個自己感覺良好的身體，會感受到解放並提升自主能力。健康本身就是獎賞，但假如有人長期以來無法處於健康狀態，就會忘記自己正錯失了些什麼。保持健康會對我們的外觀和生活品質產生巨大的正面改變，而不只是延長我們的壽命而已。

⊙第二首歌

阻止人們照顧自己的第二首歌，是這樣唱的：「我不夠重要。」問題不在於他們通常怎麼說，而是當他們如下這麼說的時候，意思是什麼：「我要為我的孩子、我的父母、我的工作或是我的客戶而犧牲奉獻。我不能讓他們失望。」

但顯然，讓自己失望卻是可以的。諷刺的是，這代表著長期以來，你一直在讓周遭人失望，因為人們是因我們的活力而受到鼓舞，不是因為我們的生產力。人們可能對於你做了多少感覺印象深刻，但假如你不處於自己身體、心理與情緒的最佳狀態，就不能拿出自己最好的表現，不管你多努力都一樣。人們回應的是你表現了多少，而不是你有多努力。你的生命力量，像是你的熱心、你的熱情、你的熱忱、你的健康頂峰，是你能給予人們最有價值的事，也是你在乎的原因。人們最記得我們的地方，不是我們說什麼，也不是我們做什麼。他們記得我們給他們的感覺。正面的情緒經驗才能產生持續的印象。**你感覺越良好，給別人的感覺也越良好。**

快樂既不是自私的追尋，也不是個人的事情，因為你的快樂會影響生活中接觸到的每個人。假如你對自己和自己的生活感覺很美好，自然就懂得付出；你會帶給其他人活力，你的出現自然散布著喜悅。**你要生活，才能付出。**

為你的孩子設定一個活躍、健康的典範，是你能給予他們最大的禮物。藉由照顧自己，你便教導孩子照顧他們自己。你教導他們絕佳健康狀態的價值。假如你有小孩，就知道他們比較會去模仿你的行為，而不是遵照你說的話行動。

⊙ 第三首歌

第三首不讓人們達到他們想要的身體狀態的歌是：「我不大相信自己可以比現在的狀態更輕盈，那是不可能的。」

「我就是那麼大隻。」

「那就是我的基因。」

「我已經有四個小孩了，體型已經回不去了。」

「我的新陳代謝緩慢、甲狀腺低下，還有其他一些生理上的易胖體質。」

在我的行醫生涯中，從沒有遇過誰是無法長久降低體脂肪的，只遇過不知道如何做到的人。

你過去的經驗並不重要。不管你過去嘗試過什麼事，把你變成現在這個樣子：閱讀這本書，發現如何重整你的大腦繼而重塑你的身體。藉由執行每一個任務，你很快會發現，擁有一個讓自己喜愛的身體，是有可能實現的。

⊙ 你的歌曲是什麼？

這個問題留下兩首歌供我們討論。以上的前兩首歌，哪一首讓你產生最大的共鳴，是「我不相信瘦身真的會對生活帶來很大的改變」或「我不夠重要」？

這兩首歌都與你的價值觀有關。假如第一首歌是你的歌，就等於不贊同最佳健康狀態的價值。假如你第二首歌是你的歌，就等於不贊同自己的價值。很多我的靜修參與者都認同這兩首歌。

我們的價值觀，也就是我們認為生活中最重要的是什麼，驅動我們的一切決定。**我們選擇的食物，就反映我們的價值觀**。我們花時間的方式，也反映出我們的價值觀。我們如何花錢、我們居住的郊區、我們開的車、我們的朋友是誰、我們跟誰結婚及我們是否運動，全都是我們價值觀的反映。不管你最重視的是什麼，**只要是你最重視的事，你就願意為它騰出時間**。

假如你總是埋頭工作，而不去進行你承諾自己要去做的散步，並不代表你「懈怠」了。相反地，你正在表達一個事實，就是不管任何原因，完成正在做的工作對你來說就是比外出運動更加重要。假如你真的相信每天運動會讓你感覺好極了，就會想辦法進行規律的運動。無論如何，你就是會讓運動成真。每個人都很忙。運動的人並沒有比不運動的人不忙。運動的人只是比不運動的人更重視運動罷了。

這不是什麼道德判斷。這只是說明，是什麼驅動你生活中的選擇：你的價值觀。規律運動的人沒有比不運動的人品德高尚，運動的人跟不運動的人相比，只是把運動列為比較優先的事項而已。這是非常重要的區別，因為我們傾向用「品德高尚的」或「自律的」字眼來談論食物跟運動，但事實並非如此。擁有精瘦、健康的身體，跟不吃甜甜圈就是「好」、吃奶油泡芙就「不好」無關。

食物不是道德議題。食物就是食物，它只是個物質。食物選擇反映的是價值觀，而不是道德觀。

你曾在無意識下把吃東西連結到什麼樣的批判？你曾經想過「我因為吃了這個就不乖了」？或者，「我這個星期很棒，因為我去了健身房」。或者，「我因為吃了速食而有罪惡感」？我們的食物跟運動選擇，並不是道德評量，即使我們在談到它們時，多半會用道德相關的詞來描述。我們的食物跟運動習慣，就是一種指標，表示什麼對我們來說是重要的。

當我們對自己的價值觀有著清楚的了解，就會明白為什麼會在生活中做出這樣的選擇。我們生活在這樣的一個文化裡：對便利性的評價高過於品質，尤其是跟食物相關的時候。假如我們不停止這樣想，並反思自己的價值觀，就會無意識地遵循社會規定的價值觀。

西方世界大部分的人，都過著前後顛倒的日子：試著讓健康的選擇配合忙碌的時間表，而不是讓忙碌的時間表配合健康的選擇。絕佳的健康狀態會帶來自信、能量和恢復力，我們才更能融入生活。

⊙ 我們的價值觀如何直接影響健康

假如處於最佳健康狀態且尊重你的身體，被你擺在最優先的位置，你就會調整生活作息，讓自己可以規律運動、造訪農夫市集、吃營養午餐或做任何能讓你維持健康的事。你會努力讓其他承諾圍繞著健康的目標進行。

你會在早上淋浴嗎？每天刷牙嗎？確定每天有乾淨的衣服可穿嗎？你如何把這些活動融入忙碌的生活中？「但這些都是很基本的事，想都不用想啊！」你抗議。這只是因為你認為個人衛生是基本的。當你對好的營養跟運動的看法，變得跟對個人衛生的看法一樣時，自然而然也會變成想都不用想的事；它們會成為你生活中既定的固定配件。你可能需要在一些事情上進行調度、提早規畫或少看一點電視，但假如某件事真的對你很重要，你就會讓它實現。

相反地，假如你就是不相信健身、精瘦與健康的價值（第一首歌），其他事情就永遠會排在前面。填滿一天的每一刻有無數方法。在每個特定的時刻，我們都是用認為最重要的事項去填滿那一刻。我們每天所做的無數食物選擇也是一樣。我要在家吃完早餐，還是在上班的路上吃？我要停止喝早茶嗎？我要到哪裡吃午餐？我要加鹽嗎？我要現在吃完這一餐，還是留下一些晚點兒再吃？這些選擇不斷重複著。我們所有的決定，都呼應著我們潛在的價值觀。

即便你以吃來回應壓力或不想要的情緒，都意味著造成你壓力的事對你來說有一定的重要，你寧可繼續忍受也不願轉身離開，不管那是什麼事。再次強調，這不是道德判斷，只是開始了解你的價值觀如何驅動你的行為。與生病的孩子、伴侶或父母在一起，就是我無法轉身離開的壓力。

開始行動

第一部分：為創造你的價宣言打下基礎

步驟 1

從一（完全不重要）到十（最為優先）分，回答以下的問題：

- 對你來說，絕佳的健康狀態有多重要？

- 對你來說，苗條或擁有自己喜愛的身體有多重要？
- 對你來說，投入規律的運動（至少每隔兩天一次）有多重要？

答案沒有對錯。你的價值觀就是你的價值觀。

步驟 2

假如你在步驟一的三個問題全都回答七或以上的分數，請做此題。

- 你的生活方式，是否反映出你對健康與身體的重視程度？換句話說，你是否投入時間來達到健康與活力的最佳狀態？
- 假如你的確投入了時間，但卻沒有看到成果，請繼續讀下去。其他任務會引領你到達那裡。
- 假如健康跟規律運動對你來說儘管很重要，你卻**沒有**花時間在上頭，為什麼？你不相信**自己**的重要性（第二首歌）嗎？**第三項自由：要有愛，不要開戰**，會討論這個問題。

步驟 3

假如步驟一的問題，你有一題以上回答六分以下，請做此題。

此時此刻在你的人生當中，你的身體、健康對你並沒有那麼重要。因此你有了兩個選擇：

1. 你可以有意識地把變苗條和變健康的目標移到比較優先的位置，你可以告訴自己，只要改善健康，就可以連帶改善其他對你來說**重要**的生活層面。
2. 或者，你可以接受這個事實，就是變得苗條跟健康對你來說並沒那麼重要。所以，下次你要選擇吃漢堡跟薯條時，就不要虐待自己了。良好的營養對你來說就是不重要。

你就按照頭五項任務，好好地吃你的漢堡跟薯條，造成的傷害遠比你因此嚴懲自己來得小。對自己**好一點**吧。無論是什麼原因驅動你去速食店吃東西，目前對你來說，都比你把什麼吃進去身體來得重要。

選擇第二個選項，意味著你注定永遠無法擺脫多餘脂肪嗎？不，不是這樣的！請閱讀步驟四。

步驟 4

針對上述的問題，無論你的答案是什麼，達成與你身體有關目標的關鍵都是**接受**。回想起之前〈為什麼是做自己，而不是全面翻新？〉這個章節了嗎？別因為不熱中健康就批評自己。接受當下的自己。接受什麼對你而言是重要的，而什麼是不重要的。接受自己和所處的環境，是很棒的治療師。接受是自我疼惜的基本。接受意味著意識到，自己永遠在所擁有的資源下盡可能做到做好，根據的是你在任何特定時刻所認為的最重要。你已經在做你的最好了，所以請不要再為難自己。當你真的不再批判自己，就會注意到你在不健康的習慣上也更有節制。你不需要在任何事情上太過勉強。自我接受會引導你自動投入更健康的行為。

⊙ 我們的價值觀如何間接影響健康

當我們過著與價值觀一致的生活，就能餵養讓我們的身體、心理、情緒與心靈。我們的健康狀態會更好，也比較沒那麼有壓力。你的工作與價值觀越一致，就越能享受，也越不會感覺累，即使這個工作很艱困也一樣。當我們的生活與價值觀不一致，就越會耗盡我們的精力，並侵蝕我們的健康。我們無意識地尋找方法補償缺乏的滿足感，而通常就是透過過量的進食或飲酒。

你曾專注於任何真的讓你興奮或充滿熱情的事物嗎？當我們讓自己投入給予我們深層意義與使命的活動、目標、專案或是人，就較不可能做出自我糟蹋的行為。我們不會出於無聊或挫折而吃。我們會自然而然被吸引朝向維持最佳健康的方向邁進，因為在我們心中，我們的生活是值得的。而延伸出來的感覺，就是**我們**是值得的。

下一組步驟會協助你看出自己的最高價值，以及它們可能如何影響你的健康和體脂。

開始行動

第二部分：創造你的價值宣言

「你的價值宣言」是根據你個人原則所宣告的優先事項。在內心深處，那是對**你**最重要的事。它不一定是父母或任何人教你的，儘管你的價值觀，無疑是受到本身教養與社會背景的影響。跟隨這些步驟，弄清楚對你來說真正重要的是什麼，以及你是否過著與價值觀一致的生活。

這會讓你明白，你在食物和運動方面的選擇，背後的基礎是什麼。以及你可以如何開始做出不同的選擇，假如那是你真正想要做的。

「你的價值宣言」會讓你對自己為什麼做出這樣的選擇，有一番新的深度理解。它會為你打下基礎，讓你擁有充滿生命力的健康、持續性的活力以及你所喜愛的身體。英文的 value（價值觀）這個詞，是從拉丁文 valere 衍生而來，意思就是「力量」。根據你的價值觀過生活，會給你達成目標的力量與動力。

步驟 1

買一本吸引你的空白筆記本（有線或無線都可以，看你喜歡），並標示為「任務手冊」。用它寫下你與所有任務相關的答案。你的任務手冊會變成你的日誌、行動計畫與進程紀錄。心理學家帕姆・謬樂（Pam Mueller）與丹尼爾・奧本海默（Daniel Oppenheimer）發現，學生手寫筆記，會比他們在鍵盤上打字的學習成效更好，也更能獲得創見。

回答以下有關你價值觀的問題。針對每一個問題，你可以有不只一個答案。我提供一些例子讓你開始。這是一種有啟發性的練習，可能會花上你幾天或甚至幾週的時間去完成。甚至在你滿意你的答案時，每隔幾個月或是在每年的一開始打開來溫習一次，評估看看你的價值觀是否改變了。在人生的不同階段，對你重要的事情會有所不同。不同的生活經驗，也會釐清並影響了什麼對你來說是有意義的。了解你的價值觀，意味著了解自己的力量，並運用它們來過著充滿喜悅且有目的性的生活。當你過著與自己價值觀一致的生活，就會體驗到最佳的自己。

- 什麼是你最看重別人的特點？例如：誠實、正直、忠誠、慷慨、仁慈、可信賴、勤勉或尊重？

步驟 2

當你列出這些你看重的特點，你會對自己感覺良好，而且激發你照顧自己。

用這樣的語句寫下你的答案：

我看重的人格特質是……………………

• 假如你有孩子，你最想要他們怎麼樣？

我們的孩子潛意識以我們的生活方式為榜樣。

用這樣的語句寫下你的答案：

我最想要我的孩子……………………

• 什麼讓你的生活變得有價值，或是什麼讓你的生活有意義及有目的性？你的孩子、夥伴、朋友、工作、成就、家庭、假期、汽車或欣賞每個片刻的能力？假如你不挪出時間去做那些事、去傾聽某人說話，你會有一種坐立難安的潛在感覺，或是感覺有什麼東西從你的生活中遺漏了。

寫下你的答案：

給予我生活意義和目的的東西是……………………

- 你在生活中最想成為誰，或是成為什麼？飛行員、鋼琴師、企業老闆、創業家、藝術家、慈善家、教師、百萬富翁，或是成為你孩子活力和健康的典範？

寫下你的答案：

我最想成為的是……………………………………

- 你在生活中最想做或最想達成的是什麼？心靈成長、智慧、奉獻世界和平、登上聖母峰、環遊世界、提供孩子良好教育、打造美好的婚姻或獲得財務保障？

寫下你的答案：

我最想達成的是……………………………………

- 對你真的重要，但還沒出現在你答案裡的任何其他事情是什麼？健康、適能、永續生活、全球暖化、社會改革或人人平等？

寫下你的答案：

我高度重視的其他事情是……………………………

你對這六個問題的答案，建構了你的價值宣言。

步驟 3

檢視你的答案。你花了大部分的時間在這些對你重要的事情上，以及跟對你意義重大的人在一起嗎？或者，你已經讓這些真正有意義的事情，退居到你生活的背景？

步驟 4

假如你沒有花上跟你想要花費一樣多的時間，跟你喜愛的人在一起，或是假如你沒做那些讓自己感覺充實的事情，感覺又會如何？你可以啟動哪些改變，讓自己去做更多對自己真正重要的事呢？你可能免不了與伴侶激烈對話、適當調整以配合你的工作時間表，或是得做些討厭的苦差事。它可能要耗上幾個禮拜，甚至對事業做出重大改變，它可能一次一件事地改變，或是大規模地全面改造。只有你知道自己需要什麼來讓你的生活更有意義與更完滿。

步驟 5

你的健康、適能以及對身體的感覺如何影響你的生活？不健康或低自尊對你過著與價值觀一致生活的能力造成干擾嗎？你的健康或身體尺碼對於你過著最充實生活，有多大的關聯？

步驟 6

回到「開始行動」第一部分的步驟一，重新回答那三個問題。
從第二部分中你增進了對價值觀的理解，是否讓你更注重自己的健康與體能？假如你的答案是「否」也沒關係。只要在每項任務保持進步就行了。

任務

9

要清晰，而不是混淆

一個人能冒的最大風險，不是目標訂定太高卻錯失，
而是目標訂得太低並達成了。

米開朗基羅（Michelangelo，文藝復興時期義大利藝術家）

你的第九項任務，
如果你選擇接受的話，是：
要清晰，而不是混淆。
清晰是神經系統瘦身的第二項技能。

你在任務九創造自己的「任務宣言」。這是你個人的任務。這本書從這裡開始，每一次我提到任務，都是指你自己寫下來的任務宣言。

我在醫學院的大一結束時，有了第一次心碎的經驗。從來不會半途而廢的我，以莎士比亞的天賦作為回應，讓課業往後推遲一年，以便可以沉溺在個人的悲慘中，並譜出任性的十四行詩。令我沮喪的是，父母並不認為要資助我的悲慘，所以我必須去找工作。沒有技能和興趣，我只能在快遞公司工作，擔任協尋遺失貨物的職務。這個工作免不了一天要花上八小時，接收那些因為包裹沒送到而不高興的人，打來憤怒、指控與貶低的電話。「我知道不能信任送貨司機，而你聽起來也沒有比較好」是我接收到比較討好的問候語了。

沒多久我就發現，貨物未能送達目的地，最常見的原因地址沒寫好。例如，沒有寫上郵遞區號，貨物就會寄到雪梨的派丁頓，而不是布里斯班的派丁頓。或者，門牌號碼並不正確。或者，手寫字難以辨認，所以送貨司機看錯街名。假如我們不知道目的地在哪裡，要怎麼寄送？

你的大腦是一樣的道理。你需要有個清楚的標的，你的大腦才能傳送正確的訊號給身體相關的部位，進而發生改變。

你最終想要的健康和身體是什麼？你有清晰的目標嗎？

想要「更健康」或「更苗條」這樣的模糊概念，是不夠的。對你來說，更健康或更苗條到底是指什麼？是擁有更多精力嗎？是能從疾病中治癒嗎？是關節不再痛嗎？是不需要吃藥嗎？是感覺更有自信嗎？是喜歡你在鏡中看到的自己嗎？是參加城市半程馬拉松嗎？是在印加古道健行嗎？是泳渡英吉利海峽嗎？是參加鐵人三項嗎？是穿進某一件衣服嗎？是血糖值維持穩定嗎？是血壓降低嗎？是腰圍在特定數字之下嗎？是感覺控制了飲食嗎？

注意我明顯不提目標體重。

你的目標沒有必要是複雜的。它必須對**你**來說是清楚且重要的。假如你想要的目標，僅是能穿上某個尺碼的衣服，那很好。假如你想要列出更長的成就清單，也是可以的。

假如我們不設定清楚的目標，就會錯怪方法或環境害我們我們無法達成想要的成果。通常問題在於一開始，對於我們想要什麼、或想要到哪裡去，定義得不夠精確。

⊙為什麼清晰這麼難搞？

> 一個男人沒有目標，就像一艘船沒有了舵。
>
> ——湯瑪斯．卡萊爾（Thomas Carlyle，蘇格蘭作家）

回想船（腦）、船長（意識）與船員（潛意識）的隱喻，重讀〈平順的航行〉這個章節，假如你需要複習一下。

船長（意識）的工作是決定目的地（目標）。船員（潛意識）的工作是去做達成目的的需要完成的事。潛意識就像內建的GPS（全球定位系統），指引你邁向目的地。你不需要了解GPS如何運作，它也能把你送到目的地，你只需要把輸入精確的地址。同樣地，你不需要了解潛意識是如何引導你達成目標的，只要清楚而精確地說出你想要什麼。唯有清晰才能以最快的路徑直達潛意識，確保船長和船員朝向共同的目標前進。清晰能給你滿滿的自信與勇氣，因為你明確知道自己要去哪裡。清晰給予你自由，對某件事情說「不」，假如它對你的任務沒有幫助。清晰創造充滿磁力的目標。清晰讓你維持在正軌上。清晰引導你做出決定跟選擇，因為你只需要問問自己：

- 「這個行動進程會拉近我與目標的距離，還是讓我離得更遠？」
- 「這個步驟會讓我繼續執行任務或離開任務？」

假如不確定，就往最有可能的方向邁出一步，很快就會接收到回饋訊息，並且必要時修正你的路線。

你所設下的目標會成為一個過濾器，你眼中的人生將如濾過般明晰。你買過車嗎？你有沒有發現，突然間你挑的車款好像滿街都是？同樣地，當我們設定一個清楚而明確的目標，我們會突然注意到四周處處是機會，可以幫我們達成目標。

假如有人曾教過你目標設定，你可能會熟悉SMART這個字首縮詞：特殊的（Specific）、可衡量的（Measurable）、可達成的（Achievable）、現實的（Realistic）、有時限的（Time-bound）。實際上，這方法還不夠聰明，未能喚醒你的船員並激勵它們行動。跟隨以下的步驟，寫出你以神經系統瘦身原則為基礎所設下的目標（任務）。這會變成你個人的任務宣言。

開始行動

創造你的任務宣言

你的任務宣言是一個句子，或是幾個句子，可以清楚且扼要地概括你的重要目標。以下的步驟顯示會告訴你如何用語言文字表達出你的目標，好帶動你的潛意識將之實現。

步驟 1

開始：打開你的任務手冊，翻到新的一頁，寫下你想要達成的健康或身體相關事項表。

談一些我之前給的例子。假如知道自己不能失敗，你會想要什麼？假如你知道保證成功呢？要如何知道自己已經成功？這是可以自由設定目標的階段，所以不要批判或審查任何事。想到什麼就寫出來吧。別擔心自己要如何達成，只需要決定你想要的目標。不需要跟任何人分享你的目標，所以不要有所保留或感覺不自在。假如你想要跟朋友或支持你的人展示你的目標，當然可以；你想跟誰分享目標完全取決在你。

步驟 2

當你有了一份清單作為靈感來源，遵照以下的指導方針，把它們寫成一個句子（或幾個句子）。

量身打造：句子用「我」或「我的」開頭，例如：

- 我是……
- 我有……
- 我感覺……
- 我的身體……

擁有自己的目標。

當你閱讀自己寫的內容，有共鳴嗎？讓你興奮嗎？那真的是你想要的，或是別人想要你做的？或者，是你想自己應該爭取的？假如必要的話，修訂你的目標，以便讓你感覺它可以反映你覺得重要的事。

步驟3

用現在式書寫：對潛意識來說，只有當下。過去已經過去，而未來還沒發生。我們唯一能夠行動的時間就是現在。會發生任何事情的唯一時間就是當下。過去跟未來都只是概念。當未來到來，就變成當下了。這可能看似是沒必要的語義學考究，但它對你與船員溝通來說，是重要的關鍵。為了讓潛意識開始精心安排完成目標，你需要好像目標已經存在那樣地陳述它。你的身體將會接著「趕上」你的心理構思。

因此，假如你已經寫下「我將……」、「我要……」、「我希望……」或「我想要……」把它們改掉，只要改為「我正在……」、「我有……」、「我感覺……」或「我穿著那件藍色絲質套裝看起來真美」。

步驟4

正面表述：回想〈失去「失去」這個詞〉這個章節。描述你正朝**向**哪件事前進（例如：良好的健康狀況），而不是你正遠離哪件事（例如：疾病）。船員是透過圖像跟情緒來溝通。假如有人告訴你，**不要**去想一隻紫蛙，你的心裡會馬上冒出什麼圖像？一隻紫蛙。同樣的道理，假如在表達你的目標時，使用的詞是**別得**糖尿病，你還是在強化罹患糖尿病的影像跟情緒。讓你的身、心處於放鬆的狀態，而不是反抗的狀態。改變措辭來描述你的目標，譬如我要「擁有健康的血糖值」以及「一整天精力充沛」。

你不會在寫信封地址時，寫上「不要寄到史密斯街」。這麼寫，沒辦法呈現你到底是要寄去哪裡。

檢查你的句子沒有出現下列這些詞：「我不要……我不會……我失去……」，或是任何與負面狀態有關的詞，像是疼痛或病痛。把這些詞換成相對應的正面詞語。可能與你目標有關的正面措辭如下：

- 我的身心各方面都處於完美的健康狀態。
- 我身體的每一個細胞跟器官，都運作得非常有秩序。
- 我的每一項血液測試結果都顯示我非常健康。
- 我身體的每個部分正在完美運作。
- 我有大量的精力。
- 我能穿進十二號的牛仔褲，而且看起來很辣！

步驟 5

精確呈現目標：具體而明確地指出你的目標。上一個步驟的最後一句，就是精確呈現的好例子。你還能加進什麼其他細節，為你的心智之眼創造出更有力的影像？變得精瘦、苗條、纖瘦、強健或健康，對你而言究竟是什麼意義？對你來說，「健康」是什麼樣貌？有什麼事是你在目前這個時間點做不到，但即將會進行的？你可能會穿戴什麼？你正跟誰在一起？你或你的環境會有什麼樣的不同？你可以描述一個場景：你正在醫生的診間，而他正看著你出色的血液檢測結果，跟你道恭喜。有任何其他細節可以刺激你達成目標嗎？你給船員的訊息越明確，它們就越容易帶你到達你的目的地。

步驟 6

整合在一起：現在，把你所寫下的所有目標整合在一起，用一個句子或幾個正確地表現出來。檢查確認你所寫的語句是個人的、正面的、精確的，而且是用現在式表達。這就是你的任務宣言。

以下的例子，是一些有效的任務宣言。假如有些與你自己的目標有關，就別客氣，把它們（或任何步驟四中的句子）納進你自己的任務宣言裡。

- 我看起來很棒，感覺也很棒。我對自己的強壯、健康、精實的身體感到驕傲。
- 我穿著我的＿＿號黑色洋裝，充滿自信地在上司的退休餐會上致詞。
- 我的腰圍少於＿＿。
- 我所有的血液檢驗報告都指出，我非常有活力且健康。我感覺好極了！
- 我整天精力充沛，而且我喜愛每天上健身房。
- 我喜歡鏡中的自己。
- 我享受照顧自己美好的身體。我感覺被賦予力量，同時感到平靜。
- 身體裡的每一塊骨頭、軟骨、肌腱、韌帶、神經纖維、血管、器官、組織與細胞都處於完美的運作秩序。（這就是我所謂的詳盡與精確！）
- 我的身體讓我能做我想做的每一件事及任何一件事。
- 我很強壯、強健、健康且快樂，不管生理、心理、情緒與精神上都是如此。
- 我吃的與喝的每一樣東西，都對達到最佳健康狀態與活力有幫助。

- 我有精力、自信與活力可以做到想要的每件事。
- 我很有肌肉。
- 我愛自己的曲線，我的體格很好。
- 我的健康與活力每一天都在進步。
- 我參與一場募款的鐵人三項。

在任務手冊的單獨一頁，寫下完整的任務宣言。這個任務宣言，對某些人來說是一個有力的句子，對另外一些人來說是一個很全面的段落。你需要它長什麼樣子，它就長什麼樣子。在你的任務手冊裡，單獨為任務宣言開一頁，藉此賦予它應得的重要性和崇高性。你的任務宣言沒有必要「完美」。你隨時可以添加或修改內容。重要的是你有了一個很明確的描述，讓你開始感覺自己有朝一日會成為那樣。

步驟 7

讓它可測量：現在你已經清楚自己想要什麼，那麼該如何保持在進展的軌道上呢？在你的任務手冊開啟新的一頁，並把它標示為「進展」。創造兩個與進展有關的表列：一個是客觀測量，一個是主觀觀察。主觀觀察會讓你看到「出任務」本身就是獎賞。以下有一些由靜修參與者提供的例子。從表中選出吸引你的測量指標，或是提出自己的測量變數。看見進展會創造動力，並激勵你在艱困時刻保持下去。

⊙進展的客觀指標

記錄你今日的測量或檢驗結果，一如往常。

差不多每個月，記錄你能在自己身上測得的成績，例如：腰圍或衣服尺碼。

按照醫生建議的頻率去做血檢或掃描。

把結果寫在你的任務手冊裡，並標注日期。

靜修參與者運用的客觀測量如下：

- 捲尺：我注意到我的**腰圍**減少了。
- **衣服尺碼**：我的衣服變鬆了，我需要買更小號的衣服。
- **體適能**：我可以走得更遠且更快。（記錄你選擇的距離，以及你花了多久時間。）
- **計步器**：我每天走超過一萬步，而且越來越輕鬆。
- 我的**血壓**處於健康標準：低於一百四十／九十。
- 我的**血糖**值持續在正常範圍內。（有多種測試可評估你身體處理葡萄糖的能力如何，以及你的胰島素運作得如何。假如這些與你有關，請你的醫生像你解釋，並記錄你的目標數字。）
- 我的**血液膽固醇與三酸甘油酯數值**，全都指出我的健康狀態非常好。

⊙進展的主觀指標

1 與改善生活品質相關的一般指標

- 我睡了一整晚，醒來時感覺神清氣爽。
- 我擁有更多能量。
- 我更能專心工作。
- 我做每件事都更有效率。
- 我處理生活壓力變得更容易。
- 我感覺更快樂，而且覺得自己變得更好。
- 我的自信心變得更強大。
- 我更信任自己，而且比以前更了解自己的身體。
- 我的性生活比以前好上許多。

2 與頭七項任務相關的指標

- 我只在餓的時候吃。
- 我可以看出身體在任何特定時候的需要。
- 我在進食的時候，享受聚焦在食物和身體上。
- 我比以前更享受食物。
- 我飽足了就不吃，即使盤子裡還剩下一些食物，我也覺得沒關係。
- 我運用剩菜的方法變得非常有創意。
- 我吃掉更多蔬菜。

- 我每一餐只要搭配一杯紅酒就滿足了。

這些表列的項目還不夠詳盡，它們只是用來幫助你開始的。也許，你的個人訓練師或運動生理學家會提供 DEXA 掃描以評估內臟脂肪含量。運用任何對你來說有意義且能激勵你的測量方法。

步驟 8

讓它激勵你：現在，大聲宣讀你的任務宣言。感覺如何？你覺得很興奮、很有動力，想改快讓它成真嗎？你還可以補充些什麼內容，讓它變得更能激勵你嗎？

步驟 9

記住它：把你的任務宣言擺在床邊，每天早上醒過來、每天晚上睡覺前，都拿來讀一讀。你也可以另外寫在紙上，然後黏在你的冰箱、鏡子，或是任何合適、方便你看見的地方。假如你不想讓別人看見，可以把它放進私人的抽屜裡。這跟船長張貼公告在船員公布欄上，讓他們把目的地牢記在心裡，是類似的道理。

無論你去哪裡，都把任務宣言帶著。假如你在排隊等待，就可以抽出來讀一下。一旦你記住了，就持續在每天早上跟晚上對自己重複一遍。在你醒來後的幾分鐘以及睡覺前的幾分鐘，是潛意識最敏銳的時候。你的船員處於高度警覺的狀態，在這些時刻，你更容易成功地記住這些事項。

任務

10

運用渴望的力量，而不是意志力

不要屈服；不要削弱；不要試圖讓它有邏輯；
不要根據時尚去剪輯自己的靈魂。
而是，冷酷無情地追隨你最熱切的著迷。

法蘭茲．卡夫卡（Franz Kafka，奧匈帝國小說家，使用德語寫作）

你的第十項任務，如果你選擇接受的話，是：運用渴望的力量，而不是意志力。影響力是神經系統瘦身的第三項技能。

在任務十，你創造自己的熱情宣言。

減重很簡單。只要遵循**任何**飲食法就能做到。但現在你已經知道這個方法有兩個基本缺陷：

1 減重是一個誤導的目標。

2 節食會讓你在十二個月以內復胖。

找到一個甩脫了百分之二十多餘的脂肪並長期保持下去的人，就跟找到一個從十層樓高的建築物跳下來卻沒死的人一樣罕見。這有可能發生，但我不想賭我的運氣。

一九九四年，心理學家麗塔．溫（Rita Wing）與小兒科醫師詹姆斯．希爾（James Hill）開始揭露成功**長期**瘦身者的祕密。他們在美國成立國家體重控制中心（National Weight Control Registry, NWCR），開始蒐集那些減重超過三十磅（十四公斤）且保持超過一年的人的細節資料。長達九年之後，他們把研究結果公開給眾多急切的觀眾：**沒有**祕密、**沒有**計畫、**沒有**特定飲食方式可保證一定成功。成功長期瘦身者的方法、食物選擇、運動養生法與生活形態，就跟他們的指紋一樣多樣化。

然而，有一**件事**是**所有**成功長期瘦身者都有的：一個令人信服的、持續性的、終身難忘的成功理由。現在輪到你來找出自己的理由。

德國哲學家尼采是這麼觀察的：「有一個有力的『為什麼』，就能克服任何未知的『如何做』。」或者，套句美國哲學家與心理學家威廉．詹姆斯（William James）的話：「要改變一個人的生活：務必馬上開始。請張揚地做這件事。」

是什麼讓你想要馬上且張揚地開始？

想想你為什麼要改變你的身體。你為什麼想要變得苗條而健康？為什麼更輕一點對你很重要？為什麼你想要看起來很棒？你的生活因此有什麼不同？

假如有夠充分、強大、具說服力的理由，讓你想要達成某件事，就會達成。即使你對如何達成一無所知，你的大腦（特別是你的船員）也會想出辦法。**找到你的「為什麼」，就會找到方法。**

當你真心想要某個東西，就不需要意志力。渴望的力量比意志力更有力。渴望的力量能**增加**意志力，因為你有想要成功的動力。當你對想要活躍而健康的理由，有絕對的清楚和熱情，就會變得誰也擋不住。知道你的「為什麼」，絕對是重要的，因為它能把你遭遇的每一件事，都轉化成踏腳石，而不是絆腳石。

箇中關鍵是發現讓你想要完成任務，具備個人意義、激勵性、壓倒性、完全無法抗拒的理由。假如這個理由只是三心二意的宣言，是不會成功的，像是「我需要甩脫內臟脂肪，因為我的醫生說它會造成我高血壓。」無論如何，假如血壓變低真的能讓你興奮，就把它當成你的理由。假如不能讓你興奮，就找個能讓你興奮的理由。深入鑽研一個能點燃你熱情的理由。

⊙為什麼是熱情？

熱情給我們力量。熱情給我們能量。熱情改變我們大腦和身體的化學作用。當我們對一件事有熱情，我們很自然會啟動開關、專心致志，並且火力全開。我們不需要找方法激勵自己，因為我們本身就有動機。

熱情讓我們能做從來沒想過有能力去做的事情。當我與某人熱戀，會為他做任何事——甚至是看橄欖球賽。當我已經失去愛的熱情，我還寧可閒看油漆變乾。我要向所有的橄欖球迷致歉，它實在激不起我的興奮。

熱情會刺激大腦分泌一些與成功有關的化學物質：多巴胺、腎上腺素（adrenaline）與乙醯膽鹼（acetylcholine）。多巴胺打開我們的心智、擴張我們的視野、讓我們感覺很棒，促使我們繼續這些活動。它是產生愉悅感最有力的化學物質。乙醯膽鹼帶給我們大量湧進的能量，不管我們做什麼，表現都能獲得提升。它讓我們更強大、更迅速，也更警覺。乙醯膽鹼讓我們的專注力變得集中，每當我們建立起一個新習慣，它會負責鞏固這些大腦改變。此外，腦成像研究已經顯示，當我們對某件事有熱情，會啟動更多腦細胞，所以就有更多資源、更有創意。

想要達成目標的深切欲望賦予我們影響力，不管目標是什麼，都會努力使它們成真。熱情的作用就像渦輪增壓器：在極限運作的情況下求生時，增加引擎輸出的能量。所幸沒有什麼任務需要你做任何極限的事。重點是當你對目標的渴望超過你對糖的渴望，就會戒掉吃糖的習慣。假如你感覺自己是個沒熱情的人，或是沒有什麼能點燃你的熱情，也別擔心。只要你能挖掘出一個在情緒上對你攸關重大的理由，就能驅動你實現你的任務宣言。

情緒上的原因，能讓我們在重重困難之下完成不可思議的事蹟。

開始行動

第一部分：為創造你的熱情宣言奠定基礎

你的熱情宣言將你的價值宣言和任務宣言緊緊相繫。

步驟 1

在你的任務手冊裡，寫下你對下列問題的答案。給自己最多兩分鐘的時間回答每一個問題。無需任何審視，只需快速寫下，看看會寫出什麼內容。假如你發現自己認為問題都是重複的，無論如何還是繼續寫下來。用不同的方式問一樣的問題，可能會導出不同的答案。假如有個答案一直出現，它對你可能就是最重要的。你不需要跟任何人分享你的理由，你的理由對任何人都沒有意義也無所謂，它對**你**很重要就好了。

- 是什麼動機讓你拿起這本書？有某個刺激或特別事件讓你感覺「我必須做這個」嗎？
- 變得更輕盈、更健康，對你來說意味著什麼？
- 為什麼那對你很重要？
- 假如你處於最佳健康狀態，會讓你的生活有什麼不同？
- 對你來說，變得自由是什麼樣貌？
- 排除多餘的脂肪，你感覺自己會獲得什麼？
- 讓你身體的負擔變輕盈，是什麼感覺？
- 你想要對自己的身體有什麼感覺？
- 擁有一個讓你滿意和舒適的身體，為什麼讓你興奮？
- 當你完成寫下來的任務宣言，會感覺如何？

步驟 2

檢查你的答案。有沒有哪一項令你驚訝？你想針對寫下的哪些內容詳細說明嗎？現在就這麼做。

步驟 3

你的答案是否與即將到來的事件像是婚禮或返校日相關？你是否集中在某個特定的結果，像是懷孕？或者，在你的餘生裡，這些理由都適用嗎？

步驟 4

假如你想要在一件即將發生事件裡感覺棒透了，那很好。它會成為一個有力的動機，讓你保持出任務的狀態。而擁有一個或多個理由讓你在事件過後仍然保持出任務，也同樣重要。什麼樣的壓倒性理由，讓你想要達成自己寫下的任務宣言？

現在，你已經暖好身了，碼表設定五分鐘。你一按下去，就繼續寫，直到你想出要達成任務的五十個理由！你只有五分鐘去想出五十個理由，所以要盡可能寫快一點。這是可以做到的，而且你也對做到。你可以重複步驟一的答案，但不要去看。只要寫就好了。

這個活動會刺激腎上腺素的分泌，從而增進你的專注力、資源豐富性以及思考的敏銳度。你會發現更多不一樣的答案，比你給自己一小時、一個理由想半天還要多。它也是一個方法，去挖掘情緒上的理由，而不是理性上的理由。你的意識沒有時間介入去否決你潛意識（你的船員）拋出來的事物。找出你的船員知道、你的船長卻未意識到的事。

當你的時間到了，讀一遍你的答案。把你感覺最重要的事項標示出來。還是說，它們全都很重要？這裡沒有任何對錯的方法。

以下概要列舉一些由靜修參與者提出的理由。你的一些理由可能與你的任務宣言重疊。那也沒關係。假如你持續回到同一點，就表示已經找到什麼是對你最重要的事情。重複聚焦在你想要的事情上，能為你的大腦重新布線，以實現你想要的目標。

- 我想要感覺自由。

- 我厭惡且厭倦了感覺生病和疲倦。
- 我想要掌控自己的生活。我的健康問題告訴我，我的生活失衡了。
- 我的多餘脂肪導致關節炎。
- 我最近被診斷出罹患第二型糖尿病，而一想到餘生要接受的藥物治療就嚇壞我了。
- 我厭惡意識到自己身體狀況的感覺。
- 我想要自我感覺良好。
- 我感覺自己超標的體脂在我跟其他人之間形成障礙。我想讓別人也能進入我的生活。
- 我的自我意識阻止我展現自己的真實個性。
- 我希望能陪著我的孩子跑來跑去。
- 我不想要在家庭旅行時拖慢大家。
- 我想要能走上一大階樓梯，而不感覺氣喘吁吁。
- 我的醫生說，我隨時可能會心臟病發作。
- 我想要體驗成就感。
- 我希望卵巢的功能正常，讓我順利懷孕。
- 我想知道輕盈和自由的感覺如何。
- 我不希望感覺自己從人生中退縮。
- 我想要加入警力。

- 我不想英年早逝。
- 我想要活出最充實的人生。
- 我知道假如能達成自己的健康目標，就可以達成任何事。
- 我想要看起來很棒。

步驟 5

看看剛才你標示為最重要的理由。假如你有十項，直覺選出你覺得可觸動你最深層「為什麼」的三項。然後，為你的頭三項理由，應用以下的流程。

1. 問自己「為什麼這個理由對我這麼重要？」或者「為什麼我想要……」。
2. 在回應你的答案時，再一次問自己為什麼。「我的理由為什麼對我很重要？」
3. 針對你的頭三個理由的每一個，都要自問總計五次為什麼，以持續深入探討你的答案。

保持自問為什麼，直到你開始哭泣為止！我不是說你必須真的哭。哭象徵著你開始利用情緒理由而不是邏輯理由，想要達成你的目標。有些人的情況是淚流滿面，有些人則是感覺到一股湧上的興奮感或一種平靜的堅定感。

這個技巧能引出在你理由背後的最終動機，揭露你最深層的動力。也許你已經在前面的步驟中發現了這件事，非常好！萬一你沒發現，那麼這個最後的練習是否讓你看到，原來某件你過去未能意識到的事，竟對你如此重要？

當你感覺自己已經發現最深層的「為什麼」，接納它帶給你的感覺，並完全體驗它。你對以上問題的答案，形成你熱情宣言的基礎。

開始行動

第二部分：創造你的熱情宣言

你的熱情宣言是一個句子或幾個句子，可以概括你想達成你的任務的最深層理由。

步驟 1

依循你寫任務宣言的同樣標準，創作你的熱情宣言。換句話說，要以像這樣的方式表達：

- 個人的
- 現在式
- 正面的
- 精確的
- 激勵的與**動情**的

以下是根據上述標準所寫下的有效的熱情宣言：

- 我感覺自由！這是世界上最棒的感覺！
- 我掌控自己的生活。我的良好健康狀態告訴我，我的生活取得平衡。

- 我的關節強壯且健康。能自由活動的感覺真令人鬆一口氣。
- 我有健康的血糖值，而且全都是因為我自己的行動。我感覺被賦予驚人的力量。
- 我對自己身體的感覺好極了，這真讓人感到解脫！
- 我感覺與生活中遇到的人有緊密的連結。
- 我對表現真正的自我很有自信。
- 我可以跟我的孩子跑來跑去！看著他們臉上的喜悅，讓我感動落淚。
- 我在家族旅行中領先大家！這感覺太神奇了！
- 我輕鬆爬上一大階的樓梯，耶！
- 我的心臟很健康，我感覺好極了。
- 我體驗到深刻的成就感。
- 我能夠懷孕，而且鼓勵我的孩子過健康的生活。
- 我感覺輕盈與自在，這真是不可思議。
- 我可以做任何事！
- 我參與警力，充實了我的夢想。
- 我很長壽，而且過著快樂的生活。
- 我過著充實的生活。
- 我可以達成任何事，這種感覺真美妙。

• 我看起來很棒。

在你的任務手冊裡，用單獨的一頁寫下完整的熱情宣言。如同你的任務宣言一樣，它可以是一個簡潔的句子或詳盡的段落。你需要它長什麼樣子，就長什麼樣子。

你的熱情宣言不一定要「完美」。你隨時可以增添或修改它。最重要的是，有一些能激起你熱情的東西，並提醒你達成目標的重要性。

步驟 2

記住它：把你的任務手冊擺在床邊，每天早上醒過來、每天晚上睡覺前，都把任務宣言跟熱情宣言拿來讀一讀。你也可以把熱情宣言加進你寫任務宣言的紙上，然後黏在你的鏡子上。這個做法，跟船長激勵船員到達目的地，是類似的道理。

無論你走到哪裡，都把熱情宣言帶著。假如你在排隊等待，就可以抽出來讀一下。一旦你記住了，就持續在每天早上、晚上，以及適當的時機對自己重複一遍。

切記！

當你執行每個任務，都是在改變大腦以療癒你的身體。
每一次你練習一個新的思維或行為，都會建立新的大腦迴路，並弱化舊習慣。
反覆就是重整大腦的關鍵。
品味每個時刻與每一口食物。

任務

11

接受結果不後悔

從現在開始的二十年，你對自己不去做的事情，
會比你確實做了的事情，來得更失望。
所以，丟掉繩結，駛離安全的港灣，
掌握你航行的貿易風（trade winds，譯注：推動船舶往返的季風，也稱「信風」）。探索、逐夢、發現吧！

馬克・吐溫（Mark Twain，美國作家）

你的第十一項任務，如果你選擇接受的話，是：接受結果不後悔。
同情心是神經系統瘦身的第四項技能。

你在任務十一創造自己的解放宣言。

現在，你已經創造了熱情宣言，而且很清楚自己想要完成任務的理由，那麼，什麼是你**不想**成功的理由？

嗄？有什麼理由，會讓你不想要活躍的健康狀態、持續性的活力，以及自己喜愛的身體？這沒有道理，至少，意識的頭腦就不會這麼想。但深入潛意識這個我們情緒健康的監護者，你就會發現，它是絕對說得通的。

以下以我的故事當作例子。

有超過十年的時間，我都在克服飲食失調之中掙扎，而那正是我修習精神病學期間所研究的疾病。我什麼都不想，只想從對身體的厭惡感以及對食物的焦慮中解放，我願意付出任何代價換取無痛苦的進食。我當時的男朋友出於善意，中肯地堅持著：「假如**真**想這麼做，只要放棄你面對食物表現出來的瘋狂行為，並停止暴食就好了。你顯然並**不想**放棄狂吃巧克力。」不用說，我必須阻止自己想把他的頭按到水裡的衝動。

「你是什麼意思，你是說我**不想**結束與食物的瘋狂關係嗎？我已經看過無數個治療師，也參加過雪梨每一個支持團體了！」

然而，有一天，我終於恍然大悟，放棄失調的進食意味著會讓我置於險境，而對我來說，這件事甚至比變健康更重要：討人喜歡。在二十五歲以前，我習慣當個「非常好」的人。我總是「做對的事」，從來不生氣，也不惜任何代價避免衝突。我從來不抱怨，看起來也沒有什麼事能激怒我，因為我知道自己總是有Tim Tam（譯注：澳洲風行的巧克力餅乾）或麥提莎巧克力球（Maltesers），還有大批吉百利牛奶巧克力（Cadbury's Dairy Milk），一回到家就可以大快朵頤。我白天可以累積這些情緒，因為我的巧克力朋友會等著在晚上安慰我。假如把它們帶走，我可能會變成什麼樣子？假如沒有這個出口，我要如何撐過每一件事？事實上，我可能必須建立我的界線，或是偶爾說「不」。但假如我這麼做，人們可能會不喜歡我，而且不再覺得我「人很好」。繼續飲食失調，比變得不再「人很好」好多了。

聽起來沒什麼邏輯，但這就是潛意識有時候運作的方式。暴食對我是重要的，它能讓我從情緒風暴中存活下來，因為我不知道如何管理有害的情緒。即使我意識到自己不想再暴食了，潛意識卻感覺遭到威脅。而既然潛意識比意識來得更有力，我就沒有機會了。首先，我要做的，是學習如何與共事的人維持和諧關係，但不用感覺妥協或失去自我。閱讀美國心理學家海瑞亞・勒納（Harriet Goldhor Lerner）的論文（見本章結束時的推薦閱讀書目），對我有很大的幫助。

什麼潛意識的因素，可能會在你與食物或是你與自己身體的關係上，扮演重要的角色？你的狀況可能跟我非常不同。無論如何，當你發現自己的答案，要對自己心存同情。你最大的悔恨，會激發你獲得最最大的成果。

美國喜劇演員兼電視主持人羅西・歐唐納（Rosie O'Donnell），在做過胃繞道手術之後，甩脫五十磅（二十三公斤）。然而，她並沒有得意洋洋，相反地，她發現脂肪變少之後，感覺脆弱且毫無防備。羅西在兒童時期曾遭受性侵害，然後她增重，從中得到被保護的感覺。就她的情況，多餘的體脂讓她得以在自己和其他人之間拉開距離。當這個屏障不見了，她需要學習以新的方式處理焦慮，而這些方式不包括用食物麻痺自己。

美國作家兼大學講師羅克珊・蓋（Roxane Gay）曾經談到把增重當作控制的一種可能形式。她在十二歲的時候遭人輪暴，她記得這件事如何深刻改變她對自己身體的觀感。她談到把身體吃成一個堡壘，在二十幾歲時，她希望自己的尺碼可以大到在男性眼中是隱形的。當這個做法不成功，她決定轉而改變看待自己的方式。

一項檢視了包括十一萬二千位參與者的二十三項研究之報告，發表於二〇一四年出版的《肥胖症評論》（*Obesity Reviews*）期刊中，發現兒童時期被侵害，不管是身體的、性方面的、情緒或一般的，他們成年後發展出肥胖症的風險增加百分之三十四。被侵害得越嚴重，風險就越大，極度嚴重的侵害，風險可以增加到百分之五十。領導這項研究的艾瑞克・賀明森（Erik Hemmingsson）說明這個過程背後的機制，可能包括一個複雜的相互作用，像是壓力、負面思考模式、破碎的自尊、心理健康遭侵蝕，甚至是身體的反彈，像是發炎狀況增加以及免疫功能低落。

這不是說每個曾經受虐或遭受性暴力的人，都會變得肥胖，或是會以食物來管理他們的焦慮。然而，假如這是你體驗過的事情，自問那是否可能在你與食物或自己身體的關係中，扮演重要的角色，就很重要了。

肥胖但未過重的兒童更容易被霸凌，這會導致其他一連串可能需要處理的生理和情緒問題。重點是，有時候，出現身體問題（多餘的體脂），是源自於我們小時候受到的身體或情緒創傷。我們知道這件事已有很長一段時間，但往往不是討論與體脂有關的議題。假如碰到這個狀況的是你，我鼓勵你尋求專業諮詢。與你的身體及食物和平相處，是你能給自己以及給你接觸過的每個人最大的禮物之一。

開始行動

第一部分：找到你的理由

步驟 1

你不想達成任務的一個理由或幾個理由可能是什麼？或者，為什麼不想擁有自己喜愛的身體？在你的任務手冊裡，寫下以下問題的答案。我故意在一些問題中用「失去體重」（weight loss，也就是「減重」）這個詞，是為了觸發你對「失去」（loss）這個字的感覺。第一次回答下列問題時，設定一個計時器，每分鐘響一次，讓你每個問題只能花六十秒來回答。盡可能快速寫下來，並盡可能想出最多理由。

- 你為什麼**不想**減重？
- 有什麼可能的利益或好處，讓你不想改變，也不想達成任務？
- 你對達成任務有什麼恐懼？
- 假如你失去體重，還有什麼東西也會失去？
- 當你達成任務，生活上還有什麼可能的改變是你並不想改變的？
- 你認為變得更輕盈或更健康，可能讓你付出什麼代價？
- 以上的問題，如果你都回答「沒有」或「不」，那麼是什麼妨礙你達到自己想要的身體狀況？
- 即使你已經想出以上這些問題的答案，還有什麼能阻止你達到自己最健康的身體狀況？

步驟 2

假如你對運動感覺煩躁，或是被卡住了不知如何回應，別擔心。這些只不過是你的潛意識所耍的花招，因為它不想提供會挑起傷痛或不舒服的答案。假如你沒有想出任何答案，或是你不覺得已經成功回答，再閱讀每個問題一次，然後閉上眼睛，搞清楚它們讓你感覺如何。假如你體驗到不安、惱人或抗拒，問自己它是跟什麼有關的事。假如你感覺完全自在，就繼續到下個問題。

步驟 3

以下的一些回應，來自我的靜修參與者。我把它們納入，讓你看到食物影響我們行為的因素有多麼廣泛而多元。

1 你為什麼**不想**減重？

- 這給了我一個沒有伴的藉口。我可以怪罪別人用外表來評判我，那樣我就不需要對自己的生活負起責任。
- 我不想放棄吃我最愛的食物。我知道，任務二讓我吃喜歡的食物，但我實在不太信任自己的判斷，而食物全都感覺難以抗拒。

2 有什麼可能的利益或好處，讓你不想改變，也不想達成任務？

- 我還在生我爸的氣。
- 我的健康不良顯示別人加諸給我多少壓力。假如我對生活負起全責，他們可能意識到我有多堅強。帶著多餘的脂肪能滿足我想要獲得的認同。

3 你對達成任務有什麼恐懼？

- 我害怕要下太多苦工。
- 我怕它可能會轉移我對工作的專注力，而我不想拖慢我的事業進展。
- 我怕它會需要大幅度改變目前的生活，而我沒有時間或精力可以做這麼大的改變。
- 我怕自己與家人變得格格不入。每個人都有多餘的脂肪，如果我沒有，可能會改變我跟他們的關係。我會感覺不到與他們的連結。我可能會沒有「歸屬感」。
- 我怕它會改變我的個性。我不知道為什麼我會這麼想。
- 我怕自己如果變苗條了，會招來討厭的男性注意到我。
- 我怕自己再度陷入被強暴的風險。
- 假如改變體態，我怕伴侶可能會覺得受威脅。
- 我從來沒有苗條過，如果變得比現在更輕盈，我不知道會變成什麼樣子。那讓我有點兒害怕。

4
假如你失去體重，還有什麼東西也會失去？

- 我可能會失去我的社交生活，因為我的社交都圍繞著食物跟飲料。
- 我可能會失去「廚藝大師」的稱號。我的家人跟朋友都愛我的廚藝，而我不想因為新的飲食方式讓他們失望。
- 我知道自己以食物換取舒適感，而我怕會失去這些。

5
當你達成任務，生活上還有什麼可能的改變，是你並不想改變的？

- 人們看待我的方式可能會改變。

- 我可能必須要求伴侶別再塞滿整屋子的垃圾食物，而我不想讓他感覺不好，或是覺得自己做錯了。

6 你認為變得更輕盈或更健康，可能讓你付出什麼代價？

- 它可能會改變我和媽媽的關係。她很愛為我下廚，假如我不吃她準備的每樣東西，會讓她失望。

7 以上問題如果你都回答「沒有」或「不」，是什麼妨礙你達到自己想要的身體狀況？

- 我還不知道該怎麼做。
- 我的代謝很慢。
- 我沒有時間「做對的事」。
- 壓力：我感到壓力時就會吃，而我的工作壓力很大。
- 我絕對無法說服家人吃那些健康的食物，而且對我來說，要煮不一樣的食物實在太麻煩了。
- 我不是運動型的人，我討厭任何形式的運動。
- 我太喜歡吃甜食了。
- 我不能克服對巧克力的渴望。
- 每個人總是帶著蛋糕來工作，不去吃它們太難了。
- 我就是無法打破這個糟糕的飲食習慣。

8 即使你已經想出以上這些問題的答案，還有什麼阻止你達到自己最健康的身體狀況？

- 直到現在，它對我來說從來都不重要。
- 我還不知道從哪裡開始。關於食物就有那麼多對立的建議，我的腦袋還在試著找出該怎麼做。

步驟 4

現在，再看一次你的答案。

有什麼內容是你想增加或詳述的嗎？

你有沒有發現任何讓你驚訝的事情嗎？

你對可能讓你退縮的事情，有更貼近的了解了嗎？

開始行動

第二部分：解除你的理由，把你的後悔轉變為成果

現在，你知道自己不想完成任務的理由了，接下來該怎麼做？你如何放下這些理由，好讓它們不再妨礙你的任務？你真想要放下它們嗎？

步驟 1

假如需要的話，去尋求專業協助。假如你意識到過去的創傷、侵害、霸凌或困苦的生活事件，影響你目前的心智和健康狀態，請尋求專業協助，並把它列為優先處理事項。假如你已經解除你的理由，就跟隨以下的步驟。

步驟 2

覺察。明白覺察的驚人力量。光是知道有個什麼事「在那兒」，就可以帶來無比的自由。有時候，只是意識到某個問題，就足以讓它離開。把某件事從你的潛意識帶到你的意識，能提升有利於意識的力量，因為你知道自己真正在處理的是什麼。

例如，某人寫道，他曾把體重拿來當作沒有伴侶的藉口，然後，在某個靈光一閃的時刻，便立即感覺到自由。他意識到自己的外表，與他的關係地位無關，所以就不再需要緊抓著脂肪不放了。

審視你的表列項目，看看是否有任何理由，因為你現在意識到了所以不再成為理由。就算沒有也沒關係，就只是花個一分鐘查看一下。

步驟 3

認知。知道你所有的理由曾經都是因某個目的而存在的，帶著感激之情，感謝它在你需要時，提供了一個讓你得以生存的機制。了解自己一直運用所擁有的資源做到最好，便能產生自我疼惜的感覺。只要需要，就保持這種自我疼惜的感覺。每次當你又想批判自己時，就回到這種感覺。

步驟 4

質疑它們的效力。你已經表達對理由的感激之情，現在，質疑它們目前的效力。你仍然需要它們，或是它們已經過了「有效使用」日期？測試你的理由，決定它們是否真的有任何實質性用。如果沒有，就把它們刪除，因為它們對你已經沒有用了。

步驟 5

凌駕它們。假如你想要達成目標的理由，也就是你寫下來的熱情宣言，比你不想達成的目標的理由更令人信服，你的熱情宣言就可以凌駕那些讓你退縮的理由。所以，比較那些贊成或反對你完成任務的理由，看看哪一方可以勝過另一方。

假如你的任務宣言和熱情宣言不夠有力，你能添加什麼，好協助它們打破目前的劣勢？什麼事情能夠完全證明你的限制理由是不必要的？假如你能找到更有力的理由，讓自己更輕盈而不是體重更重，你就贏了。你會比自己所想的更容易達成目標，因為你發現自己本能地就在做那些能讓你成功的事。

步驟 6

把你的任務宣言分解成更小、更容易達成的標的。假如因為任務宣言看起來很大，讓你心中充滿壓倒性的恐懼或猶豫，你能把它分解成比較小的、可達成的標的，讓你可以順利完成嗎？檢視你在任務九所列出的客觀與主觀的進展指標。你能指定其中一項作為開始嗎？我們會在任務十三做更多細節上的探討。

步驟 7

把它們轉變為信念。假如你還有任何不想達成任務的其他理由，把它們轉變為信念。換句話說，在你所有的理由前面，寫下「我相信……」這幾個字，這會大幅地弱化它們。它不再是事實的陳述，而是能夠翻轉的意見。

以下是根據靜修參與者提供的一些例子：

- **我相信**體重讓我一直在生爸爸的氣。
- **我相信**健康狀態不佳，反而讓我受到尊重，讓我處於能堅強面對的地位。
- **我相信**我必須放棄吃那些最愛的食物。
- **我相信**要下太多苦功。
- **我相信**它可能會讓我把部分專注力從工作方面移開。
- **我相信**它會需要對我的生活方式，帶來很大的改變。
- **我相信**自己沒有時間或精力，來做這些必要的改變。
- **我相信**我會跟家人變得格格不入。**我相信**它可能會改變我與他們的關係。**我相信**會因此感覺跟他們斷了連結。我相信自己不會有「歸屬感」。
- **我相信**它可能會改變我的個性。
- **我相信**如果變得苗條，會招來男性不必要的注意。
- **我相信**會讓自己再度陷入被強暴的風險。
- **我相信**假如改變體態，可能會讓我的伴侶受到威脅。
- **我相信**假如我變得苗條，會連自己都不認得自己。
- **我相信**自己可能失去社交生活，因為我所有的社交，都圍繞著食物和飲料。
- **我相信**自己會失去「廚藝大師」的稱號。我的家人跟朋友愛我的廚藝，假如我改變烹調的菜單，會讓他們失望。

- **我相信**人們看待我的方式可能會改變。
- **我相信**我的伴侶會覺得很難面對我的改變。
- **我相信**可能會影響我和媽媽的關係。她很愛煮飯給我吃，我相信假如不吃她準備的每一樣食物，會讓她失望。
- **我相信**自己的代謝很慢。
- **我相信**自己不用處理工作上的壓力。
- **我相信**沒時間曾經對我形成阻礙。
- **我相信**自己絕對無法說服家人吃健康的食物。
- **我相信**自己不是運動型的人，而且**我相信**己討厭任何形式的運動。
- **我相信**自己喜歡吃甜食。
- **我相信**自己不能克服對巧克力的渴望。
- **我相信**自己很難抗拒在工作時不吃蛋糕。
- **我相信**自己不能打破不良的飲食習慣。

你看見把「事實」轉變成信念如何削弱它們的力量了嗎？因為產生了懷疑的元素。這個階段你所要做的就是這個：去考慮一個可能性，即事情可能跟你看到的不同。過了下一週，檢視你的信念宣言，挑戰它們的事實性。開始創造不同的說明跟信念，來幫助實現你的任務，而不是阻礙你的任務。去問一問你在信念宣言中提到的人，看看你怕讓它們失望的恐懼是否真的合理。

步驟 8

考驗代價。在你的任務手冊裡，寫下以下這些問題的答案。

- 你對自己的身體狀態感到不開心，讓你付出什麼代價？我說的不是你已經在買節食和抗老產品上的花費。你為自己的理由付出什麼代價？
- 你的體重問題對家人、孩子或父母產生多少影響？
- 看到你為了自己條列的理由，而犧牲掉健康和快樂，讓你有什麼樣的感覺？你的理由值得嗎？或者，它們只是給了你錯誤的安全感？
- 假如沒有完成任務，多年後你會後悔些什麼？放棄你的任務，會有什麼後果？揣摩一下沒有完成任務的生活，對你造成什麼影響。
- 你想要繼續只是為了活下去，還是你活出活躍人生的時候到了？
- 上述問題的回答，是否讓你覺得比較容易放下你的理由了？

步驟 9

把它們丟掉吧。假如你仍然有一些頑固的理由，應用以下的想像法。你可以要求某人讀給你聽，你這個時候要閉上眼睛，聽從指示，或是你可以錄音，之後再播放給自己聽。（或者，你也可以背下來！）

在你開始之前，看看你的理由，並把它們想像成3D彩色物體。它們可以是球、鐵砧、岩石或任何你喜歡的形狀。它們可以是黑色、紅色或任何竄進你心中的混合顏色。運用任何第一個浮現在你腦海的影像。

讓自己舒適，可以坐著或是躺著，並閉上眼睛。把你的注意力帶到呼吸裡。慢慢地、深深地、有意識地呼吸。注意進入你的鼻孔、流進你的肺、讓你胸部擴張的空氣。跟著這氣息的進出流動。你的每一次呼吸，都在滋養你身體的每個細胞。假如你在海洋，想像一下這股空氣會像什麼。想像你在溫暖、平靜、陽光普照的日子，呼吸涼爽、新鮮、海洋般的空氣。

想像你現在站在碼頭，等待登上閃閃發亮的新遊艇。在上船之前，你看到一個裝著清澈液體的高腳杯，放在與你的胸口同高的木頭柱子上。裡面裝著有史以來最有成效的海洋健康特效藥。假如你需要的話，上船之前先喝下。這液體很清涼，令你精神為之一振。

踏上船且走到船頭，也就是甲板前端。放眼瞭望你前面延伸的深藍海洋。感覺皮膚上的溫暖陽光，隨著船慢慢駛離岸邊，感受那股揚起你頭髮的微風。感覺自己在海邊的自由。

當船全速前進時，你注意到背後的甲板向下傾斜。你轉身走到船的另一端，尋找是什麼重量壓在船尾。無論是什麼，它必然很重，因為在你靠近的時候，甲板是向下傾斜的。

當你到達船的後端，會看見一大疊彩色的物體。更靠近檢視時，你確認它們是你不想完成任務的理由！你所有的理由疊成很大的一堆放在船後，讓那裡顯得沉重。

在那堆理由的隔壁，你看見一個大的空袋子跟粗繩子。回顧你的理由，並感謝它們在你生活中扮演的角色。在心理上感謝每一個在你需要時為你服務的理由。告訴每一個理由說，因為你進入了生活的一個新階段，因此不再需要它了。拾起每一個理由，一次一個，好好地向它道別，並放進袋子裡。當你把所有的理由都放進袋子裡了，用粗繩子把它綁起來，確保沒有東西掉落。檢查繩結，確定它夠緊且牢靠。拾起繩子的尾端，把袋子拖到船的前頭，也就是你之前站著的地方。它感覺比你想像的來得重，你的手臂因為把袋子從另一端拉過來而痠痛。當你到達船頭，深呼吸，然後拿起袋子。把它高舉過頭，用盡你的力氣，把袋子能丟多遠就丟多遠，丟進藍色的深海裡。看著它落在水裡，慢慢地下沉，直到它消失在你眼前。現在，你所有的理由都消失了。它們不再讓你沮喪，也不再阻撓你全力以赴。注意到你感覺身體、心理和情緒都變得更輕盈。注意到你感覺自由……放鬆……有力……興奮……興高采烈……快樂……感激……解放……注意到自己臉上笑容可掬。享受這種感覺，多久都可以。

望向海洋，在船加速時，感覺微風拂過你的臉頰。再一次深呼吸，讓海洋的氣息提振你的精神。注意到這氣息進入你的鼻孔、流進你的肺、讓你胸部擴張。跟著這氣息的進出流動。你的每一次呼吸，都在滋養你身體的每個細胞。只要喜歡，請繼續跟隨你的呼吸，多久都可以。當你準備好了，睜開你的眼睛。

這個想像過程，代表你的解放宣言。

任務

12

想像點燃創意

這個世界只是我們想像力的畫布。

亨利・大衛・梭羅（Henry David Thoreau）

你的第十二項任務如果你選擇接受的話，是：
想像點燃創意。
創意是神經系統瘦身的第五項技能。

你在任務十二創造自己的願景宣言。

哈佛醫學院（Harvard Medical School）神經學教授艾爾瓦羅・帕斯寇－李歐恩（Alvaro Pascual-Leone）已經論證出，運用想像力可以改變我們的大腦。他發現，心理練習強化大腦細胞既有的連結，並刺激新連結的形成。

在這許多開創性實驗的第一個，是教授之前沒有經驗的兩組人彈奏鋼琴。在研究開始時，所有參與者經由一個叫做「頭顱磁刺激療法」（transcranial magnetic stimulation, TMS）的技術，繪製他們大腦的「地圖」。這會建立起他們大腦內部的「攝影」，作為基準。其中一組投入標準的實質鋼琴練習。另一組只是設想自己手指按在正確的鍵盤上，並想像聽到自己彈奏出來的音樂，完全沒有做實質的練習。在三天之後，兩組彈奏出來的正確性是一樣的，即使第二組根本不曾實際上接觸鍵盤。五天之後，有實質練習的那一組只比心理練習的那一組略好一點。然而，僅僅經過一堂兩小時的課程，讓他們實際彈奏一曲，心理練習的學生表現得跟實質練習的一樣好。甚至，更驚人的是，這兩組人的大腦地圖顯示出相似的改變。心理練習的人，從大腦傳送到肌肉的運動神經信號，與身體練習的人產生了相同的改變。

這怎麼可能？

這個現象真是驚人，大腦不能分辨真實跟逼真想像的差別。不管我們是在尋找一隻貓，還是我們閉上眼睛在想像一隻貓，大腦發射訊號的神經元以及大腦活化的部位是一樣的；又或者，不管我們是在體驗一個事件，還是想像自己正在體驗那個事件，情況也一樣。

閱讀以下的段落，然後閉上眼睛，跟隨著這個指示。

> 想像一顆檸檬。看著自己把檸檬切成四份，然後撿起其中一片，咬一口。感覺這汁液滴落在你的下巴，酸到你的臉都皺起來了。體驗這個強烈的酸味，在你的舌頭以及在你嘴巴後面的感覺。

現在想像這個畫面。你不需要「逼真的設想」，也能想像出一些來。你要如何把記憶帶進心智裡？運用與這個練習相同的流程。

當你想像咬了檸檬，活化的神經元與你真的咬了檸檬是一樣的。

想著特定的思維，是啟動特定大腦細胞的有力方式。

每次你想著某個想法，就會像每次你的行動表現一樣，經由一條神經路徑發射電子訊號。每一個訊號都會讓包覆在神經纖維（軸突）的髓鞘變厚。髓鞘越厚，傳送就越有效率，細胞的功能表現也會越好。另外，當你運用想像去練習做某件事，就能讓大腦與該任務相關的各種部位都參與行動，而開始建立新的神經網絡。你會長出新的細胞，在細胞之間長出新的連結。關鍵是一次又一次地重複這個思維，就像網球選手一次又一次地練習發球一樣。

你如何能應用這個道理，去改變你的身體，並改善你的健康？

一九九二年，關月（Guang Yue，音譯）博士和凱莉．柯爾（Kelly Cole）博士在《神經生理學》（*Journal of Neurophysiology*）期刊發表的研究，顯示當我們想像運用我們的肌肉，確實就能強化它們！這項研究讓一組人以身體實際練習肌肉，一週五天，為期四週，而另一組人只是想像自己在做這項活動，並將兩組進行比較。進行想像的那組人，看見自己做著跟進行身體練習那組人一樣的練習：十五次最大的收縮，每次做完休息二十秒鐘。一個月之後，重新測試每個人的力氣。身體練習的那一組比研究開始時強壯了百分之三十，想像練習的那一組比開始時強壯了百分之二十二！當我們想像一個行動，負責那個行動的神經元就會發射電子訊號到相關肌肉。這樣的「發射」同時強化神經元和肌肉。結果，當我們真的去執行任務，會好像已經在真實世界練習過一樣，因此會表現得更好。

布魯辛恩（Brouziyne）與摩利納羅（Molinaro）在二〇〇五年八月號的《感知與運動技能》

（*Perceptual and Motor Skills*）期刊發表的研究，證實了心理練習可改善初學者打高爾夫球時的表現。二十三名志願加入的高爾夫球新手被分成三組，其中一組只投入以身體練習「攻上果嶺的擊球」（approach shot，編按：欲一擊上果嶺的那一次揮桿）。第二組結合身體練習與心理練習，而第三組較投入非高爾夫球的其他體育活動。不意外地，身體和心理練習都投入的那群人，在表現上，獲得最大的改善。

一九八三年早期，《科學》（*Science*）期刊發表一個轉折重大的研究，以絲毫不漏的細節，討論想像的力量對我們生理有何影響。有一組受試者被要求針對六種基本情緒做出臉部表情：憤怒、恐懼、厭惡、驚訝、悲傷和快樂。針對每一種情緒，研究人員記錄每一個參與者心跳、手溫、表皮阻力和肌張力的改變。結果，每一種情緒都有一種相對應的身體信號。例如，憤怒的臉產生心跳加速和體溫上升，以及表皮阻力的下降。厭惡產生相反的效應，而恐懼加速心跳卻降低體溫。然後，受試者被要求閉上眼睛，維持沒有表情的撲克臉，並在心裡想像情節、感受六種相同情緒。再一次，同樣記錄心跳、體溫、表皮阻力和肌張力這四種變量。結果是一模一樣！無論他們是扭曲臉部實際表現出情緒，或只是憑**想像**感受情緒，體內所記錄到的改變都是一樣的。大腦和神經系統對實質體驗或想像體驗的反應相同。這給了我們驚人的力量，只要想像我們渴望的事，就可以改變外在現實。我們的大腦跟身體會相應地做出回應。許多近期的研究也顯示，心理上的想像，可以在中風之後輔助恢復神經功能。

每一種想法都會在你的腦中留下腳印。假如你持續思考同樣的想法，就會在腦海中深深留下腳印，並連結起來形成路徑。這就是我們養成習慣的方式。假如你對某件事只有轉瞬即逝的想法，新想法會很快遮住之前想法的軌跡。什麼樣的想法，是你想要變成習慣性的行事方式？持續思考它們。你想要身體看起來跟運作起來如何？在心裡演練你想要成為的樣子。

當你為自己的任務創造一個心理電影，就活化了讓該任務成真所需的神經元。大腦會引發一連串的事件，加速你的新陳代謝、釋放你的脂肪囤積，並提升你的能量水準。你的大腦會生產荷爾蒙來降低你的胃口，並影響你的行為，來改善你的健康。大腦會控制身體的處理流程，以便讓你自然地朝目標的方向邁進。

開始行動

創造你的願景宣言

閱讀你的任務與熱情宣言，然後想像你對下列問題的答案。你的答案會構成你的願景宣言：一部讓你完成任務的心理電影。假如你不知道某些問題的答案，就猜一猜或編造一下！答案就是你想要的任何東西。你的心智正在創造了一個讓身體來趕上的現實。盡可能運用最多感官，讓你的心理電影盡可能生動且引人入勝。不需要任何強迫。你只是做做白日夢，為你自己想像新的可能性，而不是試著說服自己任何事。放輕鬆，讓自己享受正面感覺的相伴。有任何「這樣不是很好嗎」等有趣或探聽的看法嗎？

把步驟一到七的問題和指示做成錄音是一個好點子，你可以每天聆聽，讓它們引導你想像。一陣子之後，你就不會需要這些問題了。你會發現自己在心裡自動播放這些場景，就好像你在回想快樂的記憶那樣。

第一次設定任何東西，可能會看似吃力且耗時。第一次設定你的願景宣言（或心理電影），你也許想努力看見清晰的影像，而你的心智可能飄到別的事情上了。這是正常的。有效的想像是一種可學習且可經由練習改善的技能。目前，如果你對心裡正在「看」的東西只有朦朧感，其實就夠好了。這個過程對於創造新的神經路徑還是有效的。給自己時間去變成行家。

步驟 1

放輕鬆。你會注意到，本書從頭到尾提到的所有想像／沉思／冥想活動，它們的開始和結束方式都是一樣的。這會啟動你的大腦以更快的速度進入催眠般的狀態，也很容易每一次都聽到一樣的語詞。這意味著你的船員（潛意識），會讓你更能接受以下的建議。以相同的語詞結束，對你的大腦來說，意味著是時候回到意識的平常狀態了。

讓你自己感覺舒適，可以坐著或躺著，而且閉上眼睛。把注意力集中在呼吸上。慢慢地、深深地、有意識地呼吸。注意那些進入你的鼻孔、流進你的肺，以及擴張你胸腔的氣息。

跟隨這些的氣息流出身體。你呼吸的每一口，都能滋養身體的每一個細胞。持續進行三次緩慢、深長、有意識的呼吸。當你感覺放輕鬆且自在時，回答下列問題。

步驟 2

你的新現實看起來像什麼？

1 想像你已經完成你的瘦身可能任務，描述你現在看起來如何。
2 你臉上是什麼表情？
3 你現在穿著什麼？
4 你要做什麼？允許自己去做夢，並超越目前的任何限制。
5 你還能在生活中看見什麼，可以表明你已經完成任務了？
6 你想像的畫面是彩色或黑白的？假如你的影像是黑白的，用彩色的版本再重複一次這個過程。假如你已經看見彩色的了，盡可能讓它們變得明亮且生動。

步驟 3

你的新現實讓你可以做什麼？

1 在這些你已經創造的場景中，有很多行動嗎？假如你的影像是靜態的，加上一些在大海游泳、沿著海邊跑步、爬山、騎車，或是進入一個空間，眾人都讚美你看起來光芒四射等形式的動作。
2 假裝你正在創造一個電影預告。什麼樣的動作場景，會讓你想看這部你自己成功故事的電影？

步驟 4

你的新現實聽起來像什麼？

1 你對自己說什麼？ 2 你如何講述自己？ 3 其他人對你說什麼？

步驟 5

你的新現實感覺起來如何？

1 變得輕盈且健康感覺如何？

2 達成你的目標感覺如何？

3 擁有一個可支援你最佳健康與你家人最佳健康的生活形態，感覺如何？

回想本書的第一部談到改變你大腦的五大因素，我們的情緒連線，比我們的認知連線更加深入。當你體驗到與洗向有關聯的正面情緒，就創造一個新的情緒迴路，與單只有影像相比，可更有力地推動你朝目標前進。請真正地為你的新現實感到興奮，將它與「哇，太棒了！」（Wow!）的感覺聯繫起來。

步驟 6

你是觀察者或參與者嗎？

1 當你運用想像時，你所看見的電影，是好像前面有一個螢幕一樣（觀察），或是你身在其中，從你的身體看出去的（參與）？大部分的人會偏好其中一種視角，有些人會在兩種之間切換。你所預設或偏好的想像模式是哪一種？

2 當你是個觀察者，也就是「抽離的」，在照鏡子時，會逐漸熟悉你開始看到的東西。當你是參與者，也就是「相關聯的」，你通常會對與完成任務有關聯的感情產生更強烈的感受。

3 在兩者之間切換就兼顧兩種觀點，那會增加你想像的力量。我的預設值是觀察者，而我也把變成參與者列入考量。成為參與者，讓我與我的想像產生更強大的情緒連結。

步驟 7

放映你的心理電影。現在，把你所有的答案放在一起，創造一個電影片段。感受這些你用全彩、行動、情緒來描述現實生活場景所創造的影像、聲音和感覺。這是你的生活即將充滿吸引力的預告。假如你繼續在腦海裡重複播放它的話，任何阻礙你的習慣或潛意識問題，都會被你的新程式所覆蓋。它沒有像聽起來的那麼艱難，反正我們都要思考事情，倒不如也思考能創造你想要的生活的事情。想像你的目標，就能重整你的大腦。

步驟 8

不要重播負面經驗。你的想像要達到效果，必不可缺的要素是不要彩排負面生活經驗來對抗它。我刻意用「彩排」這個詞，是因為當我們我們在心裡重播錯誤或有害的情節，就等於是在彩排。要認清你的思維很有力量，會支配你的行為、影響你身體機能。假如你某一天過得不好，或是真希望收回自己說過的某句話，請盡一切力量把這個想法趕出你的腦海。寫下道歉信，告訴自己每個人偶爾都會無意中說出讓人尷尬的話，告訴自己以後會如何改進，或是找個人傾吐，讓他幫助你忘記這件事。設法從閃失中學習，但不要在你心中一再彩排這件事。因為它已經形成一片負面烏雲了，即使它根本沒有對你的目標做什麼事，也是一種自我破壞，讓你遠離目標。在你心中把過去的錯誤一筆勾銷，好讓你創造你想要的生活。你可以隨時在心裡體驗成功。在這個過程中，你就是在設定自己，為外在世界的成功做好準備。

步驟 9

讓它成為日常習慣。心理練習就像身體練習一樣運作。你越常到網球場上打網球，在比賽時的表現就會越進步。你越常在心裡練習你更輕盈、更健康的模樣，就會越快在現實中變得越輕盈、更健康。

每天早上跟下午，在你讀過（或憑記憶背誦）你的任務宣言及熱情宣言之後，以一部心理電影重演你的願景宣言。一旦變成例行公事，做完這三個宣言只要花幾分鐘，而它們會創造一個你每天在其中生活的情境。為使想像產生效果，持續性是關鍵。假如你不持續強化神經迴路的話，它們會弱化。以正面觀點來說，這是如何克服有害思考習慣的方法。你如何思考與你如何做事一樣，都是習慣。開始以不同的方式思考，你的舊思考形態很快就會廢棄了。甚至你在前一個任務挖掘出來的潛意識問題，都會鬆去對你的掌控。在你已經試著運用想像幾個月之後，會自動開始如你在願景宣言（心理電影）中所述的那樣思考、感覺和行動。即使你的身體還不太跟得上，你也知道有一天它會做到。你的自我形象或內在認同會改變，成為一個更輕盈、更健康的人。持續重播你的心理電影，想播多久都可以。當你開始達成你的初始目標時，持續更新你的場景。

任務

13

承諾創造能力

你只要信任自己，就會知道如何生活。

約翰・沃夫崗・馮・歌德（Johann Wolfgang von Goethe）

懷疑讓我們害怕嘗試，
以致失去我們往往可能會得到的美好。

莎士比亞（Shakespeare）

你的第十三項任務，如果你選擇接受的話，是：
承諾創造能力。
承諾是神經系統瘦身的第六項技能。

你在任務十三做出一個承諾。

承諾變得精實！

下定決心，健康不可討價還價。就是那樣！沒有也許、沒有藉口、沒有看狀況、沒有條件，無論如何：承諾變得精實。這就是所有要做的事：只要一個決定，其他一切會自己進行。而且，承諾**現在**就去做。不是明天，不是下個月，不是耶誕節過後，不是在恐懼自己別無選擇之後，就是現在去做。

我們非常擅長玩這樣的遊戲：「等到……，我就會承諾變得精實。」等到我們蓋好這棟房子，我就會承諾變得精實，我必須把我們頭上弄個屋頂這件事列為優先。等到我們付清貸款，我就會承諾變得精實，你根本不知道利率慘澹的狀況。等到孩子開始上學，我就承諾變得精實。等到孩子完成學業，我就承諾變得精實。等到孩子找到工作，我就承諾變得精實。等到孩子結婚，我就承諾變得精實。等到孫子開始上學，我就承諾變得精實。等到我從三重心臟繞道手術復原之後，就承諾變得精實……

暫時有變成永久的習慣，直到你危機當頭為止。

為什麼要等到那個時候？

你對於完成任務有什麼猶豫之處？

什麼原因造成你推遲這種極度快樂的感覺？

為什麼要停在喊痛的「噢」（OW）階段，明明生活可能是興奮的「哇」（WOW）？

什麼能讓你對自己的最佳健康狀態做出承諾？

所有列在雕塑身形之上的優先事項，只要你對自己感覺良好，都會取得更多得多的獎勵。而最大的獎勵，會是你不再只感覺良好，而是感覺超棒！在你做每一件事時，都會投注更多生命與積極行動。在你做每一件事時，都會變得更有熱情，也更有樂趣。在你做每一件事時，都會完成得更有效率，因為你擁有更多精力與自信。

你們有一些人可能已經做出承諾要出任務，而且要過充實的生活。恭喜！我毫不懷疑你會感覺到，這是你做過的最好決定。

假如你還沒有承諾要成功、而不只是活下來，也沒有承諾要傑出、而不只是存在，是什麼仍然拖住你，讓你退縮？你仍然相信，絕佳的健康狀態跟有活力的生活意味著放棄多過獲得嗎？承諾這個想法讓你感覺緊張嗎？就像學校老師曾經告訴我的：「假如某件事讓你緊張，你做這件事獲得的東西，就會比你期待的更多。」

我不能評定感覺自由與健康而油然產生的興奮是什麼價值，我認識的任何人也不能。直到真的感覺到，我永遠無法預測這種感覺會有多好。當你承諾變得精實，就會發現生活不只是這樣，還有很多可能性。

你的任務時刻會是什麼模樣？這個時刻是當某件事闖進你的內心，而你告訴自己：「就是那樣！我值得**過**生活，而不是在旁邊看著生活一天天過去。」

你是不是因為總是很累，而錯失做事情的機會？你是否因為覺得穿泳衣太尷尬，而只能坐在沙灘看著家人去游泳？你是否厭倦不能走進商店買合身衣服這件事？你是否因為不想見人，而拒絕邀約？你是不是就是感覺悲慘，不知道如何扭轉這一切？

第一步，是決定你受夠了，而且想要更好的生活。一個好得多的生活。在你所喜愛的身體裡，過著活躍而健康，且長保生命力的生活。我一直等到現在才提出第一步的理由，是你必須準備好了。你需要相信你是值得的，而且你做得到。頭十二個任務已經引導你走過改變的頭兩個階段，並建立你對那是可能的信念。

改變的階段是：

1 思考前期（無意圖期）＝**過生活，而不是節食**

2 沉思期（意圖期）＝**做自己，而不是全面翻新**

3 準備期＝**要有愛，不要開戰**

4 行動期＝**要好玩，不要強制**

5 維持期＝**要有方向，而不強求完美**

自由與任務不是嚴格地局限在改變階段。它們都會引導你行動，也會引發改變。但利用區分階段的方式來看帶它們，是有用的。

在我們著手改變時，感覺緊張是正常的。到我們五歲的時候，就已經聽過「不」或「別」這類語詞大約四萬次了。身為移民父母的獨生女，我在這方面的估計可能相對保守。相反地，在同樣的期間，我們聽過「好」的次數只有五千次。身為移民父母的獨生女，我在這方面的估計可能太過樂觀！負面語詞是正面語詞的八倍，雖然他們可能是善意的，像是「不，別這麼做！」「別跌倒！」「別碰！」「別跑！」「別這麼懶散！」「別潑出來！」「別跟陌生人講話！」「別對奶奶這麼沒禮貌！」。

身為成年人，那些「別」與「不」已經內化了，當我們為某件事奮鬥，內心的預設就是懷疑自己。但承諾有一個神奇的地方：只要承諾，就會產生能力，繼而實現承諾。我們一承諾做到某件事，這裡要強調是真的做出承諾，就體驗到內在的轉變，而實現的方法就會自己出現。我們的藉口好像就消失了，怎麼辦到的？因為承諾會改變我們的焦點及自我形象，這是打開成功的大門的兩大關鍵。

⊙ 承諾與聚焦

承諾會改變我們看待生活的濾鏡，因為我們不是用眼睛看，而是用大腦。我們與生俱來就只看到自己在追尋的東西。我在公園裡，看到有個帶著兩個小孩的女人走在我前頭。其中一個小男孩明顯對腳踏車很著迷，因為他興奮地指著從他們旁邊騎過去的每一個腳踏車騎士。另一個小女孩就不在意那些騎士，因為她被盤旋在花上面的蝴蝶吸引。男孩沒注意到蝴蝶，而女孩沒注意到騎士。在我們對健康做出承諾之前，一切看起來都很困難。當我們開始尋找方法來轉移生活方式，機會才會出現：否則我們可能因為並沒有在尋找，而去錯過這些機會。你的公司開始提供免費的健身房會員資格；你最好的朋友開始問你是否要跟她去上森巴舞課程；你開始看見農夫市集可以送貨到家的廣告。或小或大的奇蹟，好像開始依照你的方法出現了。

⊙承諾與自我形象

你如何看待自己？

你的自我形象代表你如何看待自己；那是你為自己建構的心理圖像。無論你看自己是強壯或弱小、有紀律或懶惰、冷靜或暴躁、苗條或肥胖，所有這些特徵，都是你自我形象的一部分。它可能符合，也可能不符合別人眼中的你。因此，你的自我形象是一種信念設定，關於你是誰、你這個人如何的設定，而這來自你對自己累積生活經驗的**詮釋**：你的成功、錯誤、難堪、磨難，以及別人回應你的方式。這裡強調**詮釋**，是因為你的自我形象不盡然是正確的，而它絕對不是固定的。它是你無意識從生活所有發生的事件中總結出來的結果。然而，你的自我形象，卻對你施加了巨大的凌駕力量。

自我形象會指定你所有的行動、行為與能力。它設定你個人成就的邊界：它限制你能做和不能做的事情。你說的和做的每一件事，總是跟你的自我形象一致。你總是依據你相信那就是自己的樣子來表現，就是不能表現得像別的樣子。因為如此，你的經驗似乎也一直在證實且因此強化你的自我形象。假如你賦予自我信念力量，例如「每當我想到什麼，都知道將會成功」，就會為了成功而自我設定。假如你限制自我的信念，例如「我總是那麼圓胖，那就是我的樣子」或「我的代謝很慢」，它們就會讓你一直卡在原處。你會不斷把多餘的脂肪吸回來，不管你做了多少困難的改變嘗試。擴張你的自我形象，就會為自己擴充可能性。

我們對自己的信念會讓我們做出許多決定和選擇，並影響我們在某件事投入多少努力。假如在做某件事時，我相信自己擅長此道，當我遇到障礙時就會起而挑戰，並享受克服它帶來的愉悅。假如我不相信自己擅長此道，障礙就會感覺像是不能克服的問題。我呻吟且抱怨，還告訴自己一切都太難了，本來就不可能成事。於是，我很快就放棄了。狀況儘管相同，如果用兩種不同的態度，就會有兩種不同的結果。我們不是依**事情**的樣貌看待它們，而是依**我們**的狀態看待事情。**我們總說看到就會相信（眼見為憑）**，**反過來說，相信就會看到**。

你的自我形象也決定了，在任何特定狀況下，正面思考究竟有效還是無效。正面思考只有在它與你的自我形象一致時才有效。假如與你的自我形象相牴觸，正面思考就不會奏效。自我形象主宰一切。改變你的自我形象，就會改變你的生活。看似不可能的事情，也會突然變得可能。

我們能如何改變自我形象？以下有一些方式：

- 我們會經歷一次粉碎我們世界觀的事件，使得自我形象隨之破滅。我就有這種經驗，當時我的朋友罹病末期，而我就陪在他床邊。那不是我們有意識的安排，它就是突然發生了。

‧ 我們為自己設想一個新的現實：那是你為何要在任務十二創造願景宣言的原因之一。你可能已經體驗過，在重複觀賞心理電影時，你的回應會是自我形象的轉變。

‧ 我們有意識地改變自我對話：那是任務十四以及〈要有愛，不要開戰〉這個章節引導你去做的事。

‧ 我們承諾以新的方式而存在。假如你還沒有這麼做的話，那就是你將要去做的事。

承諾之所以帶來自由，是因為承諾會引導你做決定，釋出你的心智能量以便將事情做到。當你承諾某件事，就不再有圍繞著「我今天會不會去跑步？」這種內心掙扎。承諾達成目標，就已經確立了你的決定，並釋放自己以全速向前進。

開始行動

步驟1

就你要完成任務的承諾而言，評估你做到什麼程度了。從一（一點兒也沒做）到十分（完全做到）來看，你做到幾分了？

現在你已閱讀完這章，並了解承諾的力量，還需要發生什麼事才能讓你做出承諾？不管你需要做什麼，就做吧。

步驟 2

有些人能把「開始吧」這個詞作為出發，做出「出任務」的承諾，並且有條不紊地一次完成一個我交付給他們的任務。假如你就是這樣，繼續這麼做。好極了！

假如你一想到要對包羅萬象的任務做出承諾，仍然感覺被吞沒，別擔心，你仍然會達成的。對你來說，力量落在承諾即將採取第一步，而且就只是第一步。那就是所有你需要決定的事。你現在就可以承諾開始的**一個**小小的健康改變是什麼？

翻到任務手冊的最後一頁，在這一頁的最上頭寫下這樣的標題：「我的步驟」。在標題下面寫下摘自美國心理學家威廉．詹姆斯（William James）的句子：「採取行動，好像你做的事情將造成什麼不同一樣。那麼，就真的會有所不同。」然後，寫下你的第一個步驟，並幫它編號。

以下的例子，是一些你可能會想要從它們開始的小步驟：

- 每週減少一湯匙的糖分攝取。
- 工作時總是爬樓梯，而不使用電梯。
- 每天裝滿一瓶水去上班，然後在下班回家時把它喝完。
- 每天帶一份水果去上班。
- 造訪在地的健身房，看看自己想不想加入。
- 找出離我最近的農夫市集在哪裡。
- 每天離開我的辦公桌去吃午餐。

步驟 3

當你達成你的第一步，把它打勾，然後加上另一個步驟。再一次選一件對你意義重大的小事，讓你可以承諾直接開始。每次你完成一個步驟，就勾掉它，再加上另一個。在你的這段旅程開始時，沒有一定要知道通往絕佳健康狀態路徑上的所有步驟。當你完成一個步驟，下一個步驟就會自己出現。假如你站在梯子的最底部，你不會知道到達最頂端時會看見什麼。你每爬上一個梯階，就會站得更高、看得更遠。同樣地，你所完成的每一步自會告訴你下一步是什麼。記得每次在完成之後，就勾掉那個步驟。那會帶給你成就感，激勵你繼續前進。從看到所有勾掉的項目，並回首看到你所有做出的改變，會讓你開始受到鼓舞。

步驟 4

如果一次想到的步驟不只一個，也儘管寫下來，但先去做你能承諾一次完成的部分。你會發現，當你透過每個任務而持續有進展，隨便想出一大堆步驟是非常簡單的。你很快會發現自己產生了動力，並樂在其中！

步驟 5

承諾每天早晚檢視你的任務宣言跟熱情宣言，並連帶「觀看」你的心理電影。養成這個習慣，是你承諾達成長期成功的宣言。

步驟 6

承諾記住這句中國俗諺：「千里之行，始於足下。」

任務

14

打造「能做到」罐，而不是糖果罐

假如你認為自己可以，或是假如你認為自己不行，
總有一個想法是對的。

亨利・福特（Henry Ford）

你的第十四項任務，如果你選擇接受的話，是：打造「能做到」（Can-do）罐，而不是糖果（candy）罐。
好奇心是神經系統瘦身的第七項技能。

在本任務，創造你的「能做到罐」（Can-do Jar）。找一個大的、漂亮的、透明的罐子，並貼上名為「能做到罐」的標籤。

邀你的家人跟你玩個遊戲。只要有人不小心說出「不行」這個字，就要在罐子裡丟一枚硬幣。等到罐子裝滿，就拿去捐贈給你支持的慈善機構，然後繼續進行這個遊戲。

為什麼要這麼做？

「不行」這個字會噎住你的大腦，好像是給大腦發一個限制令，或是給大腦穿上約束衣（編按：用以約束囚徒或精神病患者的衣服）。神經科學家發現，人類的大腦對語言極為敏感，也極容易受影響。我們告訴自己的每一件事，不管大聲唸出來或在腦海裡默唸，都有給我們船員（潛意識）下指令的效果。每當你說「我不能做這個」，都會壓抑腦細胞的活動。這會降低你達成討論中任務的能力，並將你的宣言轉變為自我實現的預言。我們的期望、我們與別人的對話，以及我們的自我對話，都創造了濾器，而我們透過這個濾器來運作。它們會影響我們注意到周遭的什麼事，以及我們記住一個情況的哪些事。假如你預先決定了自己不能做某件事，就真的關掉自己看見如何完成的能力。當解決問題的機會出現，你就不會注意到，因為你已經讓自己「心智盲目」了。你是否曾走進屋裡撞見某個人正為某件事而沮喪，卻找不到解決方法嗎？你問了他們相關情況，並想出可能的解決方案。他們驚訝地看著你，並大喊出聲：「我怎麼沒想到那個？」他們已經讓自己陷入心智盲目的狀態。這是用大腦來看，而不是用眼睛來看的另一個例子。心智盲目可能發生在更寬廣的社會層次，而不是只發生在個人情境。假如他們持續強化一種普遍的限制性信念，整個組織或社區都會變得是以管窺天。

不只是「不能」這個詞會影響我們的能力，一些暗示「不能」的詞語也會：

- 太難了。
- 那不會發生。
- 不可能。
- 我沒有時間／精力／資源。
- 我太老了。

我們的思考、說話和行動會重新配置我們的大腦迴路系統，神經元所傳遞的結果就被我們強加在自己身上的一切所限制。把你的大腦視為一個活生生在竊聽你的實體，此時它正坐在你的頭裡，把你說的每一件事轉換成一連串的指令。

所以，當事情不如預期，或是你因為之前發生的事，而感覺卡住或氣餒時，應該要說什麼？你必須以正面的自我對話，反覆不斷地肯定及激勵自己嗎？事實上，不需要。在最後一個任務時，你就會發現，正面的自我對話只有在與你的自我形象一致時，才會有效。假如你正在面對某件之前從未做過的事，以致充滿自我懷疑時，告訴自己「我辦得到」，不會有多大的影響，畢竟，你內心深處根本不相信自己辦得到。投入正面思考顯然比負面思考來得好，但心理學家發現某種比正面思考更有力量的想法：**可能性思考**。正面思考可能暫時讓我們感覺比較好。**可能性思考**還會協助我們想出很多點子，並發揮聰明才智。在二〇一〇年四月發表在《精神科學》（*Psychological Science*）期刊的一系列實驗正可以說明這一點。第一項任務需要參與者解決十個「同字母異序詞」（anagram，重新安排一個單字的字母順序，把原本的詞變成另外一個，例如，stressed 原意是「有壓力的」，字母掉換順序後變成 desserts，意思就變成「甜點」）。參與者拆分成兩組。第一組被告知要運用正面思考的方式，告訴自己會解開所有的謎題。第二組被指示要問自己是否能解開謎題。讓科學家大為沮喪的是，問自己能否解開謎題的那一組，比告訴自己辦得到的那一組，多解開了近百分之五十的謎題！

在另一個實驗中，參與者被分派到四組之一。第一組的人被要求寫下二十遍「我會」。第二組寫下二十遍「我會嗎？」而第三組寫下「會」、第四組寫下「我」。然後，要求他們解開另一組同字母異序詞。寫下「我會嗎？」的人，解開的謎題是其他三組的將近兩倍。後續的實驗也得到類似的結果，並多揭露了一件事：最有力的問題不是「我會嗎？」而是「**我會如何做？**」或「**我**

可以如何做？」。

大腦發生了什麼事，為何只是回應一個小問題就能提升我們的能力？當我們問「這個可以怎麼完成？」不是只改變心智的滿意程度，還活化大腦的更多部分，並因此增加我們可使用的智慧。從宣言轉換成問題，這叫做「轉換語言類型」，對於刺激我們的創意是有效果的。

其次，我們開始運用好奇心的力量。住在西非奈及利亞的約魯巴（Yoruba）人，以這樣的原則生活著：「一個人會提問，就永遠不會失去方向。」神經可塑性已經揭露了好奇心的運作方式：它增加海馬迴（大腦的學習與記憶倉庫）的活動，並提升長期記憶。這意味著你問自己問題時，就是在啟動長期記憶以想出可能的答案。好奇心也會激發我們的想像力，並把我們的焦點從問題轉移到解決方案。

簡單來說，當我們問「如何？」的問題，船長（意識）給船員（潛意識）一個方向，讓他們找到答案。如果沒有意識到這一點，我們會開始審視內在與外在環境，尋找解決方案。我們會對於能指出需要前往方向的線索高度警覺。我們會提升直覺，運用原本會保留不用的資源。「如何」是一個極為有力的詞，因為它假定有解決方案，而且我們會很容易找到。加了一個問號的「如何？」會強化可能性，而不是無能為力。好奇心會擴張你的心智，抱怨則會封閉它。

從現在開始，每一次你想說「我做不到」時，把這段陳述改成問句，像是「我可以如何做？」也就是與其說「我找不到時間運動」，不如說「我可以如何找時間運動？」然後繼續過你的日子，以下提到的事情，就會有一件發生：

- 解決方案會出乎意料地突然從你的腦袋中蹦出來。
- 你會注意到報紙上的某篇文章，或是在廣播中聽到某件事，提供你需要的資訊。
- 你跟某人的對話，會引領你找到答案。

改變你的語言，就能改變生活。

附帶一提，好奇不會殺死一隻貓！這個諺語最早的印刷起源，是出自英國劇作家班・強生（Ben Jonson）在一五九八年的作品《十個人十個樣》（*Every Man in His Humour*）。然而，他用的詞是**關切**殺死一隻貓，而不是好奇，而根據這段期間的歷史，「關切」（care）的定義是「擔憂」或「遺憾」。因此，是**壓力**殺死一隻貓，而不是好奇。而壓力其實會殺死腦細胞，特別是海馬迴。我們在〈任務二十五：聳聳肩〉的章節中，會有更多相關討論。

還有另一個語意上的重點要注意的：當你說「我辦不到」的真正意思是什麼？你的意思是沒有能力做，還是沒興趣做？「我沒能力做」跟「我不想做」的差別很大。假如你的意思是「我不想跑馬拉松」，就該直白地說出口，而不是說「我不能跑馬拉松」。宣告「我不想做某件事」是賦予自己力量，並確立你的優先順序。不想做某件事並沒有什麼不對。誠實面對自己（即使你在面對可能談話的對象時，必須言談得體），而且知道自己是在選擇如何把時間和資源用在對你來說重要的事。避免強化能力不足這點，尤其是假如你根本不是那個意思的話，更要避免。

> 魔術就是相信自己，假如你能做到這一點，就能讓任何事情成真。
>
> ——約翰・沃夫崗・馮・歌德（Johann Wolfgang von Goethe，德國作家）

開始行動

步驟 1

現在，籌組你的「能做到罐」，把它放在房子裡顯眼的地方。在今晚的用餐時間，介紹這個遊戲給你的家人。何不在你的辦公桌上也放一個「能做到罐」？邀請同事跟你一起玩。在你生活的每一個情境中，都養成「能做到」態度的習慣，不只是跟你的健康與體能相關而已。

步驟 2

就「我辦不到」或「我沒辦法在這方面取得任何成效」這類表達上，有哪些是與你的健康福祉有關的？承諾斷開「不能」這個詞，並代換成問句，像是「我會怎麼做？」或「我可以如何鼓勵孩子吃蔬菜？」然後看著發生了什麼事！

要找到的不是錯誤，而是補救方法。

——亨利・福特（Henry Ford）

「做自己，而不是全面翻新」摘要

藉由做自己，你把某些以前不曾有過的、
很棒的東西，放到這個世界上來。

艾德溫・艾利奧特（Edwin Elliot，十九世紀的英國數學家）

跟隨以下的這個指令，看看自己座落在附圖上的哪個位置。用鉛筆，不要用原子筆。你在這個圖表的哪個位置？

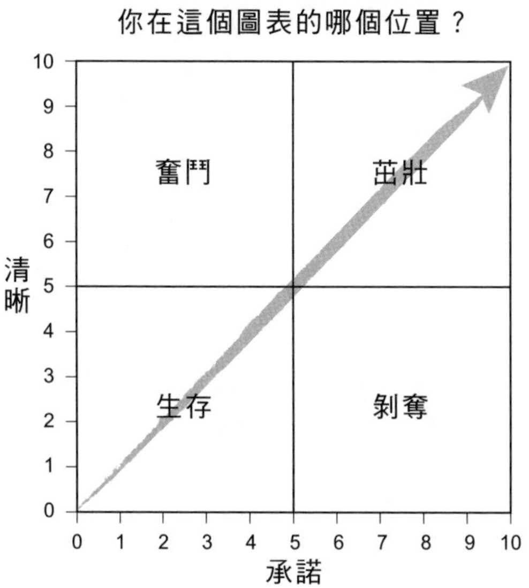

A 你有多清楚地知道自己想要的健康與身體狀態？在縱軸上圈出一個與明白程度相符的數字。

1 = 我對自己想要的一無所知。

5 = 我正在努力實現任務宣言。

10 = 我明確知道自己想要什麼。我已寫在任務宣言裡，而且每天都會拿出來複習。

B 你對達成任務的承諾有多強烈？在橫軸圈出一個與你承諾程度相符的數字。

1 = 我知道應該做些什麼來強化健康，但我就是沒有動力去做。

5 = 我感覺有動力去做，但不確定自己能成功完成任務。假如接下來碰到困難的話，我怕自己會走回頭路。

10 = 我完全承諾會完成任務，放馬過來吧！

C 從你在縱軸（明白程度）圈出的數字開始，畫一條直線。從你在橫軸（承諾程度）圈出的數字開始，畫另一條線。這兩條線交叉在哪裡？用「十」字標示這個點，看看它在圖表上的哪一個象限。

D 你發現自己在哪一個象限：生存、奮鬥、剝奪或茁壯？

E 假如你是生存、奮鬥或剝奪，可能會感覺自身精力枯竭或耗盡。當你處於茁壯的狀態，就會感覺精力無窮且感到滿足。你對自己的生活有掌握感，這使你有權力作出選擇。**當你處在茁壯的象限，你的心智已完成任務，而你的身體正在跟上進度了**（假如它還沒趕上的話）。你要如何把自己推進到茁壯的象限？增加你的明白程度和承諾程度。

F 如何增加你的明白程度？

1 了解你的價值。

2 完成你的任務宣言。

G 如何強化你的承諾？

1 丟掉你不想朝目標前進的理由。

2 打造你的「能做到罐」。

H 如何同時增加明白程度與承諾程度？

1 完成你的熱情宣言。

2 打造你的願景宣言，並每天重複播放你的心理電影。

I 一個月重做這個圖表一次，標示明白程度與承諾程度的分數。用不同顏色的鉛筆標記，還要寫上日期。觀察自己是否朝茁壯的象限前進。

第3項自由

要有愛，不要開戰

力量

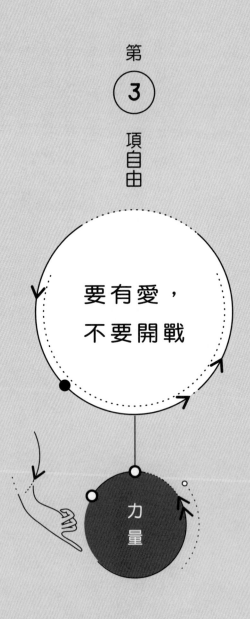

為什麼要有愛，不要開戰？

當生活宛如流轉的一首歌，要討人喜歡多麼容易，
但一個人真正的價值，是在每一件事都出問題時，
他還能微笑以對。

艾拉・惠勒・威爾克斯（Ella Wheeler Wilcox，19 世紀美國詩人）

第三項自由是：
要有愛，不要開戰。

你曾注意過西方醫學的語言都是戰爭的語言嗎？現代醫學想要**對抗**傳染病、**殺死**病毒、**消滅**入侵者（入侵者指的是細菌）、用放射治療除掉腫瘤、**切除**癌細胞、**擊敗**疾病與向肥胖**發動戰爭**。藥物和各式療法被視為**醫療設備**，必須**聽從**醫師**指示**才能進行。一個女人懷孕了，得讓醫生告知她的**預產期**，也就是她何時分娩。每一天，數百萬人與副作用**戰鬥**、與身體腫脹**對抗**，並在**失去**體重（減重）中**掙扎**。「失去」（loss）這個字，除了已經討論過的負面意涵外，也有戰爭的概念。甚至在醫療背景以外，人們試著使自己**快速改變**身形，或是打擊身體到它屈服。而我們越來越急著尋找那顆神奇**子彈**。

我們談論的，主要都是戰事。

這些方法出了什麼差錯？每一個部分都錯了。我們用以描述經驗的隱喻，深深地影響我們如何感知與回應那些經驗。戰爭引起恐懼，恐懼是所有自我破壞行為的根源，包括食物成癮和暴食。戰爭引出痛苦和折磨的印象。戰爭讓我們與同為人類的同胞分離。戰爭**製造**敵人，並教我們把敵人不當人看待。戰爭讓我們麻木不仁，因為它恐怖到無法理解。戰爭的隱喻帶來**沉重**的情緒負擔，並以我們未意識到的方法影響我們。

首先，戰爭中總是會有傷亡人員，無論戰役是輸還是贏。其實，戰爭是沒有贏家的。以爭戰作為手段導致心理與身體的連帶損害。這與我在醫學院第一天學到的東西相牴觸：首要之務就是不可傷害（primum non no cere，拉丁文）。

其次，這類語言讓我們把我們的身體當成戰場。不是該對待我們的身體如一座廟宇嗎，到底怎麼了？醫學語言給了混雜的訊息。一方面，有人告訴你要「照顧身體」，而下一分鐘，你已經對身體開戰了。難怪人們很難找到維持健康的生活方式。當你被大量向身體開戰的訊息**轟炸**（又是一個軍事隱喻），潛意識就會抗拒照顧身體。船員（潛意識）完全被搞混了，到底是要跟身體和平共處，還是開戰？

第三，戰爭語言創造反感、焦慮與壓力，這些全都會導致內臟脂肪囤積，並削弱免疫系統。

假如我們使用的語言是愛，而不是戰爭；使用**營養**和**支持**這類的詞語，而不用**戰鬥**或**對抗**，會造成多麼重大的不同。無論我們是否意識到這點，我們一聽到這類與戰鬥相關的詞，都會自動緊張起來。相反地，當我們聽到愛的語言，就會馬上放鬆。一個健康的身體，是讓自己感覺平和的結果，而不是開戰的結果。開啟戰端是危險且無法持續的。

對自己保持愛與尊重，唯有如此，我們才會終其一生照顧身體。你曾刻意傷害某個你愛的人嗎？你會故意把墨水打翻在白色絲綢上衣嗎？你會意圖開車去撞磚牆嗎？人類的身體比任何財物更美好，然而，人們對自己身體的照顧，往往不如對自己財物的照顧。

假如你愛自己，就該以仁慈和尊重對待自己。

假如你愛自己的身體，就該聽從它的需求，用真正的食物滋養它。

假如你愛自己的食物，就該心懷感激地進食，並用所有的感官品味它。

假如你愛自己的飢餓，就該感謝它在你生命中扮演維持生命的角色。

假如你愛自己的工作，就不會出於無聊、焦慮或挫折而吃。

假如你愛人們，就不會出於恐懼或寂寞而吃。

假如你愛生命，就會活在當下，並且把每種情況都看成學習和成長的機會。

在你生活中的每個領域，只要越從「要有愛，不要開戰」的角度出發，就越能不費力地以支持終極健康與活力的方式生活。

你如何在生活中開始表達更多愛？

⊙ 對心有愛或開戰所造成的身體效應，是可以測量的

二〇〇五年三月七日，位在巴爾的摩的馬里蘭大學醫學中心（University of Maryland Medical Center, UMMC）執行了一項研究，並在佛羅里達州奧蘭多的美國心臟病學學院（American College of Cardiology）的學術會議上發表研究結果。研究人員測量受試者看以下其中一部電影的血流量改變：一部是戰爭片《搶救雷恩大兵》（*Saving Private Ryan*），另一部是喜劇片《王牌保齡球》（*King Pin*）。他們發現，在二十名看過戰爭片段的志願者中，有十四名因產生心理壓力以致肱動脈血流量降低。相反地，在二十名看過充滿歡笑的電影片段的志願者中，有十九名體內有益的血管放鬆（血管舒張）增加了。總體來說，平均血液流量在歡笑組中增加百分之二十二，在心理壓力組中減少百分之三十五。在內皮（endothelium，編按：血管壁上一層薄薄的上皮細胞，與多種心血管疾病相關）上出現的重大改變，與有氧運動獲得的好處相似。意像與情緒對我們的健康有深遠的影響。

我接受過西方醫學訓練，絕不會否決醫學的貢獻。假如我的闌尾破裂，一定會馬上去動手術。但現代醫學的語言跟意象會產生反效果。改變醫學語言就能重組我們整個處理疾病和維持健康身體的方法。愛會鞏固你，而不是拆卸你。愛會保護你，而不是傷害你。

要有愛，不要開戰意味著接受且擁抱你的每一個部分，而且是無條件的。

要有愛，不要開戰意味著從收縮的狀態，轉變到擴張的狀態。

要有愛，不要開戰意味著以成長和學習作為生活的方式。

要有愛，不要開戰意味著朝著更大的生命力、自由度和喜悅感前進。

要有愛，不要開戰是更完整地做自己，忠於自己的價值觀而活，而且表現你的獨特性。

你會回想起我在〈做自己，而不是全面翻新〉這個章節寫過同樣的事情。那是因為**〈要有愛，不要開戰〉**支持**〈做自己，而不是全面翻新〉**以及**〈過生活，而不是節食〉**。

當你生活在**要有愛，不要開戰**的情境中，有以下三件事會發生：

1 你的身體會在無需掙扎或被剝奪之下，找到它最自然、健康的體重、尺碼與外型。

2 你個人的生理學會引導你找到對自己最好的進食方式。

3 你會感覺到強大的信賴、自信與自由感。你無法抹去自己臉上的笑意！

你會回想起我在〈過生活，而不是節食〉這個章節提出三項一樣的承諾。那是因為頭七個任務就是告訴你如何以愛和尊重，而不是否認和懲罰來對待你的身體。當你持續體驗到更大的健康、活力和充實感時，本書所有的自由和任務都會彼此強化。

開始行動

創造你的願景宣言

步驟 1

閱讀以下表格的項目，開始感受這些與身體相關的愛和戰爭之間有哪些深刻的不同。在空白欄加上你自己的思考和感覺。

愛或戰爭？你偏好哪一個？	
愛	戰爭
意味著身體是一座廟宇	意味著身體是一個戰區
顯示對身體的尊重	引起對身體的厭惡
鞏固	拆毀
保護	傷害
支持身體找到它最健康的尺碼	造成身體的間接損害
放鬆身體	對身體施壓
鼓舞且讓我們充滿能量	消耗讓我們精疲力竭
讓我們慷慨、理解且原諒	讓我們憂慮並懷疑自己和他人
是一個擴張、有能力的狀態	是一個恐懼、限制的狀態
強化免疫系統	削弱防禦機制
是基本人類需求和理想的終生狀態	與失去相關
意味著與身體合作	意味著對抗身體

當愛對上戰爭，對你來說，意味著什麼？

步驟 2

當你講到自己的健康狀態時，請開始正面的用詞，像是：**強化**你的免疫系統、**增強**恢復力、讓你的器官**有能力**做好自己的工作，以及**支持**你的身體達到最佳運作狀態。只要聽到這類語言，就會讓你感覺比較好。你不是**強迫**自己去健身房、做那些讓人**累垮**的運動，還有參加**懲罰**自己的訓練課，而是在健身房裡積極努力，讓訓練師鼓勵你達成個人最佳紀錄；你的語言是用來創造薰陶的情境，而不是折磨。你需要花時間學習新語言，對你自己要有耐心。

步驟 3

1 打開你的任務手冊，翻開新的一頁。寫下你愛的某人的名字，不管是孩子、伴侶、父母、朋友或寵物。用下列的句子寫出來：

我愛______。

2 寫下你想要他們如何被對待，用下列的方式表達：

______（人名）值得被______對待。

你可以寫尊重、照顧、培育、仁慈或同情等等。

3 寫下你希望他們過得怎麼樣，用下列的方式表達：

我希望______（人名）過得______。

你可以寫平和、喜悅、健康、快樂或成功等等。

4 不要退縮，跟這個人傾吐你的愛。給他們你必須給予的每一件事。

5 現在，把這個人的名字換成你自己的名字。我們希望其他人如何，就希望自己如何。假如你的心胸寬大到希望給別人這樣的祝福，你自己就也值得這樣。

步驟 4

在第一項自由裡，我鼓勵你用下列問題引導你做出所有與健康相關的決定：「選擇這個行動方案，會讓我感覺是在**過生活**還是節食？」現在，我提出第二個問題，來引導你做出與身體相關的決定：「選擇這個行動方案，是在表達**愛**或戰爭？」

任務

15

要感覺，而不是遁逃

我們最大的光榮不是從未倒下，
而是每次倒下就會再站起來。

哥德斯密斯（O. Goldsmith，英國旅遊作家）

你的第十五項任務
如果你選擇接受的話，是：
要感覺，而不是遁逃。
感覺是神經系統瘦身的第一項力量。

感覺你的感覺，不要逃避你的感覺。不要否認它們、壓抑它們，或是試圖逃離它們，再怎麼困難都不要這麼做。

意識到以下的不同：**感覺**你的感覺並依感覺**行動**，**反芻**你的感覺或**壓制**你的感覺。

以個人為例，當我開始意識到胸口有千斤重擔壓著的感受，是我感覺憤怒的時候。打某人一記耳光，就是依憤怒而行動（當然，我沒這麼做過）。繼續在腦海裡重播憤怒的場景，就是反芻我的憤怒（我知道自己做過這件事）。一口氣吃掉一整塊巧克力，就是在壓制我的憤怒（這也發生過）。只要不是去感覺我的憤怒，都算是在逃避憤怒。

在這整個任務中，當我談到**感覺你的感覺**，我指的是負面感覺，因為我假定你不會積極地試圖壓抑正面感覺。然而，有時我們可能太過匆忙，以致沒有注意到正面的感覺，讓它就這麼略過。我在〈任務二十七：笑一笑〉這個章節會提出這一點。另一個持續阻礙負面情緒的必然結果，是我們對正面情緒的經驗會減少。假如你發現自己對所有的情緒都麻木了，不管它們是正面或負面的，請對你的正面情緒也應用本任務的原則，不要只應用在負面情緒上。當你讓自己感覺負面情緒，會發現連結正面情緒變簡單了。開放讓自己自己接納某一種情緒，會加深你對所有情緒的體驗。當你擴大你的情緒光譜，就能讓生活無限豐富。

要感覺，而不是遁逃意味著將覺知轉向內在，容許自己感覺體內的情緒，容許眼淚流下來。

為什麼感覺你的感覺這麼重要？因為假如你已經感覺到你的感覺，就會知道它們是有形的能量。感覺你的感覺，會釋放這些能量。感覺就像減速丘（編按：路面隆起以令車輛減速的裝置）。假如你忽略它們，就會損害到你的愛車，在這個例子裡，就是損害到你的身體。不去感覺你的感覺，會導致暴食、安慰性進食、壓力性進食、其他形式的情緒性進食、過量飲酒、濫用藥物跟其他讓自己麻木的習慣。不去感覺你的感覺，會推翻任務一，因為你會去吃，並不是因為生理上的飢餓。

有時候，我們不想感覺我們的感覺，因為怕被排山倒海的感覺給壓迫。我們怕這種體驗會很痛或太具毀滅性，一舉讓我們失控。並不會的。我們抵抗、堅持的，並不是我們被賦予通過考驗的能力。感覺我們的感覺，讓我們能以一個新的角度去看事情。**不去感覺我們的感覺**，會限制我們完全體驗生活的能力。

給你的感覺一點空間就只是「存在」。把你的覺知聚焦在它們上頭，看出它們是為了某個理由而存在：為了給你某方面的回饋意見，或是為了引導你沿著某條路徑前行。痛感才能抓住我們的注意力。負面感覺本質上都不是負面的：它們是一種信號，用來阻止我們正在做的事，並評估會發生什麼事，或是讓我們慢下來，就僅僅是去感覺。假如某件事需要完成，就會在感覺的過程中揭露出來。大部分時候，我們需要的僅僅是**感覺這份感覺**。除非我們暫停並去注意，否則我們是不會知道的。普魯斯特寫道：「我們唯有完整體驗痛苦，才能獲得療癒。」不一定需要知道為什麼會感覺到這種感覺。藉由接受所有的感覺都有憑有據，而且藉由讓它們自然發展，我們開始練習照顧自己。

所有的相關研究都顯示正面情緒（幸福、樂觀、感激）會強化免疫系統，而負面情緒（沮喪、恐懼、憤怒）則會弱化它，這又是怎麼回事？研究已經明確說明，體驗到令人振奮的情緒，會在大腦跟身體產生重大的正面效果。我們會分泌較少的壓力荷爾蒙，製造較多白血球，以保護我們免於傳染病跟癌症。正面情緒延長從各種廣泛疾病中存活的時間，也會減少因藥物導致的副作用。相反地，心理困擾與中風機率有著劑量與效應上的正相關。換句話說，一個人體驗到的心理困擾越多，就越有可能中風。而且，沮喪竟然與抽菸一樣，都是心臟病的風險因子。

那麼，為什麼我鼓勵你去感覺你的負面感覺？因為這個感覺已經在那裡了。我不是建議去尋找一些情況來喚起你的憤怒與焦慮；我是要求你承認已經感覺到的東西，感覺到當下出現的任何感覺，所以你就可以在當時與當下處理它們。透過否認它們、用食物填滿它們，或是不斷反覆思考一個痛苦的事件來控制你的情緒，才會造成傷害，感覺它們從而讓它們消失，並不會造成傷害。

會造成傷害的是**壓抑**情緒，而不是**表達**情緒。

早在一九七七年，哈佛醫學院（Harvard Medical School）教授梅斯納（W M Meisner）就注意到，癌症病人往往是無私的人，他們往往具有犧牲奉獻、默默受苦的特質。一九八五年，一項針對一千三百五十名南斯拉夫居民的研究，揭露「壓制情緒」是發展出癌症的預測因子，而葛瑞絲·高樂（Grace Gawler）在她的著作《沉默的女人》（*Women of Silence*）中，記載著閉口不談感覺是乳癌的一個風險因子。會造成最大危害的是「其他人懷疑性的不信任」與「扼殺敵意」的組合。當我們對彼此封閉自己，並壓抑不公義的感覺，會使我們的動脈硬化、免疫系統受到壓制，讓我們容易罹患心臟病、傳染病跟癌症。

一九九〇年代早期，擔任加州大學（University of California）黑色素瘤診所（Melanoma Clinic）主任的李察·賽格布里爾（Richard Sagebriel）醫師，注意到罹患黑色素瘤的病人有個傾向，就是否認或壓抑他們的情緒，並把取悅別人列為優先，擺在自己的感受之前。那些他形容為「對自身黑色素瘤無情緒反應」的人，預後狀況最糟。為了進一步調查，臨床心理學家莉迪亞·鐵莫夏克（Lydia Temoshok）醫師做了一個正式的科學研究，研究報告指出，所有的黑色素瘤患者都非常友善，也對別人保持高度關懷，卻隱藏自己的感覺，把自己的需求擱置一旁。隨著時間過去，無法承認或表達討厭的感覺，導致免疫系統弱化，增加罹癌機率。鐵莫夏克醫師將之稱為「C型行為」（Type

C behaviour）。當病患被教導要打開心胸面對情緒，感覺他們的感覺時，他們的預後情況便大幅地改善了。

我們管理情緒的方法通常是在童年「習得」的。假如我們被一再告知「我會讓你哭個夠！」很快就會教我們隱藏情緒。假如我們被鼓勵「繼續做事」，不要讓感覺「擋路」，我們最終會把情緒視為有害的闖入者，以盡可能方便的方式丟棄它們。我們無法學會尊敬我們的感覺，反而是切斷我們與感覺的聯繫。

你在情緒產生時所使用的語言，會讓你有能力可以處理它。說「我**感覺**憤怒」比「我很生氣」更有好處。我不是我的情緒；我只是單純體驗到情緒。如同其他經驗，這次經驗「終也會過去」。情緒不是你身分標示的一部分，它們是你意識領地的訪客。你可以選擇如何款待這位訪客。餵它吃冰淇淋？把它告訴你所有的朋友？與它爭辯，希望它會離開？或者，把它藏在黑暗的櫃子裡，而那個地方會讓它激動想逃？何不問它造訪的目的，並聽它訴說？你可能會學到一些事情。讓它把話說出來，它就會自願離開。

當你放恐懼自由，也就是放手讓多餘的脂肪離去，因為恐懼會讓你退出充實的生活：那是一種能讓你表達最好的自己，並放棄自我破壞行為的生活。

當然，不是所有的恐懼或憤怒都有害。恐懼在限制我們不去魯莽駕駛或從橋上跳下等事情上，可以扮演保護生命的角色。在工作面試之前，一點點恐懼或憂心，會激勵我們去準備得更好，增加成功的機會。但是會讓我們連應徵工作都不敢的恐懼，就會剝奪我們過著有意義人生的機會。

開始行動

步驟 1

以下是一個腳本，它將會引導你**感覺你的感覺**。我會交替運用感覺和情緒這兩個詞。你可以閉上眼睛，遵循指示，此時可以請別人唸給你聽；或者，你可以錄下來，播放給自己聽。一旦你已經歷這個過程好幾次了，就會憑直覺做出來。你第一次去體驗感覺你的感覺時，沒有一定要處在情緒化的狀態。練習這個方法，當你發現自己陷入痛苦的情緒或遇到壓力狀況時，就能派上用場。

每當我體驗到沮喪的情緒時，就會運用這個方法。有時只需要幾分鐘，有時需要比較長的時間，因為必須讓感覺自然發展。假如我處於無法暫時離開一下，或是必須撐下去的狀況，我會保留部分注意力在感覺上，同時繼續完成需要做的事。這就像擁有一個小小的開關，可以在當下釋放一些喜悅。之後，假如我仍然有需要的話，再讓自己好好去感覺。我不再把這視為一個「過程」，而是一個自然的存在方式，容許感覺在為我的生活導航時，自然地潮起潮落。

讓自己舒適，坐著或躺著都可以，然後閉上眼睛。讓注意力集中在呼吸上。慢慢地、深深地、有意識地呼吸。注意空氣進入你的鼻孔、流到你的肺部，並擴張你的胸部。隨著

這股空氣離開你的身體。你呼吸的每一口，都會滋養你身體的每一個細胞。

現在，開始意識到存在你身體的感覺，任何感覺都行。你可能不會立即意識到感覺，所以慢慢來，不需要強求。當感覺浮現，可能是非常難以察覺的。在其他時候，強烈情緒可能會出現。你體驗到的感覺可能是愉悅或不開心的、舒適的或令人不安的、令人振奮的或苦惱的。它們可能非常容易辨識，像是憤怒、悲傷、恐懼、不安、惱怒、好奇、喜悅、興奮或平和。或者，你可能只是察覺到模糊的、不確定的感覺，盤旋在你的意識之中。容許你的感覺以任何它想要的形式出現。容許它「存在」，並體驗它。

假如你什麼也沒感覺到，把你的覺知帶進身體裡。注意是否有任何一個部位感覺緊張、局促、痛苦、沉重、不舒服或溫暖。將你的注意力引導到身體的那個部位，體驗任何與之相關的情緒。假如你仍然什麼感覺也沒有，持續掃描你的身體，直到你的覺察終於停留在某處為止。感覺從那個地方形成的感覺。容許任何感覺出現，不要試著把它推回去。讓呼吸來到身體的那個部位，或是讓呼吸來到你所察覺到的那個感覺。

感覺情緒，而不要試著去分析或找出它的原因。感覺情緒，而不要跟你的心智有任何相關對話。你是否注意到，有任何思想正在助長這種感覺？這些想法可能是關於你做的某件事，或是反思某人講過的話。你對某件事感到後悔嗎？對某件事感到失望嗎？對某件事感到寬慰嗎？你並沒有在從事這些思考，只是觀察它們，容許它們像雲一樣飄過。持續把你的注意力帶回感覺本身，而不是它周邊的故事。就只是觀察感覺，並接受它。觀察並看看感覺會帶你去哪裡。

有時候，當我們與感覺同在，它會轉變成不同的感覺。假如發生這種狀況，容許第二種感覺浮現，如同對待第一種感覺，與它同在。經由繼續呼吸來到感覺，容許它順其自然地發生。

第二種感覺可能會導致第三種感覺。不管在你內心發生什麼事，都繼續觀察，而不要下判斷或評論。接下來，保持沉默去感覺這種感覺。不管體驗到什麼，都要不加批評地接受，這會把感覺轉變成療癒。

（讀到這裡，暫停一分鐘。假如你正在讀給別人聽，觀察對方，當這一分鐘結束，問他們是否想要靜靜地多停留一分鐘，或是他們已準備好要繼續前行。）

最終你會到達一個平靜或「虛無」的地方。你可能有一種擴張感，甚至會感覺喜悅。你可能會發現自己在微笑。與這種平靜同在，這會以一種自由、沉著與平和的感覺，掃過你的身體。

這是你是誰的核心。這是你的自然狀態。

這是療癒的資源。記住這個地方，甚至幫它取個名字，你就能馬上回想它了。這個平和之地總是存在於你的內心。生活的忙碌持續讓我們分心，讓我們無法注意內心的平靜，但它**一直**在那兒。任何時候，只要你想要，就只要暫停，把注意力轉向它。或者讓你的感覺帶你到那兒，如同現在一樣。所有的感覺，甚至是痛苦的那個，在你讓自己感覺它們時，都會引導你到平和的狀態。你越常體驗到自己心中的平和，它越會瀰漫在你的生活，甚至散布到你之外。

感覺是自由的。感覺是療癒的。

進行另一個慢慢地、深深地、有意識地呼吸。當空氣進入你的鼻孔、流進你的肺，以及擴張你的胸腔，注意它。當空氣進出往復之際，跟隨它。你的每一口呼吸，都會滋養身體的每一個細胞。只要喜歡，就繼續跟隨你的呼吸。當你準備好了，就睜開眼睛。

現在，你有了感覺你的感覺的體驗。有能力感覺是一種強項，而不是弱點。

步驟 2

每當你體驗到一種渴望，為了生理飢餓以外的任何理由而急切地想暴食或渴望吃東西，就讓自己經歷感覺你的感覺的過程。

第一次當你真的容許自己感覺一種渴望或想暴食的感覺，而不是藉由食物來安撫它時，就可能得到一個淨化的體驗。你可能感覺激動與不舒服，而且在它平息之前，發現它變得更強化。不管發生了什麼事情，都順其自然地讓它發生，與激動、不舒服、焦慮或眼淚共處。你不是在抗拒渴望或暴食，而是在體驗一種情緒，或者一連串情緒。

後來，你可能仍然想要安撫對食物的渴望，但你已經轉變了與渴望的關係，也鬆開了原本緊緊抓住的東西。你已經在它四周製造出空間了。每當渴望或想暴食發生，就只是練習去感覺它。它最終會消失，而且永遠不會再回來。這樣的掙扎就會結束。

步驟 3

每當你體驗到頭痛或身體的痛楚，也能應用這個方法。當你去看牙醫，就可以練習！假定你已經看過醫生，知道有關疼痛的生理成因，也接受適當的治療，就將感覺你的感覺的練習過程應用在面對疼痛上。這種疼痛與特別的情緒有關聯嗎？當你釋放情緒，疼痛就會緩解。

步驟 4

當你**感覺你的感覺**，就會注意到自己擁有更多精力，因為你不是在運用它來強迫壓制你的感覺。

定期進行身體內部掃描，並注意任何你可能沒注意到的疼痛、緊繃或鬱悶。將覺察放在感覺上，不要進行批判或推測。你的覺察會把任何感覺轉移成療癒。這個過程會讓你與身體提升到一種新關係。在任何特定的時候，你會更能聆聽身體的聲音、更知道它有何需要。你會提升確認身體飢餓的能力。你會開始欣賞與身體並肩工作的美好，而不去對抗它。你甚至可能會開始愛自己的身體。

任務

16

感激是最好的態度

生活的目標是感謝。不去感謝是沒道理的；
假如你的感謝少於你擁有的東西，也是沒道理的……
我會堅持致謝是思想的最高形式；
而感激是奇蹟般的加倍快樂。

吉爾伯特·基思·卻斯特頓

(Gilbert K. Chesterton，英國推理小說家)

你的第十六項任務
如果你選擇接受的話，是：
感激是最好的態度。
感激（由衷地！）是神經系統瘦身的第二項力量。

我第一次學到感激這個態度，是在晚餐的餐桌上。大人是這麼教我的：在拿起叉子之前，要說感恩的話，而離開餐桌之前，要謝謝奶奶為我們下廚。當食物變得越來越豐富，說感恩的話這個社交基準卻逐漸消失。一天二十四小時，都能立即取得食物，讓我們忘記實際準備這些需要花多少力氣。你是否曾仔細想過，把香蕉帶上你的餐桌，需要的所有人力和流程是什麼？香蕉需要豐饒、深黑、肥沃的土壤，以及保護它不受強風侵襲的措施。

香蕉想要同伴：栽種者必須把很多香蕉種植在

一起，來增加中心的溼度，並遮住樹幹。香蕉需要有人給它們大量澆水，有時一天要三次，並且剝開紫花的花瓣讓香蕉能確實長大。它們準備好可以摘取的時候，需要有人知道這件事。然後，它們被小心翼翼地包裝、載上卡車，以便運送到市場，你最終會在那裡買到。喲呼！**謝謝**讓這件事發生的每個人。

在我們吃飯之前，能不能暫停一會兒，就只是一會兒，在心裡默默地對促成這頓飯的一切表達感激？我們淹沒在充足的資源中，對一切不再感到驚奇。當我們失去了驚奇的感覺，便迷失了自己。我們失去了生活的品質、減少了喜悅的體驗。我父親罹患失智症，然而他保留了驚奇感。那是他給我的禮物。他從來不會匆匆忙忙的。他為我指出那些因「太忙」而沒注意到的事情：美極了的雲朵形成、不熟悉的鳥叫聲，或是當燈火透過窗簾發出光芒，會產生萬花筒般的圖案。

感恩不只是謝謝某人為了做了某事。當你千鈞一髮逃過某劫而感到慶幸，或當你因一個觸動人心的經歷而深深感激，這些都是感恩會升起的時刻。感激來自選擇從正面角度看待事情，或是花時間去「細數我們身上受到的祝福」。感激意味著聚焦在我們擁有什麼，而不是我們沒有什麼。感激使我們注意到這個世界的美麗與仁慈，以及刻意從別人身上看到我們喜歡的特質。感激防止我們將一切視為理所當然，並提醒我們，在任何特定情況下，我們都有選擇態度的能力。感激發生於記住生活中所有的好事，不管是人、機會、經驗和任何讓我們屏住呼吸的意外時刻。感激能夠確實訓練大腦以不同的角度看世界。感激幫助我們正確地看待事情。

一個朋友最近寄給我以下這個故事。

一個知名作家坐在他的書房。他拿起他的筆，開始書寫：

「去年，我動了手術，移除膽囊。結果，我很長一段時間必須臥床。

那一年，我滿六十五歲，必須放棄我最愛的工作。我有三十年的人生都在這家出版社。

也在那一年，我遭遇父親過世的傷痛打擊。

而就在那十二個月期間，我兒子發生車禍，以致無法考上醫學院。他住院好幾天，打上石膏好幾個星期。還有另一項損失，就是車子全毀。」

文章的最後他寫道：「唉！真是糟糕的一年！」

當這位作家的妻子進入房間，發現她丈夫看起來很悲傷，而且陷入沉思。站在他背後的她，看到了他寫在紙上的文字。她安靜地離開房間，不久之後，她拿著一樣的稿紙回來，她在上面寫了字，並把它放在丈夫寫的文字旁邊。

作家看到她的文稿，開始閱讀：

「去年，我終於擺脫多年來讓我痛苦的膽囊。

我目前六十五歲，在還十分健康的時候退休了。現在，我有時間可以更專心且平靜地寫出更好的作品。

這一年，我高齡九十五的爸爸再也不需要麻煩任何人、再也不用面對任何嚴峻的狀況，回到了他的主身邊。

而就在那十二個月期間，上帝保佑我兒子喜獲新生。我的車子毀了，但我兒子還活著，而且沒有導致任何肢體殘障。」

文章的最後她寫道：「這一年獲得極大的恩典，也順利度過了！」

並不是快樂但讓我們充滿感激，而是感激讓我們快樂。

感激不只會讓我們感覺更好，而且能有正面的看法。感激確實能改善身體健康、降低疼痛、減少焦慮、提升精力、強化免疫系統、鞏固關係、讓我們更具同理心，而且舒緩壓力！感激已經用來處理憂鬱、長期疼痛以及飲食失調。

羅伯・艾蒙斯（Robert Emmons）跟麥可・麥卡洛（Michael McCullough）這兩位心理學家，進行了一連串實驗，受試者被隨機指派到三組的其中一組。第一組被告知要每日記錄遭遇的困難長達兩星期，第二組記錄他們受到的恩典（感激組），第三組則記錄一些中性的生活事件。與其他兩組相比，感激組的受試者對整體生活感覺較良好、身體出狀況的比較少、花在運動上的時間長得多、體驗到較好的睡眠品質，以及對未來一週有較樂觀的看法。感激組的成員也較願意對其他人提供協助或情緒上的支持。

然後，研究人員以患有神經肌肉疾病的人，做了一個類似的實驗。再一次發現感激組在心情上、生活滿意度上、與他人的連結感上，以及樂觀程度上，都有很大的改善。他們的配偶與其他重要的人，也說在這些細數恩典的人身上發現他們的健康也有所改進。

二〇一一年五月發表在《認知與情緒期刊》（*Journal of Cognition and Emotion*）、幾乎涵蓋三千人的八項研究，都說明「感激與出現較少憂鬱症狀有相關」，以及「感激促使人們重新架構負面經驗，轉化為有潛力的正面經驗」。細數他們受到的恩典，整體上也會提升人們的心情，作者總結說，感激是「社會科學中被低度使用的資源」。

二〇一一年七月，《正面心理期刊》（*Journal of Positive Psychology*）報導，只要每天列出五件覺得感激的事，原本高度自我批判的人就會變得比較快樂，而艾文．克雷門（Evan Kleiman）在《個性研究期刊》（*Journal of Research in Personality*）中，發現練習感激會降低自殺的想法。

二〇一四年三月在《身體印象》（*Body Image*）期刊發表的研究發現，被要求先花五分鐘時間投入感激省思的女性，與想著生活上麻煩事的女性相比，在看到纖瘦模特兒的照片時，比較不會不滿意自己的身材。還有另一項在《社會科學與醫學》（*Social Science and Medicine*）二〇一〇年三月的研究，表示保持書寫感激日誌兩個星期，就會改善健康狀況和身體滿意度。感激幫助女人接受她們的身體，提升更好的自我照顧。你甚至不需要對你的身體特別感激，只要一般的感激之情，就能改善健康與提升有益健康的行為。而對生活懷著全面感恩的心情，你自然會越來越欣賞自己的身體。

開始行動

步驟 1

買一本漂亮的空白筆記本（有線或無線都可以，端視你比較喜歡哪一種），把這本取名為「感謝的想法」。或者，你也可以買一本訂做的「感激日誌」。市面上有上百個不同的設計跟風格可選擇。把它放在你床邊的桌子上，你就可以每天閱讀它，並把它用在這個任務的各項步驟上。

步驟 2

1 寫下生活中讓你深深感謝的十件事。

2 為什麼這些事情／人們／事件讓你充滿感激？

3 **每天增加項目**，至少每天多加三個感謝的想法。

4 你可以重複之前的項目，假如你感覺有某人或某事特別值得感恩的話。盡可能把感謝的原因寫得詳細一點。

步驟 3

寫下十件與你的健康和身體有關的、讓你心懷感謝的事。人類的身體真的令人讚嘆。想想所有你有能力做到的事情：走路、談話、觀看、聆聽、嗅聞、品嘗、接觸與歌唱（即使只是在淋浴的時候唱）。

> **反思你現在受到的恩典，每個人都有很多；不要反思你過去經歷的不幸，每個人都有一些。**
>
> ——查爾斯·狄更斯（Charles Dickens）

步驟 4

很多人很難喜歡、更不要說愛他們的身體了。以下引導式的深思，會讓你發現欣賞自己身體的原因。感激與欣賞是愛的踏腳石，它們會引導你以更好的照顧與尊重，來對待自己的身體。

讓自己處於舒服的狀態，坐著或躺著都可以，並閉上眼睛。把你的注意力帶進呼吸裡。緩慢地、深深地、有意識地呼吸。注意這些進入你鼻孔、流進你肺裡，以及擴張你胸腔的空氣。跟隨這些空氣流出身體。每一次呼吸，你都能滋養身體裡的每一個細胞。

現在，把注意力帶到你的腳趾。扭動它們，並懷著高興的心情律動。想想你的腳趾每天做些什麼，並對它們充滿感激。以「我感謝我的腳趾，因為……」表達你的感激之情。

然後，把你的覺察移轉到腳。想想你的腳每天做些什麼，並對它們充滿感激。繼續慢慢轉移你的注意力，從身體的一個部位到下一個部位，一路向上抵達頭頂。花一點時間，對每一個部位致上謝忱，並以下列方式表達感激之情：

我感謝我的腳趾，因為……

我感謝我的腳，因為……

> **什麼樣的精神如此空虛且盲目，讓它無法看清腳比鞋來得貴重，而皮膚比穿上的服裝更美麗的事實？**
>
> ——米開朗基羅（Michelangelo）

我感謝我的腿，因為……
我感謝我的臀，因為……
我感謝我的胃，因為……
我感謝我的背，因為……
我感謝我的心，因為……
我感謝我的肺，因為……
我感謝我的胸、肩膀、手臂、手、手指，因為……
我感謝我的脖子、頭、嘴、牙齒、唇、臉頰、鼻、眼睛、耳等等。

把所有你想感謝的內臟、骨骼和身體特徵都感謝一遍，特別是與你的疾病相關的部位。對這些器官表示感激，感謝它們在所處的環境下，盡最大的努力維持運作。

有時候會有預期外的情緒出現在特定的身體部位。就只是**感覺這個感覺**，並讓它順其自然地發展。不要批判或試探與壓抑。現在，你從之前的任務知道了，感覺這個感覺會導向療癒。就算這個活動轉向**感覺你的感覺**，也絕對是可以的。將感覺從觸動它的那個部位釋放掉。你可以下一次回頭去感謝身體的其他部位。

當你已經感謝過身體的所有部位，再一次緩慢、深長、有意識地呼吸。注意那些進入你的鼻孔、流進你的肺以及擴張你胸腔的空氣。跟隨這些空氣離開你的身體。每一次呼吸，你都會滋養身體的每一個細胞。繼續跟隨你的呼吸，多久都可以。當你準備好了，睜開你的眼睛。

在睡覺之前做這個練習，效果特別好。你完成之後，也沒有必要張開眼睛。你會直接進入療癒的睡眠。一週重複做一次，直到你無需刻意去思考，就可持續欣賞自己的身體。

步驟 5

寫下十件與你的長處、技能、能力與成就有關的感激之事。隨著更多事情發生，把這些都加入清單裡。

步驟 6

除了提醒自己哪些人和事不應視為理所當然，每一天也要努力去留意值得感謝的**新**事物。這會讓你的大腦隨時保持警覺，準備接受新鮮多巴胺的衝擊。尋找值得欣賞的新奇事物，會讓練習感激變得令人興奮，因為它變成一個有創意的努力。你不只是回憶值得感謝的事情，也是在**發現**讓你活躍的新事物。

步驟 7

盡可能詳盡地寫下讓你感激的事物。不要只是草草記下來，像是「我感謝自己有這樣有愛心且體貼的伴侶」，而是要舉出實例，表示他或她做的事多麼有愛心與體貼。例如：「我的另一半總是知道何時要溫暖地緊握我的手，說『你把照顧爸爸的工作做得非常好』。」或者：「我的丈夫甚至在我走出淋浴間之前，就把洗碗機裡的碗筷拿出來、把洗好的衣服收下來，還把早餐都做好了。」或者：「我的鄰居今天下午幫我照顧孩子，所以我能寫完這本書的下一章。」

步驟 8

跟你打造「能做到罐」的方法一樣，打造一個感激盒，或者碗或盆或任何大型、美麗的容器都可以，在上面貼上寫著「感激盒」的標籤。邀請你的家人跟你玩另一場遊戲。每次某人體驗到他們覺得感激的某件事，就請他們寫在紙上、署名、標示日期、折起來，並放進盒子裡。每個人會本能覺地開始尋找更多他們感激的事情。你會聽到孩子大喊：「這是要放進感激盒裡的東西！」這個時刻會立即變成更加難忘，並提醒著其他人也要心懷感恩。

每一年騰出一個晚上作為指定的感激之夜。你可能想要選擇世界感激日（見步驟十四），或是任何對你很重要的日子。跟你的家人圍坐在餐桌，打開感激盒，輪流拿出一張摺疊好的紙，並讀出來給每個人聽。這會是一個不可思議的夜晚，充滿樂趣、笑聲、親吻、擁抱，而且是對生活與愛的歡慶。

何不也在你的辦公桌上也放一個感激盒？我有一位靜修參與者就是這麼做的，她的一些同事問她那是什麼，她也如實說明。當她在自己選定的那天，檢視盒子裡的內容，驚訝地發現，盒子裡有許多**其他人**留給**她**的感謝紙條！她甚至沒看到他們是何時把這些紙條放進盒子裡的。他們必然是趁她離開辦公桌時偷偷放進去的。她對**他們**的感激也感到無比感謝！感激能在我們的生活中，創造驚人、正面的向上提升。

步驟 9

邀請某人成為你的「感激夥伴」，一個你可以每天跟他分享感激時刻的人。我最好的朋友與我每天互通簡訊，講述我們感覺感激的經驗。我們不會特別指定一個時間來做這件事，每當有事發生時，我們就分享這個時刻。有些日子裡，要不是她傳訊息給我，我就忘記了這件事。而有些日子則換成我去問她有沒有什麼感覺感謝的。偶爾，我們會開玩笑，說感謝明天又是新的一天。重點是我們的「感激遊戲」，已經變成「感激架構」：一個與彼此連結、與這個世界連結的美麗方式。我每天都在尋找一些值得感激的事物，而我總是找得到。「有志竟成。」

步驟 10

- 把感激之情帶進用餐時間。對於你所吃進的食物、各種可得的食物，有哪些相關的人事物是你要感激的？你能想出自己專屬的「飯前禱告」（表達對餐點感激之情），且對你（及家人）具有個人意義嗎？
- 每當你與家人或朋友坐下來吃晚餐時，輪流讓每個人說一說當天感激的事情，包括你們正坐下來一起吃飯這件事。這項練習會加深人們彼此的連結感。

步驟 11

買一本感激日誌給你的每一個朋友和家人。教導他們感激的力量。不管什麼場合都很適合拿感激日誌來當作禮物。送給對方之前，在第一頁寫下你對他的所有感謝。他們會保留一輩子，而且在他們的生活中編織出一種魔力。每當他們需要人扶一把，就會拿起這本日誌，閱讀你的訊息。

步驟 12

承諾從今天開始，每個月都寫一次謝謝你的訊息給一個人，用手寫卡片或紙條最好，但是用電子郵件或簡訊也可以。形式可以有各種不同，只怕你想不出或想像不到。最重要的是這個訊息要衷心且真誠，在你寫下的時候，去**感覺**你對這個人和這件事的感激之情。你不只會讓他們高興一整天，也會跟周圍的每個人相處更融洽。

你可能在工作時感謝那些協助或支持你的人。

你可能尊敬以前學校的老師，並感謝他們對你有信心。

你可能感謝一位導師，謝謝他撥冗指導你以及對你的鼓勵。

你可能感謝你的爸爸或媽媽、阿姨、叔叔伯伯、表哥表姊、兄弟姊妹、爺爺或奶奶，感謝他們曾經做過任何事，對你產生持續性的影響。

你可以寫下謝謝你的紙條，給你正值青少年的兒子，而且用磁鐵把它吸在冰箱門上。

你可以寫下謝謝你的訊息，給你的伴侶，而且用口紅寫在浴室的鏡子上。

每次我們感謝某個人，也是再次點燃我們的火焰。

> **人類天生最深刻的渴望，就是需要被感謝。**
>
> ——威廉・詹姆斯（William James）

步驟 13

在每一年的第一週（或更長的時間），每天都用你的手機或照相機為感謝的事物拍張照片。也可以選擇對你來說很重要的一週去做這件事。這一週將會就此成為人生中意想不到的慶祝。

步驟 14

在每年的九月二十一日歡慶世界感激日。感激日的種子是在一九六五年的一次夏威夷晚餐派對所種下的，但直到一九七七年才由聯合國冥想小組正式定為世界感激日。你如何邀請家人、朋友或同事一同來慶祝這個特別的日子？假如你應用想像力，就能在你的工作場所、孩子的學校或是居住的社區，創造一個美好的感激日活動。

步驟 15

在你往後人生的每一天，都至少投入這些感激練習的其中一項，投入越多項越好。這麼一來，感激變成你的生活方向，而且會讓你變得無限充實。感激讓我們在身體、心理和情緒方面都有了轉變。在一個月的時間內，持續記錄每日感激日誌，你會感到無比驚訝，你的生活竟然越來越接近你想要的樣子，而且似乎不需要付出太多努力。感激本身就是值得感激的一件事！

> 沒有比感激更讓人愉悅的心智活動了。它伴隨著如此的內在滿足，光是去做，這份責任便得到了充分的回報。
>
> ——喬瑟夫・愛迪生（Joseph Addison）

> **“年輕是快樂的，因為擁有看見美的能力。任何人只要保持看見美的能力，就永遠不會變老。”**
>
> **——法蘭茲・卡夫卡（Franz Kafka）**

任務

17

鼓掌而不甩巴掌

樂觀的人看見玫瑰花，而不是玫瑰的刺；
悲觀的人會瞪視著刺，完全忘了玫瑰的存在。

哈利勒・紀伯倫（Kahlil Gibran）

你的第十七項任務
如果你選擇接受的話，是：
鼓掌而不甩巴掌。
聚焦是神經系統瘦身的第三項力量。

〈成功的科學〉一章中我寫道，學習聚焦在你想要如何感覺上，是支撐神經系統瘦身的基礎。在這項任務中，我會更詳細地討論這件事，並解釋「出任務」如何持續強化這個概念。

在二〇〇七年所進行的一項實驗中，一群來自美國七家不同旅館的房務員，接受了一項健康及體能狀況的詳細評估。他們全都察覺到自己太忙以致沒有做任何運動，而評估結果也印證了他們對自己的看法。隨後，這群人中有一半被告知，說他們所做的體力工作，也就是清潔、搬動床鋪、伸手拿東西、彎腰和舉起重物，實際上滿足了每日運動要求的國內推薦標準。他們也被教導做運動的好處，並且把注意事項貼在員工休息室，提醒他們工作本身對他們的健康優勢。他們被告知不要改變任何生活形態，四個星期之後，他們全部又以同樣的健康與體能參數再受測一次。**沒有**被告知他們的工作就是運動的房務員，健康狀況沒有任何改變。那些被告知他們的工作對健康有好處、且可以當成良好的運動的房務員，顯示出健康狀態有重大的改善！然而，其實生活並沒有任何改變，只是他們相信自己過著活躍的生活方式！

在二〇〇二年的一份研究論文當中，貝卡・列維（Becca Levy）記錄人們在面對年齡增長時，如果抱持著正面態度，壽命會比面對年齡增長抱持負面態度的人多上七年半。這是把性別、社經地位、寂寞與否以及整體健康狀況都考慮在內的結果。其實，把生活聚焦在正面觀點，比過著健康的生活方式，對生存的影響力更大！血壓低、三酸甘油酯指數正常以及從不抽菸，每一項可以增加四年左右的壽命，只有聚焦在正面觀點的一半而已！

我們的信念、思維、期望與聚焦重點，會影響我們的大腦跟身體的化學作用。

我在最不可能的地方親身學到了這點：蹦床上。

我愛蹦床。我在蹦床上所受過的傷，也比我認識的任何人更多。但它並沒有嚇到我，只要一看到蹦床，我就會想要去跳一下。

幾年以前，我在布里斯本[11]逛夜市，那裡有一整排為喜愛超級英雄的小孩子所設置的大型蹦床。我看過一個十歲小孩被綁上安全帶，好讓他們能跳得很高，且不致飛進灌木叢裡。我必須去玩一次。

負責監督遊戲的年輕人困惑地看著我，但還是收了我的錢，並在我的腳跟腰上繫緊有彈性的粗繩。我開始興致勃勃地彈跳起來。一如既往，我沒有降落在靠近蹦床中心的地方：我總是剛好掉落在邊緣。但幸運的是，繩子救了我。

當我的時間到了，這位友善的年輕人忍不住了。「非常讓人印象深刻，」他露齒而笑，「我從來沒看過哪個人從頭到尾沒落在靶心上，好像有個磁鐵把你拉到兩側一樣。但是我知道你的問題在哪裡。」他欲言又止。

「所以？」我要他把話講完。

「你總是向兩邊看。你沒有任何一次看著蹦床的中間。假如你看著那裡，那就會是你著陸的地方。」

聽了他的勸告，我想了一會兒。人群變得稀疏，這樣的誘惑太大了。「好，我要再試一次。」再次繫上安全帶，我把自己推向空中，眼睛直盯著蹦床的中央。我不敢相信，我真的就降落在我注視的那個地方！我持續聚焦在目標上，也一次又一次取得相同的結果。我變成蹦床傳奇！當我瞄到兩側，果然，那就變成我的落點。當我看回中心處，就又重回正軌了。這整個「乘坐」的過程中，我都在笑，而且對那位年輕的導師充滿感謝，他教了我一堂人生課題：**我們聚焦之處，就是我們的最終所在**。

在你的生活中，你傾向聚焦的重點是什麼？特別是在與身體相關方面，你聚焦的重點是什麼？你會花自己大部分的時間，去欣賞人類身體的奇妙，或者，你會打擊自己的不完美？（只是在**你**

眼中的不完美，而不是絕對。）你會聚焦在滋養自己的身體，或是懲罰自己的身體？

「聚焦」這個詞是什麼意思？我們如何能把聚焦轉化成日常的練習，讓我得以朝著我們想要前往的地方前進？

聚焦的定義，是「選擇性地專注在你外部或內部環境的其中一個層面，而忽略其他事情」。這表示聚焦是一種選擇。你是**有選擇地**把自己的注意力放在某件事情上。你的外部環境就是環繞在你身邊的這些人、事和活動；你的內部環境就是你的思維和情緒。當然，有些時候某件事情會不由自主地吸引你的注意，例如，突然發出的巨大噪音或意外的聲響。這對生存是有必要的，你需要很快採取行動，去處理那個噪音可能代表的潛在危險：有人闖入你家或者草叢裡有蛇。

然而，大部分的時間，你是自己選擇要把注意力放在哪裡，即使那個選擇不是有意識的。

聚焦定義的第二個部分是「忽略其他事情」。這並不表示否認其他事情的存在，只是我們選擇不去注意它們。青少年非常擅長此道，在父母要求他們做某件他們不感興趣的事時，就可以看出來。「你聽到了嗎？」當然，他們聽到了，但選擇無視你。

人們常常告訴我，他們害怕假如不提醒自己身上的脂肪過量，就會囤積得越來越多。這不是真的。不去想一個有害的情況，不表示就不去做某件事來改善它。它意味著聚焦在你正要前往的地方，而不去回顧你是從何處來的。當你駕車前往某處，會花大部分時間去看後照鏡，還是往前看？你只會偶爾看一眼後照鏡，以確定在沒有什麼危險的狀況下轉換車道。假如一直往後看，你可能到得了嗎？聚焦在你想要什麼，並不會導致自滿。恰恰相反，它會激發你往渴望的方向移動，因為那會提醒你，前方有更好的生活在等著你。

開始聚焦在會支持你達成目標的行為，聚焦在會滿足你目標成就的想法，聚焦在提醒自己你的優點而不是缺點，聚焦在你如何能把每件事轉化成踏腳石，而不是絆腳石。你會注意到，很多任務都在鍛鍊你聚焦在自己想要事情的技能。練習感激就是一個明顯的例子，複習你的目標宣言、熱情宣言和願景宣言也是，創造一個「能做到罐」也是。

聚焦實際上是如何奏效的？

聚焦是一扇窗，透過它，你看到這個世界，當然每一次都要選個最好的角度來看。想想你習慣聚焦在什麼事情上。注意你的思維和對話。你會因為沒有做到的事而苛責自己，或是因為完成某件事而恭喜自己嗎？你會回顧自己的一天，而且回想你的勝利或惡行嗎？**你會給自己鼓掌還是甩巴掌？**

每一天都是由我們感覺做得「對」與「錯」的事情混合而成。你會在腦海裡重播什麼場景？你會跟其他人談些什麼？我不是建議你變得自吹自擂，我是邀請你選擇把重點放在何處。選擇要從哪一扇窗望出去：是風景優美的那一扇，還是讓人意志消沉的那一扇？

假如你看著鏡子，聚焦在所有你不喜歡的地方，會有什麼感覺？假如你看著鏡子，並有意識地注意自己美麗的頭髮、閃亮的眼睛，以及動人的微笑，這些特色會開始突顯出來，不只是你這麼覺得，別人也這麼看待你。去吧，現在就做，沒有人在看你！

聚焦的作用就像是一個放大鏡和磁鐵。澆灌你人生中的花朵而不是雜草，你澆灌的花朵，就會生長，你漠視的花朵，會枯萎死亡。你專注什麼生活面向，它就會擴展；你談論什麼內容，它就會更常出現；你思考什麼樣的事物，就會更常經歷到它。你聚焦的事物會指引你的潛意識，也就是你的船員，去做必要的事情來實現它。

鼓掌而不是甩巴掌的另一個效果，是會強化帶來正面事件的神經通道。它是一種形式的心理採排，會帶來大腦裡的改變，提升你的優勢和能力。

以下這個美國原住民的故事，就說明了聚焦的力量。

一位切羅基族（Cherokee，譯注：北美印地安人其中一族）的長者正在教導他的孫兒所謂的人生。他告訴他們：「我的內心持續上演著爭鬥……兩匹狼之間的駭人爭鬥。一匹狼代表恐懼、憤怒、嫉妒、遺憾、悔恨、貪婪、傲慢、恨意與謊言；另一匹狼代表喜悅、平和、愛、希望、仁慈、友誼、慷慨、信念與真實。同樣的爭鬥持續在你的內心上演，也在所有人的內心裡上演。」

孩子們想了一會兒。然後，一個孩子問他祖父：「哪一匹狼會贏？」

這位切羅基長者回答：「你選擇餵養的那一匹。」

你選擇餵養哪一匹狼？

---

11 提供給非澳洲讀者的訊息，布里斯本（Brisbane）是昆士蘭州（Queensland）的首府。

開始行動

步驟 1

檢視你的生活，寫下所有你為了健康而做的正面事情：瑜伽、冥想、睡眠優先、已完成的任務、多走樓梯、健走、吃更多蔬菜，任何你想到的事情都可寫下。當你持續養成更多健康習慣，就陸續它加入你的清單中。這會強化你的自我形象，成為精實、健康、精力充沛、積極的人。你越是把自己視為健康的人，就會投入更多提升健康的行為。

步驟 2

每當你達成某件事、把某件事執行得很好、學習新技能、做出健康食物的選擇、運動鍛鍊、做某些能自我滋養的事，或是收到正面回饋，就「暫停」並體會一下。在心理上給自己拍拍背，以某種方式慶祝：即使是告訴自己「我做得很好」，對自己默默地微笑都好。與這件事給你的感覺聯繫：滿意、滿足、成功或實現。為它興奮一下——不要急著去做下一件事，卻沒有看出自己已經完成了某件事。我們往往匆忙度日，未能享受甚至未能看出我們的成就。這不只將我們從快樂中抽離，也減損了我們的表現。歡慶會使大腦處於「能做到」的狀態，當我們投入下一個工作時，會運作得更有效率也更有效果，我們亦創造了一個正面、日益向上攀升的成功之路。

當我們與人打交道時，可應用同樣的方法。改善某人表現最有效的方式，是能看到他們做得好的地方。真誠地讚揚他們的優點，並提醒他們，你在他們身上看到了哪些價值。

人們會不自覺活在我們對他們的期望之中。這是聚焦具有放大鏡和磁鐵作用的另一種方式。我們越把注意力放在我們喜愛他們的行為上面，他們就越會表現出那些行為。

就像所有其他任務一樣，「鼓掌而不是甩巴掌」會經由練習而變得簡單。一旦你已經持續了幾週的時間，它就會成為你跟自己說話的預設方式。

步驟 3

每一天結束時，寫下你做得好或今天達成的三件事。不一定要是什麼發現癌症解藥的重大成就。，可以只是成功地利用中午時間去上了飛輪課這麼簡單。你覺得很難做到這一點的那些日子，就是你最需要去做的日子。聚焦在「什麼對了」而不是「什麼錯了」，不只會改善我們的健康，還能讓我們睡得更好！

步驟 4

當你看著鏡子時，聚焦在所有你喜歡的地方。假如你實在不大會做，就專注尋找某一點，一點就好了，從那裡開始喜歡自己。你的眼睛、頭髮、手、指甲、腳、鼻子、微笑，什麼都好，從哪個地方開始喜歡自己。不需要強求。這不是要你「希望自己正面思考」，或是一再肯定你根本不相信的信念。這是要你真心誠意地發現自己的某些美好，並享受接著而來的良好感覺。前一任務中，我們練習過感恩，將會提升你喜歡自己身體的能力。

步驟 5

不要談論你有皮下脂肪團、你不喜歡自己的大腿，或是感覺自己不吸引人。要麼把這些主題從你的談話內容中剔除，要麼多去談論改善健康、變得更積極，發現你生活產生正面改變的話題。你不是忽視生活中的重要議題，你只是重新架構你談論它們的方式。不要說養成新習慣有多難，而要說你進步了多少，不管多麼少或多麼慢都沒關係。假如你跟別人這麼講話感覺彆扭，那就跟自己講吧。

步驟 6

做更多讓你對自己感覺良好的事情。尤其要盡快開始做那些曾因缺乏自信、精力或是體能而延宕的事情。

步驟 7

穿上讓你**現在**覺得舒適的衣服，而不是提醒你想要擺脫脂肪的緊身衣服。穿上**現在**讓你看起來很美、感覺很好的衣服。選擇能表現出你最美一面的衣服，不要等到自己達成理想尺碼才這麼做。

步驟 8

當你收到一個讚美，**接受**它，不要不當一回事。你有多常否定讚美？你有多常聽到（或是投入）以下的交流？

別人：「你看起來很棒！」

回應：「我希望我感覺得到，但我今天早上拿我的頭髮完全沒輒。」

別人：「你身上穿的那套衣服真好看！」

回應：「真的嗎？我以為它會讓我的屁股看起來超大。」

別人：「你看起來非常精實。」

回應：「喔，我覺得自己還差得遠呢。」

試試這個簡單的練習：每當你收到讚美，只要說：「謝謝你。」那就夠了。不要試著反駁或自謙，就只要說「謝謝你」就好了。假如你感覺不自在，也沒關係，就與你的不自在並肩而坐，接受你的不自在，不要批判你的不自在。你的不自在會慢慢退去，而你在接受讚美時，會變得越來越自在。有時候，我們只對某種特定形式的讚美感覺自在，換成其他形式就不這麼覺得。假如這個讚美是對我們已經相信的某件事的一種確認，例如「你對孩子很好」，我們就會接受。假如這個讚美不符合我們在自己身上看到的事實——通常和我們的外表有關——我們就會傾向把它駁回。接受讚美，如同它是一個禮物。這麼做，你會往自己想要前往的方向前進一大步。「那不會讓我看起來像或變成自大狂嗎？」不會的。你會變得更能接受自己，而其他人在你身邊反而會感覺更自在。

推薦閱讀

艾倫・蘭吉爾（Ellen J. Langer），《逆時針：留意健康和可能性的力量》（*Counterclockwise: Mindful health and the power of possibility*），美國紐約，百齡罈（Jossey-Bass）出版，二〇〇九年

馬汀・塞利格曼（Martin Seligman），《學習樂觀・樂觀學習》（*Learned Optimism*），澳洲雪梨，威廉・賀納曼恩（William Heinemann）出版，二〇一一年，中文版：遠流

任務

18

寬恕而生

最強大的靈魂，自痛苦而生；
最巨大的人物，是有傷疤烙印的人。

哈利勒・紀伯倫（Kahlil Gibran）

你的第十八項任務
如果你選擇接受的話，是：
寬恕而生。
寬恕是神經系統瘦身的第四項力量。

在你的人生中，有誰是你還沒有寬恕他的？你的父母？一個以前的朋友？一群人？你自己？

寬恕和瘦身有什麼關係？

堅持怨恨會讓我們在生理和心理上都不堪負荷。寬恕能釋放情緒上的負擔，而這種負擔有時會在身體上反映出來。你身上正帶著某件你想放下的事情嗎？

寬恕不是要你原諒已發生的事。寬恕是為了**你的**自由，而不是其他人的。寬恕是放下責怪與怨恨，讓你可以成長茁壯。一項刊在二〇一三年七月號《情感失調期刊》（*Journal of Affective Disorders*）的研究，發現能寬恕自己跟其他人的人，罹患憂鬱症跟自殺的風險會比較低。

寬恕意味著過去不再具有凌駕你的負面力量。

你是否能問問自己，可能如何從經驗中成長，而不是被它所困？目標不一定是要知道某件事**為什麼**發生，而是學習運用經驗去加深我們對生活與自我的理解與欣賞。魯米（Rumi）寫道：「傷口是光線進入你的地方。」維克多．弗蘭克（Viktor Frankl）這位猶太精神病學家暨大屠殺倖存者發現，唯一能熬過納粹集中營生活的方式，就是把經驗視為心靈成長的機會。而喬治．艾略特（George Eliot）提醒我們：「最強大的成長原則，落在人們的選擇。」選擇寬恕並不容易，但是為了寬恕而掙扎的每一分毫，都會讓我們邁向成長。

我絕對不是要說，只要閱讀這個簡短的章節，就能讓你自動平復遭遇過的所有不平。我也不會假裝是寬恕的專家。我只不過是分享我的思考過程，以及那些對**我**有幫助的觀察。有時候，人們經歷如此巨大的恐怖，那樣的痛苦令人陷入癱瘓，或是發展成創傷後壓力症候群（PTSD）。假如你因自身經驗而感覺被壓垮了，我力勸你去尋求心理學家或是其他受過健康專業領域訓練的專家諮商。支持團體也會很有幫助，因為你發現自己並不孤單，而你可以從其他人如何處理類似的經驗中學習。在其他時候，反思以下的兩個故事可能會有幫助。

兩個僧侶行經一座村落時，有個有錢人坐在馬車裡，不小心在轉彎時把兩個僧侶中比較年長的那一位撞倒在地，僧侶掉進充滿泥水的溝裡。馬車裡的有錢人不但沒有停車道歉，還冷笑了一下，然後繼續前進。年長僧侶對這個狀況的反應，是向那名有錢人高喊道：「祝你事事順心、心想事成！」年輕的那位門徒，對年長僧侶的反應很驚訝，轉過頭去問他：「師父，我很困惑。那

個人做出這麼可怕的行為，為什麼你還要祝福他？」僧侶回答：「因為快樂的人不會這麼粗心大意把人推進水溝裡。」

我們都盡可能利用手邊擁有的資源，把事情做到最好。假如一個人表現惡劣或苛刻，常常是因為在生活中受到不公平的對待或感到怨懟，儘管這些不幸跟他發洩情緒的對象並無關係。

這兩名僧侶在返回寺院的路上來到一條湍急的河流。剛才下過大雨，導致溪水暴漲，開始溢出河岸，他們不得不涉水渡河。此時在洶湧的急流中，有個抱著嬰兒的女人被水困住，絕望地凝視著他們。年長僧侶二話不說就抱起女人和孩子，帶他們過了河。他一把他們放在乾燥的地上，就繼續往前走，什麼話也沒有說。門徒又完全困惑了，僧侶未經允許就碰觸了女人的身體，更不用說還抱了他們。但規定也不允許僧侶去質疑年長僧侶的行為。所以，門徒陷入這個兩難困境。他極為好奇，不明白為什麼他的旅伴會抱起那個女人，但他又不想冒著被罵的風險要求年長僧侶解釋他的行為。當他們繼續前往寺院，年輕僧侶的內心交戰，不知道該怎麼做。六個小時之後，他們終於到達。他實在無法繼續處於不知道的狀態，所以謹慎地發問：「師父，我有個問題。你怎麼會把那個女人抱起來，還帶她過河，我們不是嚴格規定不可以與女人接觸嗎？」年長僧侶回答：「我幾個小時前就把她放下了，你才是那個仍然抱著她的人。」

什麼是你仍然背負著沒放下的重擔？

處理逆境、災禍與苦難是一種挑戰，讓我們發現自己到底是誰。我們更深刻體驗到身而為人的意義；我們被迫停下來評估生活的大局；我們被催促去質疑生活的真正意義，以及對我們來說真正重要的是什麼。我們的價值觀突然變得明顯起來。正是這些時刻，讓我們發現自己從來不知道擁有的優勢。正是這些時刻，讓我們以最有意義的方式與人連結。這是我們獲得智慧、同理心和同情心的機會。

不是每一次都有可能知道事情發生的原因。生活就像是搭乘火車並看著窗外，我們只能看見窗框大小的景物。有時候，我們看見外頭是美麗的，喚起我們的幸福感。我們放鬆且享受這段旅程。有時候，我們看見令人震驚與不安的景象，而且在這個恐怖的時刻，我們感覺無能回應。有時候，我們了解眼前看到的場景是如何發生的，因為在我們的旅程中已經發生過了。在其他時候，沒有任何一件事看起來有道理。但當我們繼續旅程，驚駭會轉變為察覺、學習、成長與平和。

有時候，危機提供一個經驗，讓我們能與生活中稍後遇到的人或事產生關聯，但當時不可能預見得到。有時候，唯有危機能讓我們改變路線，引導我們走向比原先的目的地更圓滿的地方。我們極少改變，除非現狀變得不能忍受，或是我們有了夠令人信服的理由去這麼做。

在一篇名為〈自己的房間〉（A Room of One's Own）的散文中，作者維吉尼亞·吳爾芙（Virginia Woolf）這樣寫道：「我想，被拒於門外多麼讓人不愉快；而我認為，也許更糟的狀況是被鎖在裡面。」這個比喻完全描述了我抓住悲傷不放的經驗。我的一部分感覺被鎖在裡面，不能表達自我，直到我能寬恕為止。寬恕帶給我自由。

開始行動

寬恕沒有公式可循。以下的步驟是當我發現自己需要寬恕時所採用的方法。對我來說，寬恕是一條迂迴、無法預料的路徑，充滿意想不到的彎曲和迴轉。步驟一是設計來釐清哪些是你可能不曾意識到的事情。剩下的步驟，是處理你答案的一種方式。有時候，只需要去感覺那些你無法原諒的事情的相關情緒，就夠了。有些時候，我會尋求專業諮詢。

步驟 1

在你的任務手冊裡，寫下以下問題的答案：

1 你還沒有寬恕你父母的事情，一共有哪些？

2 你還沒有寬恕其他人的事情，一共有哪些？

3 你還沒有寬恕你自己的事情，一共有哪些？

步驟 2

去感覺與那些悲痛事件相關的感覺：盛怒、不公義、絕望、背叛、痛苦、混亂、困惑或悲傷。去完成感覺你的感覺的整個過程，這個過程在〈任務十五：要感覺，而不是遁逃〉的章節中提到過。

步驟 3

雖然可能很痛苦，但是請承認無論你再怎麼嘗試，都無法改變過去。過去就是：過去了。

現在的我們不再是過去的我們。我們經由從過去當中學習的過程而成長，也經由分享那些學習的過程來幫助其他人。現在的我，就是此時此刻的我。

理智上，我們知道這一點，但情感上，我們常常表現得好像我們的痛苦會某種程度讓那件事不要發生。堅持「這不該發生」的想法，使我們完全無法活在當下。我媽媽不該死於肺癌，尤其是她從沒抽過菸，而她的工作生涯中，有很長一段期間是協助別人戒菸。我最初的怨恨轉變成壓抑的憤怒，汙染了我做過的一切。慢慢地，我意識到它讓我不再感受生活中的各種快樂。我的轉折點是閱讀富蘭克林·羅斯福（Franklin Roosevelt）的文字：「人不是命運的囚徒，而只是他們自己心中的囚犯。」我震驚地領悟人生是發生在當下，我們可以行動的唯一時間就是現在。而我們現在做的事情，會影響我們的未來。我開始重拾對目前擁有事物的欣賞，並且將過去留在過去。

步驟 4

你能採取一種哲學方法，並對自己說「人生難免會碰到爛事」嗎？而且是每個人都會發生。生活是由陰與陽、日與夜、明與暗、夏與冬、熱與冷、快與慢、笑與淚、成長與衰退、生與死構成的。植物生長需要雨也需要陽光。你如何能從你的經驗中成長？成長是這樣一個獎勵、提升和豐盈的路徑。生活中的困難時刻，引領我渴望成長，而且超過我對任何其他事情的渴望。

步驟 5

問自己：「我能為自己的經驗賦予什麼意義，讓我能成長、前行以及找到平和？」持續提醒自己，寬恕是給自己的，而不是寬恕發生的事。寬恕讓你能取回力量，不管發生過什麼事，都再也不能損及你是誰你可以達到的成就。寬恕是一個自我滋養的行動，讓我們得到自由，成為最好的自己。

步驟 6

去看《超越對錯：寬恕與正義的故事》（*Beyond Right and Wrong: Stories of Forgiveness and Justice*）這部令人敬畏的紀錄片，導演是勒克哈．辛哈（Lekha Singh）跟羅傑．史巴帝斯伍德（Roger Spottiswoode）。影片探索在最具毀滅性與最無法理解的情況下的寬恕過程：種族滅絕、恐怖主義、戰爭與謀殺。故事關於平凡人經由不平凡的對話，超越心智，挖掘人性最為幽深之處。

在寫這本書的時候，這部片子可以免費線上觀看了。只要每看一次，運作孩子基金會（Operation Kids Foundation）跟分享麥克風（Share the Mic）將會依據你的選擇，捐獻五十美分作為慈善之用。

步驟 7

假如你仍不能寬恕某人已造成的錯誤，接受這就是你目前的立場，寬恕自己的不寬容。

任務

19

不給糖就搗蛋？

恨易愛難，此萬物之規則也。

好事多磨，壞事易成。

俗諺

你的第十九項任務
如果你選擇接受的話，是：
不給糖就搗蛋？
我們給事情貼標籤的方式，深刻影響我們的行為。改變標籤，就能改變回應。
建構框架是神經系統瘦身的第五項力量。

只要你繼續把富含糖分的食物視為一種「給糖」（享受），一旦你不去吃就會感覺被剝奪。你會感覺自己「錯失」或「抗拒」，而不是選擇不要腐蝕你的牙齒、大腦跟肝。突然間，它聽起來沒那麼像「給糖」（享受）了。

說到糖，我不是指在水果和蔬菜的天然狀態裡包含的糖。**天然**的意思是「大自然製造出來的模樣」，不是榨汁的、攪過的、乾燥的或裝罐的。我也不是指牛奶中天然存在的糖，也就是乳糖。為了討論起見，糖是指蔗糖或食用糖（甘蔗和甜菜糖）、高果糖玉米糖漿、其他糖漿（像是楓糖漿、大米糖漿、轉化糖漿）、蜂蜜，以及任何從植物提取、**添加**入加工食品和飲料的糖。

如果沉迷於清涼、甜美的草莓，而不是厚重的奶昔，會怎麼樣呢？假如你一直被廣告看板上穿比基尼、吸吮草莓的女人畫面轟炸，你很快就會發現自己下班回家之後只想吃草莓。

我們只把垃圾食物看成是「享受」，因為它就是這麼行銷的。我們的意識被具有強烈感染力廣告充斥其中，告訴我們：「休息一下，吃個巧克力棒X吧。」休息一下跟吃巧克力棒X或任何其他巧克力之間，根本沒有關聯。你已經被洗腦了，相信自己在辛苦的一天之後，嘴裡「值得」來一點甜甜的、油膩膩的感覺。另一方面你又聽到，「每天來一點巧克力棒Y，能幫助你工作、休息、玩樂」。真的嗎？高血糖指數與記憶力變差、大腦內學習與記憶倉庫的海馬迴變小是有關聯的（發表在二〇一三年十月號的《神經學》〔*Neurology*〕期刊）。每天吃巧克力棒Y會損毀你的腦細胞。再來，不要讓巧克力棒Z欺騙你，讓你以為自己會滿足。你不會的。食品製造商故意操縱可食用物質中的糖、脂肪跟鹽含量，好讓它們使人上癮。是的，它們的化學成癮性就像古柯鹼和海洛因。

這不是在鼓吹永遠不要吃巧克力。一如本書封面的主張，「這不是與你吃**什麼**有關，而是與你為什麼吃和如何吃有關」。**「為什麼」吃和「如何」吃，決定我們吃「什麼」**。享受一**小片**巧克力，不是什麼過錯、不好或是不健康的事。有時候，用甜點作為一餐的結束是令人愉快的。或者有時候，你可能單純想要巧克力、蛋糕、冰淇淋或甜點等食物的味覺體驗。當這些食物定期過量攝取，而且我們不再是為了欣賞那種濃郁、精緻的味道，不再把它當作偶而為之的感官享受，或為了紀念一個特殊事件而享用的美食，才會出現問題。濃郁的食物是為了讓我們用所有的感官去品味和欣賞。你品嘗得越多，便不需要太多分量即可滿足。當我們把這些食物當作一種自我用藥，或是用食物來麻醉自己遠離痛苦，問題就出現了。當垃圾食物變成生活充實的代名詞，問題就出現了。當我們變得沉迷於加工食品，以致破壞我們大腦的化學作用，問題就出現了。

神經科學家保羅．肯尼（Paul Kenny）博士做過一個廣泛的研究，說明垃圾食物如何劫持大腦的獎勵中心，以致讓吃東西變成強制作用，而不是對飢餓的回應。肯尼博士在佛羅里達州的斯克里普斯研究所（Scripps Research Institute）做過一項研究，餵食老鼠垃圾食物（便宜的商用蛋糕、高脂肪肉類和巧克力），隨牠們想吃多少就給多少，牠們很快就開始暴食，而且變得非常胖。檢查牠們的大腦時，發現比起被餵食較健康食品的老鼠，需要程度更高的刺激才能記錄到牠們快樂。牠們大腦裡的快樂中心，因為吃垃圾食物已經受到過度刺激了，結果是對更多垃圾食物的不斷渴望，而其他快樂來源則因此減少。

在另一個實驗中，單獨餵食老鼠糖或脂肪其中之一，這些老鼠會吃到某個程度就停止進食了。但是如果把糖跟脂肪以各一半的比例組合，如同坊間那些油滋滋的甜甜圈和市售蛋糕一樣，老鼠就無法控制牠們的攝取量，反而大量地過度攝取了這些糖與脂肪混合物。再一次，牠們的大腦化學作用遭到破壞，於是想一直吃下去。

天然的食品當中（**真**食物），沒有一樣的組成是由會成癮的糖加脂肪所構成的。加工食品業（包括垃圾食物、速食、汽水可樂跟果汁）用系統化和數學公式計算出最佳糖含量和脂肪含量，吸引你一再回來吃下更多這類食物。產品中理想的糖含量稱為「幸福點」。脂肪的目標則是創造完美的「口感」。最近有一個速食廣告活動就「說溜嘴」（Freudian slip，譯注：佛洛伊德口誤，奧地利精神分析學家佛洛伊德認為，口誤往往是內心深處真實想法的反應和寫照，後引用在商品行銷上）：「為你的渴望而精心打造。」

如果攝取量常常需要夠大才會滿足的話，糖本身也可能上癮。人們對糖和酒精成癮的敏感性不同，而這兩種物質如果攝取過多，都會導致脂肪肝。假如軟性飲料是新的香菸，糖就是新的酒。糖與酒精之間主要的不同，是糖神出鬼沒地無處不在。我們在超市貨架上看到的產品，有百分之八十都含有**添加**糖，每天都很容易攝取到大量的糖，你甚至不會意識到。**每一樣東西**，包括番茄醬、風味優格、早餐穀片和焗豆，都裝滿了添加糖。這清單列下去會沒完沒了，而我無意挑出任何特定產品。任何標示「低脂」的食物，也應該為設下警示告知內含**大量**添加糖。假如脂肪移除，就需要添加更多糖，來保持誘人的味道和質地。

糖上癮會如何？糖會導致叫做「依核」（nucleus accumbens）的大腦快樂中心，接收到多巴胺信號，顯示我們的經驗達到即時的滿足。我們會心想：「真令人愉快，這樣就夠了。」但假如多巴胺信號被我們吃下的每一樣東西持續活化，它就會逐漸變弱，而我們就需要更高劑量才能取得同樣的愉悅感。然後，假如我們停止吃糖，就會感覺很糟，還會經歷退縮的狀況。於是我們攝取更多糖來讓自己振奮，這種高昂的情緒就得以繼續。我們忘記在吃糖的衝擊過去之後，並不會回到「現實」情況，而是陷落到情緒的基準線之下，只有靠著再吃多一點才能恢復到「正常」的運作，於是就成癮了。

我們大部分人不喜歡被告知去做什麼事，我們強烈抗拒不讓個人自由被剝奪。然而，這就是食品業做的事情。

我們伸手去拿「頑皮的」美食的其中一個理由，是我們想要叛逆。「我要去做我想做的事，而且沒有人能強迫我吃芹菜。」你猜怎麼著？沒有人打算強迫你去吃芹菜，只有你自己。你有看過哪則廣告要你吃芹菜嗎？或者有哪種非罐裝的蔬菜打過廣告嗎？

諷刺的是，正是吃這些所謂的享受美食，我們遠離了叛逆。我們已經被動地允許食品業告訴我們該做些什麼。

食品業把錢花在行銷而不是食材上，把我們訓練得服服貼貼，一看到他們的產品就聯想到享受，是生活中不可或缺的主食。同時，它們操作了自家產品，以致一旦我們開始吃那些東西，就很難停止。而在這個過程中，我們在每一個層次都侵蝕了自己的健康：身體、心理和情緒。吃掉一包餅乾，完全不會讓我們變得叛逆。我們已經掉進陷阱裡，食品業完全就是搗蛋而不是給糖。

⊙ 方便或侵蝕？

「速食」（convenience food，**方便**食品）是另一個用詞不當的產品。對誰來說是方便的？對製造這些食品的公司來說，是方便的，因為他們得以產生利潤。對我來說是不方便的，因為吃這些產品，只會對我的健康造成危險，最終有人會移除我的膽囊或替我移植肝臟。

我們如何去**標籤**我們所吃的方式，對我們如何吃和為何吃產生很大的影響。我想再次強調吃一片豪華巧克力或是一片自製蛋糕，並不是問題。感覺你需要一盒巧克力才能撐過一整天，就是完全不一樣的情況了。這就像**每天**都在孩子的午餐盒裡放進含糖零食一樣。糖不是設計來當成每日零食的，而是當我們需要大量能量時，一個富含能量的物質。一邊看電視，一邊漫不經心地吃垃圾食物，才是我們需要改變的地方。

開始行動

步驟1

確認你在面對廣告或成癮食品時，並不是無力抗拒的。生化作用不是你的全部。你的信念、目標和自我形象，最終會決定你的身體如何回應食物，以及你的大腦如何回應行銷。假如你不加抗拒，就只能被催眠了。

假如你正在練習正念進食，並且搭配進行第二項與第三項自由的任務，你對脂肪和糖的渴望將會自然消退。你會被那些可支持最佳健康的食物所吸引。

這項任務的目的，不是要幫坊間如雨後春筍般冒出、討論糖的危險性的文獻錦上添花，關於這個主題，已經有充足的傑出讀物了。這項任務的目的，是說明語言和標籤在動搖你的選擇、創造你的習慣方面有什麼力量。語言跟標籤（你如何建構事情）會實際打造你的食物環境，因為它們會決定你一開始採購的是什麼東西。

步驟 2

來玩捉迷藏，不要玩不給糖就搗蛋的遊戲。

糖類每日建議攝取量（按照我上面的定義）仍然是有爭議的。美國心臟協會（American Heart Association）建議，男性每天最多吃九茶匙的糖，而女性每天最多是六茶匙。世界衛生組織（WHO）公布了類似的指南，而澳洲當局則仍在審議中。

一份二〇一二年的報告名為《澳洲的糖攝取：更新統計》（*Sugar Consumption in Australia: A statistical update*），揭露澳洲人每天平均吃二十七茶匙的糖，比推薦量的三倍還多。部分原因是我們甚至沒意識到標榜「健康」或「低脂」的食物中都含有糖。

所以，我邀請你跟你的家人，跟糖玩**捉迷藏**。食品業把糖藏起來，那麼你就把它找出來。一茶匙的糖大約是四公克。據此去計算一袋食物裡有多少茶匙的糖，跟著以下的系統進行：

1 看看食物標示內含多少公克的糖。標示通常分為兩欄，第一欄條列「每一份」的含糖量，第二欄則條列每一公克或一百毫升的糖含量。

2 看看一整袋或一整個容器裡含有多少份（通常在標示的最上方）。例如，「每一包裝所含份數」可能寫出含兩份。

3. 計算一整包裡糖的總含量。例如，假如每一份含有二十公克的糖，整包共有兩份，就有四十公克的糖。這等於十茶匙的糖。
4. 你認為自己一次會吃掉多少產品。一袋裡的份量往往非常小，所以容易一次就吃掉兩個指定份量。一盒兩百公克的優格就是個好例子，大部分人會在一次用餐就吃掉一整盒，但製造商把一盒的份量訂為兩份。
5. 當你已經估計自己會吃掉多少，計算糖的相對總量。
6. 把你一整天會吃的所有不同食物中，含糖量全部加總起來。你的每日平均攝取量是多少茶匙？

注意若標示為「無添加糖」，並不意味著食物裡不含糖。這通常代表其他食材裡的含糖量很多，所以不需要再加糖。不要只依賴包裝上的食物描述。看清楚標示裡頭的數字。最好的例子就是果汁，在二百五十毫升（一杯）的柳橙汁裡，大約有二十公克或五茶匙的糖。不要管它「富含維他命C」的事實。假如你吃新鮮的整個水果跟蔬菜，不需要連帶攝取高劑量的糖，就能取得維他命C。

假如你使用的是盎司，一盎司的糖大約是七茶匙。

牛奶包含的糖稱為乳糖[12]，它會被酵素和乳糖酶分解成葡萄糖和半乳糖。乳糖占牛奶重量的百分之二到八，而且也標示在「糖」的下方。然而，牛奶、優格和起司中的乳糖，並未計入你的每日糖類攝取量之中。粗略地統計，你可能每喝一百毫升的牛奶或優格，就減去四公克或一茶匙的糖。這表示無調味的牛奶和優格，不會添加任何糖到你的每日糖類限制攝取量裡。然而，所有種類的調味或甜味優格，根據品牌的不同，都可能含有大量的添加糖。只要你一開始玩「捉迷藏」的遊戲，就會找得出來。

當你已經計算自己吃進多少糖，便可以就吃什麼跟吃多少做出明智的選擇。

步驟 3

想想你目前把它們當作給糖（享受）或獎勵的可食用物質一共有哪些。冰淇淋、巧克力碎片餅乾、披薩、椒鹽脆餅、起司蛋糕、鬆餅，任何你認為會沉溺其中的食物。把它們列在在你的任務手冊裡。

在每個「給糖」（享受）旁邊，寫下你認為的特別之處。它讓你的感覺如何？你為什麼會把它當作享受或獎勵？

根據剛剛學到的知識，你是否仍然覺得自己列出的所有可食用產品，都是一種享受？有任何是你能用更多健康選項來取代的食物嗎？

「用真正的營養獎勵自己」。假如這是一個為早餐或新鮮蔬菜打造的廣告標語，你很快就會對什麼是獎勵改觀。

尊重身體所帶來的深刻和持久的快樂，比短暫的糖潮更加豐富。很多人從未體驗過最佳健康狀態的自然快樂。他們只有吃糖之後效果消失的崩潰，以及一個不得滿足的生活所

步驟

4

帶來的疲勞，可作為參考點。依賴糖來維生，會讓我們永久處在精神陰霾之中。移除糖會帶給我們心智清晰，以及有力的身體覺醒。

想想你視為享受或獎勵的所有愉悅經驗，在你的任務手冊中寫下清單。盡可能多樣化和具體化，例如：做臉、修足、按摩、泡泡浴、讀小說、參觀藝廊、在大自然中散步、買個新包包、瀏覽家族照片、在月光下漫步、看電影、聽音樂、到海灘待一天，或是在一間浪漫的餐廳用餐。你要如何給自己多一點這樣子的享受，來取代你的第一份清單？不需要有意識地消除第一張清單，假如你多做點第二章清單上的事情，很快就會發現你不需要把糖或脂肪當成一種享受。

12 一些成年人患有乳糖不耐症的程度各不相同（有腹脹、痙攣、脹氣、腹瀉、噁心或嘔吐的症狀），因為乳糖酶會在停止哺餵母乳後逐漸停止製造。這些人必須避免乳製品，或是改吃無乳糖的品項。少數寶寶天生就有乳糖酶缺乏症。

任務

20

回饋意見不是失敗

失敗是藝術家訓練過程中最重要的一部分，
你不能沒有它。

古斯塔夫・霍爾斯特（Gustav Holst，英國作曲家）

你的第二十項任務
如果你選擇接受的話，是：
回饋意見不是失敗。
回饋意見是神經系統瘦身的第六項力量。

二〇一二年的英國電影《金盞花大酒店》（*The Best Exotic Marigold Hotel*）教導我們，沒有什麼失敗的事情，只有回饋意見（feedback）。旅館經理在向他的客人保證事情會有計畫時，是這麼解釋的：「每件事都終究會獲得解決，而如果事情沒有解決的話，那就還不到結束的時候！」從那之後，我一直遵循他的說法過活。我邀請你採用相同的方法進行瘦身可能任務。你不可能失敗。發生的每一件事，跟你遭遇的每一件事，都不過是意見的回饋。你正在學習了解自己。

失敗只是有關某件事的一個詞、一個標籤、一個武斷說法。說到底，失敗究竟是什麼？是某件事沒有按照計畫進行？是我無法達成特定結果？是沒得到我想要的？我們唯一可以宣告失敗的時刻，就是在我們放棄並停止從經驗中學習的那一刻；那一刻，我們也停止為值得及有意義的事情奮鬥了。

假如沒有達到想要實現的目標，你會對自己說些什麼呢？假如你最終沒有按照自己承諾的那樣去做呢？你會把它貼上失敗的標籤嗎？或者，你會把它當成是回饋意見？假如你在度過處境艱難的一天之後，吃了一桶冰淇淋，你的自我談話會讓你失望嗎？「我很可悲。」「我沒救了。」「我覺得自己好噁心。」或者，你能說：「我已經暴食了。現在，我需要反思一下發生什麼事，以便可以從中學習。」假如你應徵某項職務，但並沒有得到那個職位，你會說自己不夠好、不夠聰明、能力不夠嗎？或者，你會去註冊上課學習新知，以改善你的簡報技能？哪一個是比較有力的方法？你對自己說話時，大部分是批判還是同情？你是唯一可以成就或毀掉自己的人。

維克多・弗蘭克（Viktor Frankl）是一位猶太裔神經科醫生和精神科醫生，他曾在納粹的集中營待過三年。在他獲釋之後，寫了一本書，從被壓迫的囚犯和人類學者的角度來描述他的經驗。這本書的原始書名是《向生命說Yes！：一個心理學家的集中營經驗》（*Nevertheless, Say "Yes" to Life: A psychologist experiences the concentration camp*）。一九五九年，這本書在十三年後出版，新書名改為《活出意義來》（*Man's Search for Meaning*）。弗蘭克醫生深刻的觀察，定義了身為人類的意義。他寫道，我們可以把所有事情帶離我們身邊，除了一件事之外：在任何特定情境下，選擇我們用什麼態度去面對的能力。沒有人能控制我們的內心世界。我們總是有能力掌控自己的思維；但有時候會忘記這麼做。而且，我們低估了這麼做會帶來的力量。

弗蘭克醫生看見那些從集中營生還的人能這麼做，因為他們選擇把自己遭受的痛苦，視為達成內心勝利的挑戰。他們對自己受的苦賦予意義，讓他們得以超越苦難。決定一個人命運的，是他的內心決定，而不是所處的外在環境。

定義我們的不是經驗，而是我們賦予經驗的意義；形塑我們的不是「失敗」，而是我們從中習得的教訓；擊潰我們的不是環境，而是我們對環境的回應；弗蘭克醫師以令人難忘的一句宣言總結了這個洞見：「飢餓並無不同，不同的是人。確實，卡路里並不重要。」集中營內的每一個人都承受著食物剝奪，每一個人都在挨餓，是人們對飢餓的回應，定義了每一個人。

身為人類，我們的終極力量，是在任何特定環境中，選擇自己觀點、自己看法、自己方法的能力。我們有能力把想要的任何意義，分配給我們正在經歷的任何事情。我們總是在做這件事，甚至沒有意識到我們在這麼做。這就是我們自我談話的主要重點：為我們的經驗賦予意義。

當你犯了一個「錯誤」，你會追悔一個月，或是用你擁有的東西來努力？考慮這樣的可能性：沒有什麼事情是錯的或是「壞的」決定。想像你正面對兩個選項：A或B。假如你選擇A選項，就會有A經驗。假如選擇B選項，就會有B經驗。假如你對結果很高興，就會將它標示為好決定。假如你不高興這個結果，就會將它標示為壞決定。但其實「事情沒有好壞之分，端看你如何思考。」哈姆雷特如是說。

誰知道採取其他選擇會產生什麼結果？回想起來，我們常常認為應該要選擇不同的路徑。實際上，我們並不知道結果是否會更有利。重要的是我們在任何特定時刻所做的事情。我們生活的每一個時刻，無論是愉悅或困難，都是帶出最好自己的機會。假如有人對我表現出不耐煩的樣子，我可以讓這件事過去，也可以嗆回來。不管在任何特定時刻，這都是我想成為什麼人的選擇。

你如何對待你愛的那些人？你會用跟自己說話的方式跟他們說話嗎？為什麼你總是不能給自己和你給別人一樣的尊重？沒有人本質上就是比別人更有價值。每個人的核心是一樣的：愛。我們都想要給予和接收愛。就是那樣。生活中的每一件事，都與表達愛有關。但我們把它藏得非常好，甚至連我們自己都找不到。當我們出於憤怒或苦惱而吃，是因為我們已經與愛的核心失去連結。用心去感受我們的感覺，便會帶我們到達那裡。

十三世紀伊斯蘭神祕主義蘇菲派（Sufi）詩人魯米（Rumi）寫道：「悲傷可成為慈悲的花園。若你對每一件事保持心胸開放，在生活中搜尋愛與智慧之際，你的痛苦會變成你最偉大的盟友。」

偉大的思想家把失敗視為回饋意見，視為墊腳石，而不是當成絆腳石。達到非凡成果的人，具備**建設性而非破壞性思考**的能力。他們自我對話的特點，是同情而不是批評。一如釋迦牟尼的教誨：「我們由自己的思維形塑而成；我們成為自己所想要的樣子。」

當你認清你不喜歡自己的任何事，都是與愛失去連結的症狀，就會開始把失敗看成回饋意見。就只問這個問題：「我可以從中學到什麼？」那是朝向愛邁進的一步。答案會在適當的時候到來。當你在追尋瘦身目標中經歷到挫折，就把它當成回饋意見，並義無反顧地繼續下去。

回饋意見鼓勵我們繼續下去。

開始行動

步驟 1

注意你的自我對話。你能用和父母、伴侶或朋友對你說話的方式，跟自己說話嗎？或者，你只要一有機會就批判自己嗎？還是要看情況？在這個階段，只要成為自己想法的觀察者就好。認清你並不是你的想法。你的想法與體育評論員類似，是對你加入生活這場賽局的方式表達意見。有些評論員會提供令人信服的見解，並讚頌選手的技能高超。有些則很煩人，我就會把電視關成靜音。你的內心評論員大部分時候都說些什麼？

心理學家芭芭拉・佛德瑞克森（Barbara Fredrickson）發現，自我對話是決定我們是否生龍活虎或萎靡不振的關鍵。她那本極有可讀性的書：《正面性：一流研究揭露會改變你生活的三比一比率》（*Positivity: Top-notch research reveals the 3-to-1 ratio that will change your life*），說明正面與負面情緒表達次數相等的人，面對他們自己與生活有多沮喪。顯然，即使是那些投入正面自我對話比屈服在負面自我對話多一倍的人，卻依然是不快樂與頹喪的。但只要正面情緒一超過負面情緒的比率達到三比一，人們就能活得美好而自在。他們更有可能從沮喪中恢復過來，並克服障礙。我們在之前的任務中提到過，這不是要你**聚焦**在正面思考，而是要你**選擇**從一個有力的觀點看待事情。在佛德瑞克森博士的研究中，正面性不限於喜悅、希望以及感激。正面性包括以好奇、趣味、入迷、歡樂、寧靜與敬畏的方式處理狀況。正面性不是激烈地說服自己能做某些事；它是對新的可能性保持開放態度，而且有意願去嘗試別的選項。正面性的一個主要阻礙，就是在還有機會學習與成長之前，似乎過早評斷自己。正面性一個有力的踏腳石，就是順應每件事都是回饋意見的這個觀點。

佛德瑞克森博士的研究，有個有趣的推論是，也有**太過**正面這回事！一般來說，自我對話越樂觀和越讓人放寬心，我們就會表現得更好。然而，假如正面對負面的比率超過十比一，我們反而會開始退步。我們會無法從經驗中學習，會無視於危險，而且會惹人討厭！

被稱為「世界上最好的人類測謊者」的美國心理學家保羅·艾克曼（Paul Ekman）進一步發現，偽裝並不會讓事情成真。**不真誠**的正面性，提升心臟病發作的風險跟憤怒一樣高。承認你想要事情變得不一樣，是可以的，甚至是必要的。把你內心的批評家轉變成你內心的教練，第一步就是明白各個指令的放送時間有多少。

在任務手冊新的一頁上，在頁面中間畫一條線，形成如下所示的兩欄。標示左欄為「鼓勵自我對話」，右欄則是「破壞自我對話」。在一週的過程中，觀察你的想法，並在適當的欄位中，記下你的自我對話。什麼是你衷心的正面對負面比率？

步驟 2

不管何時你注意到自我批判或打擊自己，暫停一下，並開始深呼吸。然後告訴自己：「我過早評斷自己了。我可以從這件事學到什麼？」

鼓勵自我對話	破壞自我對話
下次我會把鬧鐘設定得早一點。我今天早上時間太緊迫了。	我怎麼這麼亂七八糟。我從來沒有保留足夠的準備時間。
我很趕而且忘記用正念進食。我要如何提醒自己，不管其他干擾，就是要這麼做？	我今天午餐有些狼吞虎嚥了。
是什麼讓我對今天的簡報這麼緊張？	我簡報得結結巴巴。我敢打賭根本沒有人在聽。真是浪費時間。

步驟 3

不管你在何時體驗到某件令人沮喪或失望的事，都這樣問自己：「我可以賦予這個經驗什麼意義，以便可以帶給我力量，而不是毀了我？又是從什麼觀點，讓它拉引我向前，而不是讓我退縮？」

它與找到**正確**的意義無關，因為沒有這種東西。它與創造意義有關，而那會帶出最好的你。

步驟 4

假如你體驗到以下的任何情境，立刻說出「這是回饋意見」，讓它成為你的預設回應。

- 你在不餓的時候吃東西
- 吃了超過八分飽
- 在宴會上喝超過你打算喝的分量
- 屈服於渴望
- 錯過你的運動課程
- 忘記做你早上的想像活動
- 落入舊習慣之中
- 不尊重你對自己的承諾
- 以任何形式對自己失望

一旦你已經識別出某些事是回饋意見，問自己最適合你特定情況的問題。

- 這件事告訴我該做出何種不同的行動？
- 為了得到不同的結果，我需要做什麼改變？
- 這帶給我自己和生活什麼樣的見解？
- 是什麼事情讓我離開任務？

練習這類型的自我質疑，可以把破壞性思考轉變為建設性思考。

任務

21

連結而不孤立

在尋找吃喝什麼之前，
我們應該尋找相伴吃喝的人。

伊比鳩魯（Epicurus，古希臘哲學家）

你的第二十一項任務
如果你選擇接受的話，是：
連結而不孤立。
家人、朋友和同僚是神經系統瘦身的第七項力量。

在續集電影《金盞花大酒店2》（*The Second Best Exotic Marigold Hotel*）裡，旅館經理桑尼（Sonny）告訴他媽媽：「是團隊工作讓夢幻工作成真的！」我的靜修參與者，便以許多方式表達這樣的概念：

- 我很感謝，即使連我都不相信自己時，還有很棒的人相信我。
- 釋放著每一層脂肪（過去被我視為一種保護作用的脂肪）的同時，若有人可以讓我說說話、排解心事，會產生很大的不同。

- 我意識到不只是為了自己而做；從我的轉變中，所有家人都受益。
- 還好有人提醒了我一切不過是心理遊戲：而我再也不想玩這種遊戲。
- 我的訓練師超讚！他一直告訴我，我做得到，直到我自己也意識到這一點為止。
- 我的丈夫和家人一直給我最棒的支持！這讓我們變得更親密。
- 一位同事和我決定一起去出任務。我們不僅不可思議地分享了每一個步驟，還結下了最美好的友誼。

如果我們感覺取得他人支持與連結時，不管處在什麼情況，都會運作得更好。喜歡他們工作夥伴的人，壓力較小，而且更有生產力。鼓勵在茶水間聊天的辦公室，較少缺勤，人員流動率也較低。我們最深層的喜悅，來自我們最親近的相愛關係。**執行任務時需要去支持你的人際關係，就如同你的人際關係需要支援你執行任務**。如同你是學習與身體共處，而不是對抗身體，你需要與對你很重要的人**合作**。

假如出任務讓你疏遠了家人和朋友，你與生俱來對連結的需求，會帶著你放棄任務。科學家用來引起老鼠痛苦的實驗計畫，是把牠們從社會結構中移除。只不過是孤立牠們，就能活化壓力荷爾蒙。這同樣適用於人類。遭人刻意迴避或孤立，是會造成壓力的，因為寂寞對我們的身體和情緒的存活而言，是一種威脅。相反地，當人們置身一個有壓力的環境，只要有人跟他們同在這個空間，就會降低他們的心率、血壓和壓力荷爾蒙的分泌。

歸屬感的渴望，是我們大腦與生俱來的東西：我們渴望連結與社交互動。大腦負責這個功能的部分，是杏仁核：一對小小的、位在內側顳葉深處的杏仁外型結構。杏仁核是大腦邊緣系統的組成元素，在處理情緒和記憶上，扮演著主要的角色。杏仁核驅動我們去追尋有意義的人際關係。

我們的關係，也顯著影響健康。在耶魯大學（Yale University）針對一百九十四名心臟病患者進行的研究，顯示那些獲得情緒支持的人，在六個月之後的存活率，是那些沒有家人跟朋友支持的人的三倍。在美國匹茲堡的卡內基美隆大學（Carnegie Mellon University），有二百七十六名志願者讓感冒病毒滴進他們的鼻孔裡，而且被隔離五天。有很多朋友跟熟人的受測者，感冒的發病率只有那些社交圈最少的人的四分之一。其他研究發現，夫妻之間的爭執次數越多，就越常感冒！一項涵蓋全球上千名年長者的研究，證實對社交連結滿意的人，罹患失智症的風險會減半。好朋友等同於良好的健康。

當我們改變生活中的某件事，會對我們所有的關係和社交人脈產生漣漪效應。可見的改變越明顯，採用的新行為越多，衝擊和影響就越大。改變你的身體會連帶啟動一切，並對你的生活造成巨大情緒上與社交上的動盪。當你開始在生活製造重大的改變，就要準備處理其他人的回應了。甚至連最好的家庭成員跟朋友，也會開始感覺到威脅，因為他們認為失去了向來認識的「你」。他們不確定你的轉變，會如何影響你的人際關係，而他們直覺地希望事情能夠回到從前。人們甚至可能不會有意識地察覺到他們感受到威脅並且出現「反擊」行為。他們的恐懼會顯現為對抗你，或是哄騙你去吃得比你需要的更多，來試著去阻擋你的任務。上下起伏的體重，有時是一個表徵，顯示你在想要成為誰，以及別人想要你成為誰之間擺盪。

生命中是否有人需要你保證，說你仍是他們向來認識且深愛的那個伴侶或朋友？或者，你是否需要解釋，與其支持你，對你來說，他們的行為讓事情變得困難？與我們所愛的人保持連結，是基本的人性需求，因此可能有必要與人進行誠摯的對話，為生活劃出新的界線，以容納你的嶄新生活形態。

開始行動

出任務提供一個不可思議的機會，去深化你的關係、發現新朋友以及啟發你在生活中有接觸的人——你是否察覺到自己擁有的影響力。

- 假如你有**支持**你的人，你的旅程就會更容易、有更多獎勵，也更有意義。你的支持者包括那些在你身邊、與你交遊、提攜你，或是與你一起參與活動的人。
- 假如你了解有人可能試著**妨害**你，就會準備好去處理傷害或意外。
- 假如你知道人們會**觀察並效法**你，就會明白自我照顧才不是自私的行為。
- 假如你有一個**支援**你的人，跟他們說謝謝！

步驟 1 **誰會支持你？**

對你來說，支持像什麼樣子？你有多少瘦身可能任務是可以自在與人分享的？你會想要分享什麼事情給誰？你生活周遭各個不同的人，如何以不同的方式支持你？

對不同的人來說，支持意味著不同的事情。在自己的腦海裡，建立你對他人的需求。你是否想要有某個人，能在你需要發洩時，單純地聆聽你講話，或是有人能主動協助你準備餐點？你是否想要你的伴侶，在你出去跑步時照顧小孩，或是你寧可希望他們陪你運動？你是否想要有人能鼓勵你去健身房，而且提醒你去了之後的感覺有多好，或者，讓你更不想去？「別告訴我怎麼做！」

不要假定你的家人和朋友，在你說「我需要你的支援」時，知道你意味著什麼。因為一個沒有真正讀過此書內容的伴侶，「我對自己健康許下承諾」的句子，可能會是引爆警鐘。「這是指每天晚上吃球芽甘藍跟生菜葉嗎？再也不能到我們最愛的餐廳去吃浪漫晚餐了嗎？」闡明出任務會像什麼，以及它可能如何影響你們一起做什麼。還有些人的點子，可以對你做出最好的支持，但可能跟你自己的做法完全不一樣。詳細說明你需要什麼，並保證你所謂的更健康，是更健康的人際關係。

在你家創造一個協同合作的文化。你的伴侶對什麼有熱情？你的孩子喜歡做什麼？你能如何讓任務趨於一致，以便也能支持對他們來說重要的事？你的伴侶在提供支持方面的優勢是什麼？

明白《大腦要你瘦》是一個很大的典範轉移，而人們需要時間讓它正式上路，尤其是假如他們不是為了自己而閱讀它，而是藉由你的經驗才發現它的。你不是在進行一個短暫的身體閃電健身計畫，「只要一做完一切就會自動恢復正常」，你是在為自己和家人建立一個新生活。在你開始閱讀前，記住你在何處。鼓勵你的家人，問你正在做什麼，以及為什麼。他們感覺自己參與得越多，就會越支持你。

有時候你可能需要問伴侶，知道他們對你的改變感覺如何。假如你注意到他們正在退縮，或是對你表現得很奇怪，確認一下他們怎麼了。假如事情開始有摩擦，你的伴侶開始帶油膩的外賣回家，坐在電視機前面邊吃邊看，這就是有事情需要討論的徵兆了！你可能有什麼事情刺激到他們了嗎？

假如身上帶著多餘的脂肪，是作為你和危險世界之間的屏障，當這層層的脂肪溶解，你可能會開始經歷恐懼或焦慮。假如脂肪意味著情緒保護，或是給你一個身體上的安全感，問題可能就浮出水面了，而且讓你不舒服。假如它發生了，你能**感覺到你的感覺**嗎？你能表達你的恐懼給朋友或伴侶，而且分享你怎麼了嗎？或者，你需要專業諮詢？提醒自己，那是你療程的一部分，而且最終會讓你跟你所愛的人更親近。你對愛的能力，會擴張到所有的層面。

步驟 2

誰會與你來往？

邀請你的朋友，成為你成功故事的一部分。**朋友的力量，比意志力更強大。**

授權給其他人，讓他們帶給你力量。讓他們參與你的任務，到你感到舒適的程度。請求他們協助，讓你的成功也成為**他們的**成功。假如人們已經參與你的轉變，就不會因為這個結果而感受到威脅。他們會覺得是其中的一分子。要不要緩緩轉變你的社交生活，以便它能以活動為中心？你能建議朋友一起去散步，而不是喝咖啡嗎？你能把孩子的活動時間，當成你自己的運動時間嗎？例如，在他們接受足球訓練時，你可以繞著這個區域慢跑嗎？我不是建議你錯過他們的總決賽，但他們在練習時，你何不做一些運動？

你的社交生活有多少部分是繞著食物打轉的？假如你感覺自己想要暴飲暴食，需要支持時，假如打電話給他們，朋友會介意嗎？

你有一個可以發出特定需求的朋友嗎？

當人們看見你有多健康、多快樂以及多風趣，對於你正在做什麼，他們會有熱切的興趣，而且可能會要求你告訴他們更多一些。

步驟 3

誰會提攜你？

當學生準備好了，老師就會出現。當病人準備好了，療癒者就會出現。你會想要誰來提攜你？一個伴侶、手足、成年的孩子、朋友、個人訓練師或瑜伽老師？有哪個你欽慕的人已經完成你正在做的事？你能請他們成為你的導師嗎？大部分的人會把這個當成最大的讚美，而且很榮幸能幫你的忙。我們藉由對他人產生正面的影響來滋養自己。同時，你會為別人做同樣的事。

要擁有一些會提攜你的人，能以無限多種方式表現出來：

- 提攜你對自己的信任，以及什麼對你是可能的。
- 提攜你去克服尷尬。
- 提攜你去做某件你不會這樣做的事。
- 提攜你去學習新技能。
- 提攜你去每天多走遠一點。
- 提攜你把疲勞趕走，並繼續前行。
- 提醒你找到自己的為什麼。
- 提醒你，不舒服是任何旅程的一部分。
- 提醒你每件事都是回饋意見，而不是失敗。

我的靜修參與者之一，提到她兒子如何教他游泳。她很怕水，但他向她保證，不會讓她沉下去。在好幾個月的課程中，她學會愛上游泳，最近還完成了鐵人三項！只要一想到這件事，仍然會讓我熱淚盈眶。另一個靜修參與者講起她對去健身房的恐懼。她第一次站在跑步機上時，幾乎要摔下來。有個訓練師看到了，便伸出援手。她描述說抓住扶手可真難，害她的手比腿更痠痛！訓練師最後教她如何放開扶手，自在地走，然後是慢跑，接著是跑步。

我們最大的活力，來自對其他人有所貢獻，並且看見他們有所成就。讓別人幫助你，除了對你自己是一份禮物，對**他們**來說也是。那些提攜你的人，會在你自己看到之前，就看見你的能力。

步驟 4

誰會和你一起報名參加？

不管是哪一種語言，最有力的詞就是「我也是」。

二〇一一年十二月，亞拉拉特（Ararat）被指為澳洲維多利亞省（Victoria）最重的城鎮。在亞拉拉特，每五個人裡面就有三個被歸類為過重或肥胖。更驚人的是，心臟病跟第二型糖尿病正逐漸變成常態。二〇一三年，電視節目《最大輸家》（*The Biggest Loser*）選擇了十四個角逐者，在節目上競爭，而鎮上其他人則開始自己的挑戰，從肥胖變為健康。全社區的活動組織起來，去鼓勵全體人員支持這些角逐者，並參與規律的肢體運動。人們開始在社群媒體分享他們的運動計畫，並安排每個人都喜歡的步行小組。整個城鎮投入了變革，並產生了一個澈底的文化轉變，直到節目結束後，這樣的轉變依然延續至今。互相支持成為每一個人繼續前進的動力。

把你對這個節目及其方法有關的任何評論放在一邊，此例所欲傳達的訊息是，當你讓其他人與你一起參與，改變會更容易些，也更可持續。假如你能找到一個朋友，或是一群人，願意跟你一起出任務，當你按照自己的節奏經歷每個任務時，彼此可相互支持，那就**太好了！**

假如你不認識任何人想要出任務的，找人報名參加你的**一小部分**活動，也很有價值。許多任務都有助於你找到一個好友。你可能讓你的家人報名一起加入「能做到罐」、邀你最好的朋友當你的感激之友，請你工作上的同事當你的運動之友。

微型診所國際機構（Microclinic International）是跨社群的一小群人在健康方面達到持續改善的另一個例子。**健康行為是會感染的，而且可以透過社交網絡傳布出去。**微型診所跟社區裡的各個不同的社群團體，宣傳與疾病防治有關的資訊。這賦予人們力量，藉由團體其他成員的支持，去做出個人改變。這個發生在團體之中的改變，對其他社區有著流動傳布的效果。

步驟 5

誰會試圖妨害你？

亞里斯多德觀察到，「只有一個方式可以避免批判：什麼都不做、什麼都不說，以及什麼都不是。」儘管做了可以讓周圍的人放心的每一件事，你可能仍會遇到語帶譏刺或讓你驚訝的評論。引誘或施壓讓你回到「以前的你」，常常是一個測試的方式，看你是否嚴肅看待自己的目標。

「繼續，吃一塊蛋糕吧。又不會要你的命！」

「但我特別為你做了這個！」（儘管你告訴媽媽別這麼做。）

「別告訴我你正搭上抗糖花車。我以為你會更聰明一點。」（不管那代表什麼意思。）

「我們就拿一包洋芋片，坐在電視機前面輕鬆一下吧！」

「你再也不有趣了。」

針對這些評論，你只有一個回應：「那對我沒幫助。我正在做可以讓我活得夠久到可以看見我孫子的年紀的事。」假如你不想這麼討人厭，是否可以把人拉到旁邊，平和地談一談，說他們的行為如何影響你嗎？假如其他人的評論對你毫無影響，在你充滿自信地回答「不，謝謝」時，我會帶著微笑，為你鼓掌。

有些人可能剛開始出於支持，但當他們看到你得到持續性的成果，就轉為妨害你了。沒說出口的約定，是只要你永不成功，他們就會一直支持你。假如你的成功威脅到他們本身，他們就會為了維持自己是家族中較瘦的那一個，或是團體中精實的那一個這類地位而戰鬥。

假如你踏出去，變得與你社交團體的其他成員不同，可能會讓其他人覺得不舒服，因為他們現在感覺到要變健康的壓力了。「該死！我不想改變，而你讓我感覺糟透了！」或者，他們可能感覺憤恨：假如你能做到，為什麼他們做不到？我一度看到一件T恤上頭寫了這些字：「上帝拜託，假如我不能看起來纖瘦，那就讓我的朋友看起來胖好了。」

妨害是恐懼的諸多面向之一。人們害怕你的行為對**他們**是某種暗示。

> **那些說做不成的人，**
> **不該去干擾那些做事的人。**
>
> ——**俗諺**

也許你挑起了他們害怕罹患糖尿病的焦慮；也許你挑起了他們未能活出充實完滿人生而深埋內心的哀傷。不斷提醒自己，人們的回應反映的是他們自身的問題，而不是對你的指責。

試著要妨害你的人，實際上可能讓你變得更強大。他們只是揭露了自己缺乏信心。在某些情況下，你也許能向他們提出這個問題。在其他時候，你可能只需要對他們有耐心。每個人都是你的老師，無論他們是否啟發你、支持你，或是主動試著要阻礙你。每個人都會給你機會去問自己：「我想要在這一刻成為誰？」

步驟 6

誰將會觀察並仿效你？

假如你有孩子，改變你的生活，將會改變**他們的**人生。孩子藉由典範來學習。他們會在無意間模仿父母與其他年長的哥哥姊姊，即使他們公然頂撞也一樣。告訴孩子你正在做什麼以及為什麼要做。孩子想要讓父母快樂、能跟他們一起做事情，以及永遠活著。假如你說明自己選擇的食物跟運動是什麼，孩子就會想要幫助你出任務。你不需要強制他們遵守新的生活規範，只要讓他們看見你的轉變，他們就會想試試你的方式。我們的行動，永遠比我們說的話來得大聲。

帶你的孩子一起去農夫市集或蔬果商那裡。討論你買的食物有何好處。在購買時，友善地眨著眼，請農夫把東西賣給你，這樣他就會了解，你想要他去啟發你的孩子吃南瓜。

把採買食物當作與孩子共處的珍貴時光，而不是害他們不能上臉書的雜務。在學校假期時帶他們造訪工作農場，他們就會明白生產真正食物的實際情況。

當孩子參與食物的準備工作，會更想嘗試自己創造的東西。他們可以負責洗滌、組裝、攪拌，或是適合他們年齡的協助工作。把嘗試新食物營造成一種冒險。告訴孩子，說你想要他們對某樣東西嘗起來如何的意見。

現在你知道了七個祕密，就能去教導家人，遵循身體內在的飢餓線索及吃到八分飽的重要性。我的靜修參與者說，孩子愛上「肚子八分足」這個詞，而在很多家庭中，每個人都都開始接納這樣的習慣，在他們感覺飽足時就說：「我的肚子八分足！」你會學習別告訴孩子要吃到盤底朝天。你會有意識地不要用食物當成誘餌、討價還價的工具或是獎賞。食物是營養品；食物是被感謝、尊重、享用與分享的事物。這些態度跟行為，是你給孩子終身受用的禮物。你近來剛獲得的見解，有助於培養孩子與食物之間健康的關係。不只是孩子，朋友和同事也會觀察我們，而且無意識地研究我們。我們從彼此和潛意識中獲取線索，並從根本上教導可接受和可實現的目標。當你開始改善健康與活力，就像是給其他人許可，可以去做相同的事。而且，你會告訴他們，這是可能的。

「要有愛，不要開戰」摘要

夫唯不爭，故無尤。

老子

這就像我們擅長玩的那種遊戲一樣：「等到……時候，我會承諾變得精實。」我們也會沉迷於這樣的遊戲：「等到……時候，我會愛我自己。」

等到減重二十公斤（四十四磅），我就會愛自己。等到停止暴食，我就會愛自己。等到甩掉大肚子，我就會愛自己。等到沒那麼虛弱跟可悲，我就會愛自己。等到變得精實，我就會愛自己。等到獲得一些自我紀律，我就會愛自己。等到成為更好的媽媽／女兒／丈夫／家計支柱，我就會愛自己。等到變得更有耐心／慷慨／能容忍／善解人意，我就會愛自己。等到為自己的生活做點什麼事，我就會愛自己……

我們跟自己以及跟我們所愛的人，玩著一種沉默、尖刻、狡詐的遊戲。即使當我們無條件地愛著其他人，假如不愛自己的話，就不能完全愛著他們。我們有某些部分退縮了，因為不想讓其他人發現我們不愛自己這件事。我們完全不與其他人有連結，因為我們與部分的自己斷了關係。

當我們意識到**愛高於一切**，那種愛是我們所成為的一切，以及所有我們所做的一切事情的最終理由，我們變得可以自由地愛自己。愛是過程，也是終點。愛如此地無限、取之不盡，這是多麼美妙的一件事。

但我們如何無條件地愛自己？愛不能強迫。而愛自己實際上是什麼意思？愛自己意味著意識到，我們並沒有比任何人更好或更壞。愛自己意味著知道我們總是不完美，就跟每個人一樣。愛自己意味著留意到這句埃及諺語：「美麗的事物從來就不完美。」愛自己意味著接受我們本來的樣子，而努力成為自己能做到的最好模樣。

愛自己不是虛榮或自誇。愛自己不代表自私或自我沉溺。愛自己會讓我們愛別人更多一些，怎麼可能是自私？照顧自己能讓我們付出更多，怎麼可能是自我沉溺？

愛自己就是發現你**就是**愛。

假如你：

- 感覺你的感覺
- 擁有感恩的態度
- 鼓掌而不甩巴掌
- 原諒而生
- 真實對待自己
- 把失敗視為回饋意見
- 培養你的連結

你會發現，自己就是愛。

第4項自由

要好玩，不要強制

習慣

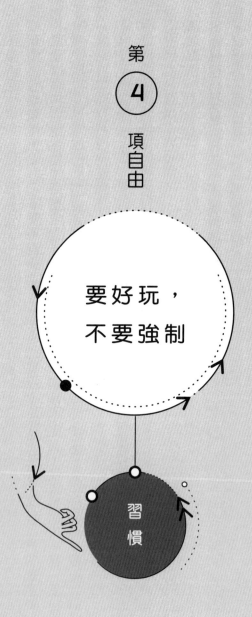

為什麼要好玩，不要強制？

不要被問題推著走，
你要被夢想領著走。

拉爾夫・沃爾多・愛默生
（Ralph Waldo Emerson，美國思想家、文學家）

第四項自由是
要好玩，而不強制。

要好玩，不要強制代表從「一分耕耘，一分收穫」這種主流心態進行典範轉移。斷開「一分耕耘，一分收穫」根本不是真的，它是創造一種負面的濾器，而許多人透過它來檢視健康與體能。健康的生活方式常常等同於錯失樂趣，或是完全只有辛苦努力。

回想一下〈任務十九：不給糖就搗蛋？〉這個章節討論的標籤與架構。如果你把運動標示為苦差事，就會不情願找時間去運動。當你把身體方面的運動，看成是滋養而不是折磨，它就會變成你生活本身的一部分。當你把運動看成某件讓身體發揮最佳功能的渴望，運動就會變成一個選項，而不是苦差事。它會變成你想做的事，而不是必須做的事。假如你把車子長期留在車庫，從來不開出去，你想會發生什麼事？

要好玩，不要強制意味著，不管我們做什麼，面對這件事的態度跟做事一樣重要。除非你很享受，否則就無法長期保持下去。假如你發現某個負面經驗，不管是有意還是無意，就是會產生抗拒跟憤慨，於是你就無法把它看成是一個愛的活動，也無法尊重自己的身體。這會減少、甚至抵消任何原本預期的好處。

手段不能證明目的是正確的。為了可持續改變，手段本身需要是一個正面的目的。最終，這會驅動一種新的存在狀態。當我們學習新技能，負責調控壓力的化學物質多巴胺會負責鞏固大腦中發生的結構變化。在樂趣和持續改變之間，有一個化學鏈結。

你會不會認為某件事有趣，取決於你的一般健康狀態以及你的個人偏好。這是一條雙向道。樂趣會改善健康，而健康會提升你享有樂趣的能力。當我有壓力或失眠，就沒有哪一件事看起來有趣，甚至連我平常很享受的事情也一樣。「親愛的，今晚不要，我頭痛。」假如我感覺精疲力竭，帶老爸去看芭蕾舞表演，就會變成一項耗費精力的事。假如我感覺放鬆跟精神煥發，就會是個美好的外出共賞。

在**要好玩，不要強制**裡的任務，是直截了當、普通常識般的生活習慣，而它們會深刻地改善整體健康，也會直接減少內臟脂肪。

〈要好玩，不要強制〉支持〈要有愛，而不是開戰〉、〈做自己，而不是全面翻新〉以及〈要生活，而不是節食〉這幾大自由。

步驟 1

你透過什麼樣的濾器，來看待體能運動？

無聊、耗時、辛苦、不開心、嚇人、太多麻煩、不值得花力氣，或是有趣呢？

在你的任務手冊裡寫下答案及當天日期。

步驟 2

在運動方面，你對自己有什麼先入為主的想法？

我從不享受運動。我不是運動型的人。我沒有時間。我太忙了。我不知道從哪裡開始。

我總是會受傷。我討厭運動或我愛運動？

再一次把答案跟作答日期寫在你的任務手冊裡。

步驟 3

什麼樣的體育活動，需要成為你每日生活的常規？

簡單、享樂、方便、私人、較不耗時、即刻有獎勵感，或是帶來立即的成果？

在你的任務手冊裡，把你所有想要鍛鍊的項目列個清單。

假如你目前以負面的眼光在檢視運動，可能是因為運動已經被「行銷」成某一種方式，

而那種方式不吸引你。假如你自己身體活動曾有不正面的經驗，也不表示永遠都會那樣。

對所有可能性抱持開放態度，可能運動就是你想要的一切。

步驟 4

在三個月的時間內，回顧一下你與運動相關的三份表列清單。有任何事改變了嗎？

任務

22

站起來

沙灘上的腳印，
不是坐下時印出來的。

湯瑪斯・傑佛遜（Thomas Jefferson，美國第三任總統）

你的第二十二項任務
如果你選擇接受的話，是：
站起來。
站立是神經系統瘦身的第一項習慣。

在物理治療師辦公室的候診室裡，有一張氣勢宏偉的海報，上頭有著可怕的標題「澳洲最大的殺手」。海報上共有六個角逐者，每個角逐者都有一個令人毛骨悚然的形象：

1 鹹水鱷：二〇一三年那年的十二個月內，造成一人死亡。
2 鯊魚：二〇一三年造成兩死。
3 蛇：每一年平均造成四死。
4 漏斗網蜘蛛：過去一百年造成二十七死。
5 道路：二〇一三年造成一千一百九十三死。
6 舒適沙發和辦公座椅：二〇一三年造成七千死。

沒錯，一年有**七千人**因為與久坐相關的疾病死亡。我在等預約的當下，決定站著等。

「坐著」正與「軟性飲料」角逐哪一個可以登上「新香菸」的寶座。

澳洲國立大學（Australian National University）與雪梨大學（Sydney University）的研究人員發現，一連久坐好幾個小時，與早死的可能性之間有直接關聯。艾蜜莉・班克斯（Emily Banks）教授與大衛・鄧斯丹（David Dunstan）副教授追蹤了二十萬超過四十五歲的人長達三年時間，發現一天坐著超過十一小時的人，與一天坐著少於四小時的人相比，早死的風險增加百分之四十。一天坐八小時的人，早死風險增加百分之十五。久坐所導致的死亡風險增加與下列項目有關：第二型糖尿病、內臟脂肪組織增加、心臟疾病、中風與癌症，特別是卵巢、子宮內膜與結腸癌。相反地，中斷坐著的時間，會改善許多慢性病的生物指標。

全世界的研究都得出類似的結果。美國路易斯安那州潘寧頓生物醫學研究中心（Pennington Biomedical Research Center）的科學家，分析超過一萬七千名男性與女性的生活方式長達十三年，發現一整天大部分時間坐著的人，死於心臟病的可能性增加百分之五十四。大部分時間都站著或走動的英國女性，比那些坐辦公室工作的人，早死的風險低百分之三十二。在中國，有一項涵蓋八個省分的八年研究，發現有一輛車的人，變得肥胖的風險會加倍。還有，昆士蘭大學（University of Queensland）跟位在墨爾本的貝克 IDI 心臟與糖尿病研究所（Baker IDI Heart and Diabetes Institute），二〇一一年有一項涵蓋一萬一千名成年人的研究，發現**二十五歲以上的人，每坐在電視機前面一小時，就會少掉二十二分鐘的壽命**。相反地，一根香菸只能縮短十一分鐘的壽命。坐著抽菸的話，你就坐上通往來世的子彈列車了。

壞消息是，如果你坐了八到十一個小時，不管是之前或之後到健身房運動一小時，都無法抵消久坐的負面效果。然而，只要每坐二十分鐘便從椅子上起身，花兩分鐘簡單伸展你的腳和起來閒晃，就能消除久坐導致的健康危險。那可真是好消息！

我們仍然需要投入每日的健身運動，但另外，我們需要規律地起身走動。久坐會破壞代謝功能，導致胰島素敏感度降低、高密度脂蛋白（好膽固醇）變低，以及三酸甘油酯和小而密的低密度脂蛋白（壞膽固醇）變高。**坐了一小時之後，在體內燃燒脂肪的酶產量下降了百分之九十！**密蘇里大學（University of Missouri）的科學家確認，坐著的行為，降低脂蛋白脂酶酵素的活性，而脂蛋白脂酶酵素正是負責分解脂肪以作為肌肉活動的燃料。這會導致血液中的三酸甘油酯提高、內臟脂肪組織累積，以及心臟疾病風險增加。站立則會燃燒卡路里，與坐著相比，會在我們的大腿上，產生二．五倍的肌肉活動。我們需要肌肉收縮，以改善血糖調節和血管健康。

紐西蘭在二〇一三年的研究，揭露長期坐在辦公桌前，罹患深部靜脈血栓（DVT）的風險增加了二．八倍（幾乎是三倍）。坐著的每個小時，會提高罹患深部靜脈血栓（DVT）百分之十的風險。二〇一一年美國護士的健康研究發現，女性如果一天的大部分時間都坐著，跟坐著時間最少的女性相比，肺栓塞（肺部有可能致命的血凝塊）的風險也會加倍。

在辦公桌上吃午飯特別危險，因為在餐後，清除脂肪跟糖的血液流動減少了。這不是建議我們應該站著吃。身體在餐後需要肌肉活動跟運動，是為了讓血糖指數的峰值最小化。一項發表在

《糖尿病照護》（*Diabetes Care*）二〇一二年五月號的澳洲研究發現，在吃過東西之後，每半個小時站起走動一分鐘四十秒，會持續降低血液中葡萄糖指數達百分之三十九，以及胰島素指數達百分之二十六。**站立是治療糖尿病的良方**。是時候重新思考我們工作的方式了。

格蘭特·修菲爾德（Grant Schofield）教授跟他在奧克蘭科技大學（Auckland University of Technology）人類潛能研究中心的同事，已經站在辦公桌前工作好幾年了。他們一天通常站三到四個小時，證明這只是一種文化轉移，讓人們把站立視為正常的工作方式。最好的是，對健康和生產力都有很廣泛的益處。即使是那些只順應站立二十到三十分鐘的人，也會頭痛減少、背痛減輕、減少肩膀緊繃，並在下午感覺變得更加敏銳。站立也會提醒人們整天伸展肢體，並在未意識到的狀況下，運動得更多。美國明尼蘇達州梅約診所的研究發現，跟體重達到肥胖範圍的人相比，苗條的人不假思索地一天多花兩個半小時起身活動。

在十九和二十世紀時，辦公室的工作大部分是站著的。人們只有在休息的時候才坐著。溫斯頓·邱吉爾（Winston Churchill）、班傑明·富蘭克林（Benjamin Franklin）、李奧納多·達文西（Leonardo Da Vinci）和小說家弗拉基米爾·納博科夫（Vladimir Nabokov），都鼓吹站立可改善創意跟專心程度。路易斯·卡羅（Lewis Carroll）、唐納德·倫斯斐（Donald Rumsfeld）、查爾斯·狄更斯（Charles Dickens）、奧托·馮·俾斯麥（Otto von Bismarck）、亨利·克萊（Henry Clay）、湯瑪斯·傑佛遜（Thomas Jefferson）和約翰·多斯·帕索斯（John Dos Passos），也熱愛站在辦公桌前工作。女性未在這個歷史性的名單中入列，是由於以下的事實：女性一整天大部分時間都是站著，或是以移動狀態投入家務之中。這裡有個爭議，就是維吉尼亞．吳爾芙（Virginia Woolf）是否使用站立式的辦公桌——顯然她常在站著和坐著之間切換——這是最理想的狀況。最積極使用站立式辦公桌的其中一人，是爾尼斯特．海明威（Ernest Hmingway），他宣稱這可以改善他的呼吸、姿勢、專注度與精力。而維克多．雨果（Victor Hugo）承認，自己的胃不再下垂，而且他感覺自己站著的時候，比坐著的時候更吸引人！

站立式辦公桌逐漸變成企業辦公室的主流，像是蘋果（Apple）、谷歌（Google）、雪佛龍（Chevron）、英特爾（Intel）和波音（Boeing）。我有一些同事在他們的辦公室安置一個跑步機。有一個人設計了個人式的腳踏動力電視機。假如他不踩踏板，電視就不能看！

越多消費者要求站立式解決方案，就會驅動越多公司跟企業創造更好的解決方案。你也可以創造自己的多元日常方案。我並不鼓吹**長時間**站立，因為那會對健康帶來危害。過度站立會增加循環系統的負擔，並提高靜脈曲張的風險。辦公桌跟螢幕不是為了站立而設計的，因此會導致脖子傾斜與僵硬，而會危及手腕的姿勢，也容易罹患腕隧道症候群。

與大多數事情一樣，解決方案是找出平衡的方法。理想上，是坐著和站著交替進行、踱步、爬樓梯，並經常提高自己的腳趾。只要幾天，經常性的站立就會開始感覺很正常。這是最快速和最簡單順應的習慣之一，而且能讓你的壽命增加幾十年、減少你的內臟脂肪組織，並拉抬你的生產力。

開始行動

二〇一四年，澳洲政府更新了建議指南，提供了最低的久坐時間值，因為「相關傷害的證據，現在已廣為人知」。

步驟 1

查核一下你一整天坐了幾小時。包括用餐、通勤、伏案工作、看電視、看電影、跟朋友約見面喝咖啡，以及任何其他坐著的時間，除了騎腳踏車以外！把坐著的時數，寫在你的任務手冊裡。你驚訝嗎？

步驟 2

設定鬧鐘、電腦或電話，當你在辦公桌或餐桌工作，或是從事坐著的休閒活動時，每二十到三十分鐘給你一個訊號，叫你要站起來。

或者，你可以下載一個微型應用程式（app），像是站立App（Stand App）或二十（Twenty），並設置一個定時器，在定期的時間間隔啟動，提醒你站起來。站立App也提供低強度運動，讓你可以在工作時一邊做。

假如你是雇主，我強烈推薦使用站立App。它可以很容易整合進組織裡的健康與保健方案。我同意網站的觀點：「由於職業性過度使用症候群和重複性過勞損傷，久坐不動的工作可能會變成下一波最大的健康訴訟浪潮。」不只那樣，經常性站立在生產力、工作投入程度，以及人際關係方面，都創造廣大的正面轉變。造訪standapp.biz，安排一次免費測試。

到這本書出版的時候，假如有更多鼓勵人們站立的微型應用程式出現，我也不驚訝。

步驟 3

腦力激盪一下，想想你每天如何以各種不同的方法，可以坐得少一點、運動得頻繁一點。以下有一些例子：

- 搭乘大眾運輸工具時站著。
- 在看醫生、牙醫以及其他有等候室的地方，站著等。
- 不管何時，只要電話鈴響，就是站起來講電話。假如你使用手機，講話的時候還可以踱步。你會燃燒較多卡路里，聽起來更正面且有自信。很多從事銷售工作的人表示，站著講電話，比較容易冷靜。
- 安排「移動式會議」，而不要圍坐在桌邊開會。甚至只要把會議室的椅子移走，就表示每個人必須站在桌子邊開會。會議會開得比較快，也比較有效率，因為人們站著的時候，會較有參與感，也會比較專心。
- 看電視時，只要碰到廣告時間，就站起來、走一走、伸展一下，或是做一套運動。電視廣告至少每二十分鐘會出現一次，所以時間是適合的。

步驟 4

吃午餐時，離開你的辦公桌。理想上，是外出用餐，吸收一下新鮮空氣跟陽光。公園或屋頂花園都很理想。這表示你在用完餐之後，必須走回工作地點。即使你沒有糖尿病，到頭來，你的血糖指數也會顯著改善。假如你擔心「流失」有價值的工作時間，休息能確保你的生產力增加，你的思維也會更敏銳，足以彌補你因為離開桌子而「流失」的幾分鐘。

步驟 5

考慮在你的辦公桌旁邊設置一個講臺，你就可以交替在兩種舒適的地方閱讀，而當你站著，也可以正確的高度工作。

步驟 6

買一張站立式辦公桌如何？知名家具公司跟利基供應商都會很快開始生產它們。已經有上百個不同的類型跟風格、有或沒有特別出色的特點，還有可選配的椅子（適合你現在短時間坐著的椅子）。你可以站在電腦前，開始上網搜尋。

你是否認識在 Men's Shed 工作的人，可以透過製作站立式辦公桌或講臺，展開募款活動？

假如你買了一張站立式辦公桌，就要確保當天離開工作時，它還是保持站立的狀態。人們說，假如下班時把這張桌子放成坐著的狀態，隔天早上，他們就會自動坐下，然後會保持這樣的姿勢好幾個小時！

步驟 7

假如有時候你需要坐著的時間超過三十分鐘，可以用下列的方式，讓你的腳保持活動：

- 收縮然後放鬆你的臀部及大腿肌肉。
- 兩腳交替從地板上抬起，好像你正在步行一樣。
- 提高並降低你的腳跟，同時讓你的腳趾保持貼地狀態。

步驟 8

- 提高並降低你的腳趾，同時讓你的腳跟保持貼地狀態。

傳播「久坐危險」的訊息，給你的家人、朋友、同事以及在你工作場所的決策者。你會站在全國性大規模文化轉變的最前端：站得多、坐得少。我相信，久坐會變成工作場所一個健康與安全議題。在立法之前，進行變革建立站立文化，你便可以教育人們，並讓他們安於這種改變。

切記！

當你執行每個任務，都是在改變大腦以療癒你的身體。
每一次你練習一個新的思維或行為，都會建立新的大腦迴路，並弱化舊習慣。
反覆就是重整大腦的關鍵。
品味每個時刻與每一口食物。

任務

23

動起來

華生！假如方便的話，請馬上來。
假如不方便的話，還是一樣要來。

亞瑟・柯南・道爾（Arthur Conan Doyle）筆下的
夏洛克・福爾摩斯（Sherlock Holmes）

你的第二十三項任務
如果你選擇接受的話，是：
動起來。
運動是神經系統瘦身的第二項習慣。

二〇〇一年，《澳洲醫學期刊》（*Medical Journal of Australia*）在舊雪梨城發表一項由艾格爾（Egger）、佛格耶（Vogel）與威斯特泰普（Westerterp）進行的開創性研究。舊雪梨城是設計來重建十九世紀前半老澳洲人流放地生活的。它在一九七五到二〇〇三年間是以主題公園方式進行營運，而現在則是一個電影製作的地點。這項研究涵蓋七名男性演員，他們要像早年移民那樣生活一個星期。在這段期間，他們的活動的程度會被記錄下來，並與七名久坐辦公室的工作者進行比較。結果，這些移民每天走的里程，比起他們在公司的對照組平均多上十六公里。這些演員沒有投入任何正式的運動，只是比照我們在一百五十年前的方式生活。在上個世紀，身體的活動程度戲劇性地下降，是導致肥胖和慢性病上升的主要因素，特別是第二型糖尿病、心臟病跟中風。好消息是，你不需要重回一天走十六公里的過去，就能改善健康。

人類身體有運動的需求，以求達到最佳功能。**燃燒卡路里其實是投入規律肢體運動「最不」重要的理由**。一方面，運動會影響我們的基因表現，製造出更多的酶，它能修復受損的組織，並保護我們不受癌症和慢性病的侵害。不運動就甩脫脂肪，可能嗎？是的，是有可能的。但需要比較久的時間，也更難以維持，而且不一定會改善健康。所以，真正的問題是：你想要變瘦，還是想要健康？變得精實（這相當於每天以中等強度運動三十分鐘，假如你以高強度運動的話，運動時間更少）比甩脫脂肪要有價值**得多**。

史帝文．布萊爾（Steven Blair）是美國達拉斯庫柏有氧運動研究所（Cooper Institute for Aerobics）的研究主任。過去三十年，他追蹤上千名病患的健康、體重、身體組成與心肺功能強健狀況。他的研究顯示，**清瘦但不精實的男性與女性，死亡率至少是肥胖但精實的人的「兩倍」**。一天只要快步走三十分鐘（或是以下提到的等效運動量），都能延長壽命，不管你的身體組成如何，或是你的體重多少。這意味著你**現在**就可以開始改善健康，並延長壽命。你只需要去走路、騎腳踏車、游泳、上舞蹈課、參加體育活動，或是投入個人訓練都可以。

史帝文．布萊爾跟他的團隊發現，一天運動三十分鐘可降低百分之五十的死亡率；做更多運動，可以為健康帶來額外的好處。過去十年間，在布萊爾的研究基礎上，科學家發現，假如你增加健身的強度，即使比一天正常的運動時間還要少一點，仍能得到好處，當然，只要你每二十分鐘也站立兩分鐘的話。關鍵是高強度，這個部分我們會在本章稍後的「打造你的高強度間歇式訓練」這一小節底下討論。

大部分健康專業人士仍然認為，你吃什麼比你運動多少來得重要。當我還是個醫學院學生，學到的是「飲食不當的話，再多運動也沒有用」。現在，一個完全相反的壓倒性證據推翻了這一點。**運動影響你的大腦如何運作，以及你的身體如何利用食物**。肢體運動對大腦跟身體的每一個部分，都有深刻的正面影響。進行肢體運動（而且越劇烈越好），會影響你的基因、你的荷爾蒙、你的心情、你的食物選擇，以及你全部的生物化學。隨著時間過去，體脂必然會減少，尤其是內臟脂肪組織。這並不代表食物的重要性不及運動，而是比起食物如何影響身體對運動做出回應，運動對於身體如何處理食物有著更大的作用力。比起食物，運動對大腦有著更即時與更有力的影響。

每個人對肢體運動都有獨特的生理和心理反應。有些人從運動中得到的好處，比從其他方面得到的更快。有些人對某種形式的運動有偏好，遠勝過其他運動。無論視哪一種情況，**每個人**在盡可能進行肢體運動時，都能體驗到健康方面的改善。以下的精簡列表，是運動對健康和保健的好處。

⊙ 肢體運動對身體的效果

冒險本身就是值得的。

——艾蜜莉亞・艾爾哈特（Amelia Earhart，第一位獨自橫越大西洋的女性）

- 運動增加肌肉量，而肌肉會增加基礎代謝率。你的肌肉量越多，僅靠呼吸燃燒的卡路里就會越多。運動也會防止隨著我們年長而流失的肌肉，從而防止許多人認為隨著年齡增長，體脂增加是不可避免的現象。
- 運動增加力氣、精力、穩定性、平衡感和靈活度，它們全都意味著你有能力做得更多，以及同時在一整天裡，甚至都還沒注意到，就消耗了更多卡路里。
- 在任何激烈的活動之後，你會增加耗氧率，以便讓身體進行恢復流程。這被稱為EPOC（運動後過耗氧量），而且你只要照平常過日子，就會有伴隨而來的脂肪囤積分解，以及卡路里消耗量提升。強度較高的間歇性運動，比連續性的輕度運動，會造成更多運動後過耗氧量。這會讓在體力消耗方面感到的不舒服變得舒服。你的強度可以從你有多喘可以看出來，而你的目標，是讓自己每一週都有一點進步。
- 運動引發一連串生物化學流程，以預防與治癒第二型糖尿病，以及緩解第一型糖尿病的影響。運動會降低胰島素指數，並改善胰島素敏感度，這表示你較能控制你的血糖，也較不可能囤積脂肪。藉由增加胰島素敏感度，運動也會改善瘦素敏感度，所以你會較快感覺飽足。這是運動影響身體利用食物的一種方式，決定身體是將食物囤為脂肪或是釋放脂肪以作為燃料。運動驅動每一件事朝著正面的方向。
- 運動開啟抑制發炎的基因，從而緩解某些內臟脂肪組織超額的損害程度。固定運動的人，他們血液中的一項發炎指標，即C反應蛋白（CRP）的數值較低。

- 運動減少老年人跌倒以及因跌倒而骨折的次數達百分之三十五。
- 運動增加骨密度，並防止骨質疏鬆症。
- 運動降低發展成癌症的風險，包括結腸癌和乳癌，這兩種分別是男性和女性最普遍的癌症。
- 運動降低心血管疾病、心臟病和中風的風險。
- 運動強化免疫系統。固定運動的人生病天數較少。
- **運動是最好的排毒方法**，因為我們的皮膚是排毒的最大器官，排汗有助於清除體內多種毒素。你的皮膚比肝跟腎這兩個器官還要大，而肝跟腎在消除毒素上扮演重要角色。一項在二〇一一年《環境和汙染毒理學檔案》（*Archives of Environmental and Contamination Toxicology*）的研究中，發現重金屬跟石化產品是排汗時最優先被消除的。汗是身體喜極而泣的眼淚！
- 運動降低血壓，並提升高密度脂蛋白（好）膽固醇的指數。
- 運動是消除壓力及增加抗壓力最好的方法之一。體力消耗本身就是一種溫和的壓力形式。這種溫和壓力包括自由基的產生[13]。自由基刺激在肌肉和腦細胞內的基因，以製造蛋白質，然後繼續保護細胞免受未來的壓力。壓力最大的日子，就是最需要運動的日子。
- 運動讓睡眠品質變得更好，對失眠很有幫助。
- 運動增加性欲，人們表示那會改善他們的性生活。持續投入規律的肢體運動，是甩脫多餘脂肪並維持他們低體脂比的人之最佳預測因子。

- 這是一個很棒的矛盾，雖然運動需要用力，會消耗能量，卻會在一整天內產生更多能量。二〇〇四年，英國里茲都會大學（Leeds Metropolitan University）的研究人員發現，在午餐時間使用公司健身房的員工較有生產力、較不容易疲倦，也較能在下午時間掌控他們的工作。
- 根據一項保守的估計，假如澳洲的每個人一天運動三十分鐘，醫療照護系統一年可以省下二十億美元，那是我們醫療照護支出的五分之一。

⊙ 肢體運動對大腦的效果

積極的心智無法在不積極的身體中存活。

——巴頓將軍（General George S. Patton）

- 一九九〇年代，美國加州梭克生物研究學會（Salk Institute for Biological Studies）的科學家首度發現，運動不只打造肌肉，也打造大腦！從那個時候起，大量實驗顯示，運動是我們可做來改善大腦功能，並減少失智症發生風險的最重要工具。
- 運動刺激稱為BDNF（大腦衍生神經滋養因子）的蛋白質產生，它就像神經元的肥料。BDNF促進新大腦細胞之生成，以及在既有大腦細胞之間新連結的形成。BDNF在大腦連接到學習、記憶和複雜思考的區域特別活躍。你運動量越大，生產的BDNF越多，認知和記憶也會越好。發表在二〇〇六年的一項研究，說明那些超過六十歲的人，如果一週投入三小時的時間在快步走這項活動上，並持續超過六個月，灰質[14]跟白質[15]都會增加，而且會擴充他們全部的大腦容量。

- BDNF 的水準較高，也與通過稱為下丘腦大腦區域的**飢餓感減少**有關。當一個人首度開始運動，他們通常預期會感覺比較餓，但這樣的情形並沒有發生。研究發現，經過一段長時間，肢體運動會讓人們吃得少一些，而不是多一些。運動也會激起人們對食物做出較好的選擇。
- 全世界的研究都顯示，**大腦運作最佳的時間，是在我們投入任何形式肢體活動之後的第一個小時**。人們更專心，思考也會更敏銳。只要在跑步機上二十分鐘，就能改善語言學習、創意思考以及解決問題的能力。假如你在一個問題上卡住了，運動個二十分鐘，你就越有可能得出解決方案。
- 每兩天短短二十分鐘的運動，就能讓罹患失智症的終身風險減半，而且減少百分之六十以上罹患阿茲海默症的風險。每天做有氧健身操二十分鐘，也能減少百分之五十七發生中風的風險。
- 肢體運動讓輸送到大腦的氧氣和養分增加，並促進廢棄物質的移除。特別是在記憶方面，運動增加了血流到海馬迴的齒狀迴（dentate gyrus）這個部位。你運動得越多，齒狀迴就越大，記憶力也會越好。西澳洲健康與高齡中心（Western Australian Centre for Health and Ageing）發表在《美國醫療學會期刊》（*Journal of the American Medical Association*）的研究，證實每天散步可以遠離記憶流失。這項研究進行了十八個月，把一百七十名年齡超過五十歲、感到有記憶障礙的參與者分成兩組。一組每一週走路走三次，每次五十分鐘，或是參與另一種形式的溫和運動。另一組維持他們平常的活動。結果，即使一天只走了二十分鐘，運動組在記住單字列表這種認知任務上的表現，還是比較好。

- 透過我們前額葉皮質的重新布線，**運動強化我們抗拒引誘的能力**，因為大腦的那個部分，是用來控制衝動行為的。規律運動增加前腦中的灰質，並提升抑制控制的能力。這意味著運動得越多，越不會想吃垃圾食物，而且越不容易受食物當前誘發的飢餓感影響。英國艾希特大學（University of Eseter）的研究發現，走路會減少對巧克力的渴望。甚至在最具壓力的情況中，走路十五分鐘都能讓吃巧克力零食的衝動減半。
- 運動會刺激多種讓我們感覺良好的化學物質分泌，如：內啡肽、血清素、多巴胺、催產素和去甲腎上腺素。這些神經傳導物質會提升我們的心情和正面態度。我們對自己的感覺比較良好，也更有可能投入自我照顧和強化自我對話的能力。
- **每天運動一小時，具有**與百憂解（Prozac）和樂復得（Zoloft）等**藥物相當的抗抑鬱作用**。首先，規律運動也能讓罹患憂鬱症的風險減半。交替進行有氧運動和重量訓練，是治療憂鬱症的有效方法。
- 運動對一系列的精神狀況，像是注意力不足過動症（ADHD）、焦慮症和恐慌發作，都有好處。

- 運動改變了你與自己身體的關係。它提升了自尊、自信、自我主宰和自我意識。當你身體動起來，會學到更多；你對身體一整天發出的訊號變得更敏感，而且更能認知到自己是生理還是情緒上的飢餓感。人們說會對自己的身體更加尊重，而且感覺更有動力去照顧它。運動讓人們想要照顧自己的身體，而不是感覺自己應該要照顧身體。

⊙ 耐力訓練和重量訓練對大腦的不同影響

讓每一天都有價值。然後，你就能指望明天了。

——喬伊・代爾瑪（Joy Delmar）

二〇一三年二月號的《高齡研究期刊》（*Journal of Aging Research*），研究在監管之下三種不同類型的運動，對七十到八十歲女性的認知影響，而這些女性被診斷為輕度記憶障礙。一組投入耐力訓練（有氧運動，像是快步走），第二組做阻力訓練（舉重），而第三組做了緊實肌肉和伸展運動。在實驗開始時和規律運動後六個月，對女性的語言和空間記憶進行了測試。做緊實肌肉和伸展運動的女性，顯示她們的記憶力衰退，那是基於與年齡相關的退化所致。相比之下，在運動六個月後，幾乎在所有的認知測試中，走路或舉重的女性都表現更好。兩組在空間記憶測驗（記住與環境和所在位置相關的訊息）中的得分都很好，但走路的這一組，顯示出在口語記憶（記得字的能力）上比起舉重那組有較大的改善。這表示有氧運動和阻力訓練，以不同但互補的方式影響大腦，以增強記憶力。

一年之前，有個類似的實驗鼠研究，發表在《神經科學》（*Neuroscience*）期刊二〇一二年一月號。其中一組實驗鼠花了八週的時間在跑步機上，第二組在牠們的尾巴綁上砝碼，讓牠們去爬垂直的階梯，而第三組不做任何運動，只控制飲食。兩個月結束時，兩個運動組改善了牠們的空間記憶與學習能力，但牠們大腦中特定神經傳導物質的層次不同。跑步機組生產較多BDNF，而舉重組有較多類胰島素生長因子（IGF-1）。IGF-1就像BDNF，促進大腦細胞的產生、成長與存活，但這兩種蛋白質，是經由不同化學路徑運作的。

以上所有的訊息如下：

1 做你最喜歡做的運動，不管哪一種都行。

2 把它混合起來，並進行不同形式的運動，以便用不同的方式，刺激你的大腦和身體。

3 即使沒有正式運動，也要盡可能每天站起來多動一動。

假如你不曾長時間運動，啞鈴和伸展運動是減少壓力以及開始動動身體的好方式。伸展運動也是有氧運動和重量訓練的重要輔助手段，因為它可以提高靈活度，並有助於防止在劇烈運動之後受傷，但無法在之前預防。然而，為了獲得上述有關強化大腦和身體的好處，你需要進行更劇烈的運動，同時舉起一些砝碼（或是購物袋、孩子跟家具）。瑜伽可以屬於上述的任何運動類別，端視瑜伽的形態而定。

⊙從何處開始？

我一開始會考慮效果。

——莫里斯．拉威爾（Maurice Ravel，法國作曲家與鋼琴家）

若要勸你投入定期的體育活動，夠強大的理由也就只有這個了。**在當下這個時刻，我們知道沒有什麼比肢體運動更能改善健康和促進長壽了。任何運動，即使只有一分鐘，也比沒有運動來得好**。你可以從一天剛好一分鐘來建立動能。當你承諾投入一天一分鐘的強度運動，它就能創造奉獻時間給運動的習慣；即使一開始只有非常短的時間也沒關係。一週之後，只需要踏出小小的一步，增加為一天兩分鐘。然後是一天三分鐘等等，直到你達到一天十五到三十分鐘為止。即使你永遠無法超過五分鐘，還是對你的大腦和身體有好處。

走路甚至比剛介紹過的啞鈴與伸展運動更好。過一陣子之後，再加上登山和爬樓梯。然後，增加你的走路速度。漸漸累積到變成慢跑或間歇性短跑等。然後，隔天再試試別種形式的運動。只要保持下去，你就會為自己的進步感覺興奮。關鍵是不要在早期做過頭。把自己推到沉重喘氣的狀態，但沒有到劇烈起伏，或是想要嘔吐的地步！假如你讓它變得太難太快，可能就不會想繼續了。讓第四項自由引導你：**要好玩，不要強制**。最終，最好的運動，就是任何你可以無限期規律做下去的運動。

回想一下老雪梨城的經驗：體能活動包括兩種正式（計畫性的）運動和偶發運動（同時過著

日常生活）。快步走到火車站，或是跑去趕上公車，跟在跑步機上的慢跑，或是進行你「按表操課」的走路一樣有價值。使用樓梯而不是電梯、推嬰兒車、晾乾洗好的衣服、跟孩子踢足球、遛狗和幫房子吸塵，全都算是運動。尋找每一個機會，進行任何你可以做的運動。所有那些看起來微不足道的活動，一整天加總起來，還是會造成很大的改變。

⊙ 有關運動的幾個共通問題

關於運動方面的研究，以越來越快的速率成長，並針對以下的問題，提供各式各樣絕佳的答案。我提供的回應，只是要讓你得以開始。

- **什麼是燃燒脂肪的最佳運動形式？**任何你樂於去做、讓你喘不過氣，而且心跳加速的有氧運動，例如，走路、跑步、跳繩、飛輪、游泳、跳舞、溜冰、網球、足球、正式的運動課程……，真要表列是沒完沒了的。嘗試各式各樣不同的活動，去發現你最樂於做的，而且能以最不麻煩的方式，融入你生活的運動。結伴運動會讓人們更有可能堅持下去。
- **什麼是打造肌肉與強化訓練的最佳運動形式？**重量訓練需要在有訓練師的監督下才能完成，直到你學會如何自主完成為止。有許多不同的有效方案跟制度。一般來說，打造肌肉時，需要在重複次數較少的情況下，提升較大的重量，而改善耐力，則是透過提升適當的重量，以取得更多重複次數。你也可以用自己的體重作為阻力，例如，做伏地挺身或保持深蹲姿勢。
- **何時是最佳運動時間？**任何你最有可能運動的時間！理想上，為了燃燒脂肪，運動會是你早上空腹時做的第一件事。然而，你可能會發現，自己沒什麼精力、感覺比較累，而且，假如你已經吃過了，會較容易勉強自己運動。要改善你空腹時的表現，必須在鍛鍊的四十到六十分鐘之前喝一杯黑咖啡或綠茶（不添加牛奶或糖）。但現在這個已經有些枝微末節了。只要抓住每一個機會，並在一天中的任何時間，安排正式的運動課程，就是你最方便的時間。沒有必要在每天同一時間運動。

- **你應該要運動到什麼強度？**詳見以下的「打造你的高強度間歇式訓練」。
- **你任何一次運動的時間應該是多長？**詳見以下的「打造你的高強度間歇式訓練」。
- **你應該多久運動一次？**除非你正在接受馬拉松或大型體育賽事的培訓，這些賽事有包含恢復日的特定培訓計畫，否則每天都要以各種方式進行。目標是想要每天運動。當規律運動變成你日常例行公事的一部分，你的身體就會渴望運動。這不意味著每天都要鞭策自己。這代表的意思是，每天從幾分鐘到一小時或更多都行，端看你選擇的運動而定。是的，甚至只有幾分鐘也值得：見以下的「打造你的高強度間歇式訓練」。
- **你應該吃什麼與運動相關的食物，還有何時吃？**在運動之前，餓了就去吃；不餓的話就別吃。顯然，假如你在吃過東西之後太快運動，會感覺不舒服。我個人的偏好，是吃過東西至少兩小時之後才運動。實驗一下，找出最適合你、能經由運動獲得最大能量的時間。你該吃什麼與運動相關的食物，也是一樣的道理。繼續根據頭七個任務的指引行事。假如你正在重訓，重要的是一整天飲食要包括蛋白質。假如你參與體育賽事，我建議你諮詢運動營養專家，因為這是你想要達到巔峰的特定情形。在運動之後，餓了再去吃。不餓的話就別吃！你的身體會繼續引導你。

更詳盡的答案超過本書範圍，而且取決於你的個人目標跟偏好。有很多不同的方式，可以進行良好的鍛鍊。每一位個人訓練師都有自己對某一種凌駕其他訓練方式的偏誤。很多不同的方法都一樣有效。我的目標是為了釋出內臟脂肪組織、改善胰島素敏感度、增加燃脂而不是囤積脂肪的能力，以及提升整體健康，讓你盡可能以最愉悅、最有效、最有時間效率的方式動起來。這個最好的方式，是以最新近付梓的研究為基礎，以下，我要介紹你認識高強度間歇式訓練（HIIT）。

⊙ 打造你的高強度間歇式訓練（HIIT）！

這不是誤印。HIIT代表高強度間歇式訓練（Highly Intensity Interval Training），而且它比「切片麵包還要好」（sliced bread，譯注：切片麵包據說是改變英國人生活最偉大的發明，因此，比切片麵包還好，引申為「非常好」、「太棒了」）！當HIIT的結尾加了一個S，就代表有多堂課程（session）。

雖然我的建議是慢慢開始建立你的耐力與體能，但短而激烈比長而緩慢更有效。換句話說，你會看到，比起以悠閒的步伐走上整整一小時，假如辛苦且快速地走了幾分鐘，對健康、體能和身體脂肪組成的改善會大得多。在這個時間匱乏的世界，這可是一個很棒的消息！

過去，生理學家相信，低到中等的強度運動會造成脂肪燃燒。這是當你能維持幾個**小時**才能達到的情況。現在，研究顯示你越辛苦地去跑步、划船、游泳、步行或飛輪，你燃燒的脂肪越多，肌肉對胰島素的敏感度就越大。所以，忽略健身房裡機器的設定，像是標示「脂肪燃燒」：它們已經過時了。在短暫的暖身之後，盡全力去運動，而且盡可能維持久一點（通常要十五秒到一分鐘），然後，放慢你的腳步，直到你恢復正常呼吸為止（通常是一分鐘或兩分鐘或四分鐘）。然後，再辛苦地全力運動一次。然後再一次慢下來，直到你恢復為止。以此類推，四到六回合高強度運動，然後恢復。這就是高強度間歇式訓練的基礎。

二〇〇五年，加拿大麥克馬斯特大學（McMaster University）教授馬丁．吉巴拉（Martin Gibala），以具備適度運動能力的一群人（非運動員）為對象，請他們使用室內的運動腳踏車，來進行一個間歇性訓練的研究。在兩週的時間裡，每隔一天，他們就會辛苦地連續踩個三十秒，以對抗高阻力。在每一次辛苦地踩了三十秒之後，會進行四分鐘的慢踩，作為恢復。他們在整個課程中，會重複這快與慢的例行規律四到六次。這意味著他們每堂課整體的運動時間，只有二到三分鐘。保留十六到二十分鐘是用在恢復上的。到了這兩週實驗的尾聲，他們可以騎乘腳踏車的時間，比他們預設的二十六到五十一分鐘強度**多了一倍**。換句話說，他們的心臟變強壯了，也精實了兩倍，僅僅靠著為期兩週、每週三次、每次三分鐘的運動！透過低強度有氧運動，要在健身方面得到一樣的改善，無論那是騎腳踏車、跑步或游泳，都會需要二十週的時間！運用高強度間歇式訓練，你可以非常快的速度，達到非常精實的狀態。

在英國愛丁堡的赫瑞瓦特大學（Heriot-Watt University）有一項研究，使用了相同的三分鐘運動作為實驗計畫表，並且每週執行三次。這次，研究人員測量高強度間歇式訓練對血糖跟胰島素指數的影響。在兩週時間結束時，胰島素敏感度提高百分之二十一，葡萄糖跟胰島素指數實質上都降低了。這些研究後來複製到全世界，高強度間歇式訓練變成第二型糖尿病跟代謝症候群最有效力的治療法。

對那些從來不運動，而且要開始高強度運動的人來說，可能會心臟病發作或受傷，吉巴拉教授以較低強度的格式來測試，在這個測試中，受試者以中等強度踩了一分鐘，來對抗中度的阻力，而不是三十秒。然後，他們休息了一分鐘，因為比起那些將自己發揮至極限的人，他們不需要那麼長的恢復時間。他們在總共十回合的訓練中，交替進行一分鐘的中度踩飛輪，以及一分鐘的恢復時間。在六堂課之後，肌肉活組織切片檢查與血液測試揭露的結果，在體能與胰島素敏感度方面，跟那些一次完成三分鐘全程訓練的團體，獲得一樣的改善。這意味著你可以慢慢地開始，迅速改善你的體能，然後轉向時間較短、強度較高的運動程序。

對於我們希望輕鬆做到的事，一開始必須學習勤奮地去做。

——塞謬爾・詹森（Samuel Johnson，英國知名文人）

---

13 自由基是高度化學反應性的原子或分子，被認為會協助誘發癌症和退化性疾病。

14 灰質由神經細胞體、支持細胞和毛細血管組成。

15 白質含有稱為軸突的有髓鞘神經纖維。髓磷脂起絕緣作用，主要由脂肪組織組成，保存在甲醛中時會變白。

開始行動

第一部分：讓高強度間歇式訓練成為你生活的一部分

步驟 1

假如你有很長時間沒有運動，跟著「從哪裡開始？」段落下的建議。這會讓你身體輕鬆地進入運動狀態，而不會有受傷風險或是造成心臟負擔。假如由於之前受過傷或生過病，以致對於可以承受多少運動量有任何懷疑，請進行一項醫學檢查，或是徵詢你的醫生。

步驟 2

一旦你對快步走、放鬆地游泳、悠閒地踩腳踏車，或是任何你選擇開始的運動感覺舒適，應用如下所述的一分鐘間歇式訓練制度：一分鐘從中強度到高強度訓練，交替進行一分鐘的恢復時間，總計五到十回合。在你首度進行中強度訓練之前，針對一些你打算進行的運動，先以一些輕鬆版本來暖身個幾分鐘。

假如你選擇的是步行，你的一分鐘中強度訓練可能是爬樓梯或慢跑。假如你選擇的是游泳，就各以快速和慢速來回一圈交替進行。假如你使用划船機，以較快的速度划行一分鐘，以對抗較大的阻力，然後把速度慢下來，同樣划個一分鐘。假如你已經有參加運動課程，試著在課程其間，敦促自己加把勁，去做各式不同的間歇式訓練。

步驟 3

當中強度的一分鐘間歇式訓練變得相當舒適，轉向較快速的最高強度訓練。你第一次做這個時，可能只能持續十秒鐘。那完全沒問題。它意味著你已經推促自己的極限，很快你就能拉長到二十秒，然後是三十秒，甚至可能是四十秒。目標是在三十到四十秒之後，你完全消耗自己的精力。那是暗示你已經把自己逼得夠緊了。恢復到四分鐘，並重複這個循環四到六次。這是極好的健身訓練！

高強度間歇式訓練應該從來不會輕鬆，因為接受這個完整的好處，你每次都需要推促自己盡到最大的努力。然而，因為高強度間歇式訓練與傳統運動相比，可以讓人們的體能更快變得更好，人們會對他們的進展感覺很興奮，而且獲得鼓舞。

步驟 4

無論如何，假如你有時間，而且偏好緩慢和長時間運動課程，就進行緩慢的運動，以及延長運動時間吧。每隔一段時間，就投入更高強度的短期運動，並從你的緩慢和長期訓練中獲得最大的收益。

步驟 5

假如你有個人訓練師或計畫與人一起運動，要求他們為你設計一些高強度間歇式訓練課程。我預期大部分的個人訓練師已經在做了。

假如你加入健身房，你會有機會接近許多機器，而它們可供高強度間歇式訓練使用：固定式健身腳踏車、跑步機、多功能訓練器材和划船機。確認你請人示範適當的操作技術，以避免受傷，並達到健身的最高效能。

步驟 6

高強度間歇式訓練有數不清的不同版本。很多團體運動課程，是以間歇式訓練為目的來設計的。假如你已經有規律的運動習慣，而且樂在其中的話，高強度間歇式訓練並不意味著要取代時間較長的運動。你已經接受的較長期、中強度的運動，高強度間歇式訓練會**增加**它的好處。高強度間歇式訓練能使現有的健身活動煥然一新，也能針對你正在進行的運動，讓你的表現有所改善。《應用生理學期刊》(*Journal of Applied Physiology*)二〇〇九年有一項研究，要求跑者花在訓練上的時間減少百分之二十五，代換成六組一週三次的三十秒短跑。在兩個月結束時，他們短跑的時間已經改善了百分之七，他們的十公里賽跑也快了一分鐘。

高強度間歇式訓練也意味著，假如通常沒有一小時的時間可上健身房，現在你知道了，甚至只有十五分鐘，仍然是值得去的。高強度間歇式訓練最好的其中一件事，是讓人們確認，即使一天只有一點點空閒時間，仍然值得用來做幾分鐘運動。

步驟 7

你可以買一些高強度間歇式訓練的歌曲，隨著音樂速度交替訓練，這樣就不用設定時間了。間歇訓練的時間長度，要看你選擇的品牌跟課程而定。選擇適合自己需求與偏好的套裝組合。你可以選擇純樂器演奏的音樂，或者，可以選擇在整個訓練過程中，有教練跟你講話的聲音。我預期，高強度間歇式訓練會以我們尚未設想出來的裝置跟課程，成為聲名大噪的新興產業。

步驟 8

不要卡在設計出完美的運動計畫，或是最佳高強度間歇式訓練課程的細節上。當你步行時，可以藉著衝刺到某一棵樹，然後走到下一棵樹這種非正式的方式，進行高強度間歇式訓練。然後，找到另一棵樹去衝刺，接著再一次用走的。有些日子，目標是要盡可能取得很多高強度間歇式訓練，即使它們並不是超級強度也沒關係。我感覺我們已經把運動這件事弄得太嚴肅了。放輕鬆，把運動當成一個好玩的機會。你的高強度間歇式訓練可能只是單純在電腦前的現場快跑、爬個幾層樓的樓梯、在矮的長椅跳上跳下，或是在你的後院跑一圈。無論何時，也不管你正在做什麼事，只要在休息時間，就可以把高強度間歇式訓練加進去。有關如何和何時加進高強度間歇式訓練，就看你的創意了。反正，除了在任何特定時間都要盡最大努力，以及玩得開心點，就沒有其他規則了！雖然假如你間隔個幾分鐘進行六回合運動，有時候你可能會在一整天裡，選擇十組三十秒的強力短跑，每一組間隔一小時！那會在二十四小時內，組成五分鐘運動，但你會讓自己在改善血糖控制以及降低內臟脂肪組織方面，取得很大的幫助。誰會想到僅僅是五分鐘的運動，可以造成這麼大的改變？

無論何時，只要你感覺到渴望或想要暴食，或者，假如你在不餓的時候想要吃東西，就給自己一個高強度間歇式訓練。無論何時，只要感覺到壓力，就給自己一個高強度間歇式訓練。當收音機傳出你最愛的歌曲，而你正在燙衣服時，就給自己一個高強度間歇式訓練。（只是要小心，在開始之前，把熨斗放在安全的地方。）或者，在回到皺巴巴的襯衫之前，就在你的起居室跳個幾分鐘的舞。跟你的孩子或伴侶進行高強度間歇式訓練。伴隨著高強度間歇式訓練的氣喘吁吁，它還會產生歡笑與嬉鬧。在我的靜修課程，每個人每個小時都在進行高強度間歇式訓練，而且他們愛死了！

高強度間歇式訓練會讓你在一整天中，自然地變得更有活動力，而你甚至不會意識到這件事。高強度間歇式訓練會改善你的警覺性、專心度、生產力、心情與精力。高強度間歇式訓練會帶給你大腦和身體上述表列的所有好處。

我很高興你即將探索高強度間歇式訓練！

開始行動

第二部分：除了HIIT之外，以運動時刻填滿你的生活

步驟 1

1 打開你的任務手冊，翻到新的一頁。

2 設定兩分鐘的時間。

3 以盡可能快的速度，寫下所有你樂於動動身體的所有不同方式。不要想成是運動，而是想成有趣的律動。與動動身體相關的，你會找到什麼有趣的活動？在兩分鐘內，盡可能提出很多不同選項。

4 當時間到了，再隨意加上你的表列項目。無論何時，只要想到更多你樂於從事的運動，就回去把它填上。

步驟 2

如何在生活之中，增加讓你開心的那些運動的數量？在你的表列項目中，有任何活動可以簡單整合進生活裡，而不會對你目前時間表造成重大破壞的嗎？有任何朋友或家庭成員有興趣跟你一起進行嗎？有任何你曾經從事過或想要嘗試的體育活動嗎？你曾經想要學習如何跳舞或溜冰嗎？武術吸引你嗎？沙灘排球、飛盤、桌球、足球、橡皮艇活動、水球、羽毛球？可以無止盡地繼續列下去……

步驟 3

你如何在生活中能增加附帶的運動量？相關的例子包括：

- 每次一有機會就爬樓梯，而不要搭電梯或電扶梯。爬樓梯比快步走更能刺激肌肉活動。做任何對抗地心引力的事情，都能增加運動的好處。
- 把車停在離商店、髮廊、電影院，或是任何你去的地方入口處遠一點的地方。
- 搭公車或火車時，在你通常要到的目的地提前一站下車。
- 無論何時，都邊走邊講電話。
- 在候機時，在機場隨意走走都好，不要坐下來等。
- 組成以行動為中心的社交活動。
- 在電視播廣告時，站起來走一走、跑一跑，還是做個深蹲或伏地挺身。

步驟 4

設定每天走一萬步的目標。你可以買一個簡單的計步器，只要花個幾塊錢，或者，你可以花超過一百美元，買那種最新的、多采多姿的活動紀錄器；又或者，你可以選擇價格介於這兩者之間的工具。

活動紀錄器（ATs）是小型、穿戴式的無線數位裝置，它記錄一系列的運動相關參數，像是心跳率、卡路里燃燒、步行距離、步數、爬梯階數，甚至睡眠品質。你可以選擇最適合自己目標和需求、任何樣式的紀錄器。很多人發現自己因為下列理由受到很大的鼓舞：

1 活動紀錄器（或計步器）像是一種對運動的提醒與承諾。
2 活動紀錄器可推斷你是否達成一萬步目標。
3 當人們完成每日運動目標，活動紀錄器會帶給他們成就感。
4 活動紀錄器記錄你的進展，所以你能看見自己變得越來越精實。
5 家人、朋友或同事常開玩笑地彼此競爭，看誰哪一天最快達成一萬步的目標，或是誰在哪一天走最多步、爬最多階樓梯等。
6 有許多方式可運用活動紀錄器，來讓運動變得更有趣，也更有獎勵作用。

步驟 5

別怕尋求運動生理學家、個人訓練師，或是團體運動課的協助。假如你從來沒進過健身房，它看起來會有點可怕，而且你也不知道該做些什麼。加入健身房絕不是為了強制你去健身。然而，就我的經驗，在健身產業工作的人，他們都愛自己做的事，而且對於協助別人達成目標感到很興奮。對某些人來說，訓練師或健身房提供一個支持性的環境，他們會在那裡成為喜愛動動身體的人。

警告！你還記得我們前面提過，當我們運動時所產生的BDNF（大腦衍生神經滋養因子）會降低飢餓感。運動的強度越高，透過額外分泌的荷爾蒙如腎上腺素和去甲腎上腺素而壓抑住的飢餓感就越多。這個效果在高強度間歇式訓練之後七小時達到高峰，而且在二十到三十小時之後才會逐漸消失。因此，每天進行高強度間歇式訓練，會無限期地降低你的飢餓感。

然而，研究已經發現，**想到**要運動，會**刺激**飢餓感！在美國伊利諾大學（University of Illinois），研究人員給學生看以下兩份傳單的其中一份。第一組學生會讀到友誼的價值。第二組學生會讀到運動的好處。後來，提供葡萄乾給他們吃，並要求他們評價味道。讀到運動好處的學生，比讀到友誼的學生，多吃了三分之一的葡萄乾！所以，運動不要用**想**的，去做就對了！同樣地，你是否認為自己讀完這一章會覺得餓，不會的，那只是心智的詭計！把你的注意力轉換到別的事情上，你的「飢餓感」很快就會消失！或者，就用高強度間歇式訓練來代替吧！

研究也揭露，白天的時候，假如知道會在傍晚運動，或是假如已經在早上運動過了，人們常會無意識地減少運動量。目標是以你能做到的許多方式，來增加整體的運動量，而不是為了在那一天設定好時間的單一次運動，而保留你的精力。

人們通常削弱運動好處的另一個方式，是在運動之後，即使不餓，也會有意識或無意識地用食物來「獎勵」自己。讓你的運動本身就是獎勵，而且每次都為自己鼓掌，你就不需要食物作為運動的獎勵了。食物就是糧食。你需要獎勵的時候，請用別種東西。

任務

24

好好睡

在隔天開始之前，結束這一天，
並為這兩天之間，建一道堅固的睡眠之牆。

拉爾夫・沃爾多・愛默生（Ralph Waldo Emerson）

你的第二十四項任務如果你選擇接受的話，是：**好好睡。**

品質良好的睡眠是神經系統瘦身的第三項習慣。

才剛用了兩章的篇幅，閱讀有關更多肢體運動的需要，現在這項任務看似是相牴觸的。事實上是我們兩者都需要：更多活動，以及一貫的、恢復活力的睡眠。假如你發現自己認為「我已經餓壞了！」考慮一下這樣的可能性：你可能是睡眠不足，而不是食物不足。

由於不斷增加的工作要求、哭鬧的寶寶，或只是單純陷入二十一世紀的喧囂，澳洲跟紐西蘭人每年平均累積兩個星期的睡眠流失。超過百分之十的美國人受慢性失眠所苦，也有百分之二十五的人表示，因為其他原因而睡眠不足。同時，英國調查顯示有三分之一的人表示自己失眠症發作，而且，表示人際關係不良的人裡頭，睡不好的人數是睡得好的人數的四倍。

你每天晚上都有足夠的、優質的睡眠嗎？假如沒有的話，這可能是造成你內臟脂肪過多或整體健康狀態不佳的原因。

睡眠剝奪對飢餓、新陳代謝以及脂肪堆積的影響是什麼？

- 睡眠剝奪破壞我們所有的荷爾蒙過程，以致讓我們吃得更多、動得更少，並且囤積脂肪在腹部周圍：這活生生就是個致命的組合。
- 我們分泌**更多皮質醇**（壓力荷爾蒙），它會刺激飢餓感，並驅動身體囤積內臟脂肪組織。皮質醇也會妨礙膠原蛋白的生成，繼而造成皺紋和皮膚鬆弛。這意味著當我們睡眠被剝奪，會看起來比較老，所以我們會出於絕望而吃！會稱為「美容覺」不是沒有原因的。
- 我們生產**較少的瘦素**（在脂肪細胞裡製造的飽足荷爾蒙），導致你感覺較飢餓，而且一整天渴望脂肪含量高跟含糖量高的食物。那也意味著我們在吃完之後，仍無法感覺飽足。
- 我們生產**較多生長激素**（在腸胃道裡製造的刺激食欲荷爾蒙），它讓我們一整天都感覺飢餓。比起女性，男性會生產較多生長激素來回應睡眠剝奪。芝加哥大學（University of Chicago）發表在二〇〇四年《內

> **“事前先睡飽，**
> **好過事後撒謊說自己很清醒。”**
>
> ——巴爾塔沙・葛拉西安
> （Baltasar Gracian，十七世紀西班牙思想家）

科年刊》（*Annals of Internal Medicine*）的研究，發現男性志願者連續兩晚只睡四個小時，會增加百分之二十八的飢餓素，而減少百分之十八的瘦素。換算下來，他們的飢餓程度會提高百分之二十四、吃更多垃圾食物，以及在餐後仍會產生不飽足感。

- 相反地，當女性遭遇睡眠剝奪，她們製造**較少的GLP-1**（類升糖素胜肽－1），那是一種胃腸荷爾蒙，會對大腦產生作用，引發飽足感，並減少對食物的欲望。因此，睡眠較少意味著會比較餓，而任務一就被拋到腦後了。
- 我們感覺疲倦、心情較低落，也較沒有精力運動。
- 我們感覺需要食物來支撐，並提升精力。
- 我們的**意志力**明顯**減少**，也較不能自我疼惜。
- 決策能力大幅下降，而且**所有的認知過程都慢下來了**。你媽媽是對的：學生時代發現，在考試前夕好好睡一覺，效果比整晚熬夜死記硬背要好得多。學生如果沒睡飽，也更有可能作弊！許多世界級的大災難會發生，睡眠剝奪也是其中重大的原因：一九八六年一月的挑戰者號（Challenger）太空梭爆炸、一九八六年四月的車諾比（Chernobyl）核電廠反應爐爐心熔毀，以及一九八九年三月的艾克森瓦爾迪茲號（Exxon Valdez）油輪漏油事件。
- **食物實際上看起來更誘人**，因為在沒睡覺之後，大腦對食物引起愉悅感的特性變得更敏感。在一夜的睡眠剝奪之後，人們在吃到飽的自助餐店也會吃得更多。
- 我們也變得**更容易受美食影響**。換句話說，我們看到食物的圖像，會更想要吃。

• 我們會變得**更容易出現情緒性飲食**，以及**較無法謹慎進食**。

二〇一一年九月號《臨床內分泌學暨新陳代謝期刊》（*Journal of Clinical Endocrinology and Metabolism*）的一項研究，說明正常體重的年輕男性，有一晚完全失眠之後，會抑制他的能量消耗，隔天也會比較容易覺得餓。

瑞典烏普薩拉大學（Uppsala University）在二〇一二年一月號《臨床內分泌學暨新陳代謝期刊》發表的研究，對象是另一群男性，他們也被規定一整晚完全沒睡。這一次，科學家用fMRI（功能性磁振照影）驗證，當這些男性看到食物的圖像，大腦會發生什麼變化。研究人員發現，跟未受睡眠剝奪的對象相比，他們大腦與進食欲望有關的區域，活化的程度高了許多。

截至目前為止，對成年人睡眠習慣和體重規模最大、也最長期的研究，是「護士健康研究」，它追蹤六萬八千名中年美國女性長達十六年時間。那些每晚只睡五個小時，甚至更少的人，跟那些每晚睡七個小時的人相比，有百分之十五更有可能變胖。同樣地，對較年輕護士的研究顯示，輪到的夜班越多（那會破壞她們的睡眠形態），就越有可能形成糖尿病和肥胖。一些其他研究也顯示，**人們睡眠時間少於五小時，他們形成第二型糖尿病的可能性增為三倍**。

對身體、心理，以及情緒健康的每一個層面，睡眠絕對是重要的一環。睡眠剝奪對基因功能、疾病的免疫力以及組織修復都有負面影響。一些研究已經顯示，當人們的睡眠剝奪，針對流感、B型肝炎以及其他傳染病等疫苗的抗體產出會變少。這意味著他們無法接受到預期的防護效果。你的藥物治療沒有達到它應有的效果，會不會是因為你睡不好？

美國加州大學舊金山校區（University of California in San Francisco）的克絲汀．葉夫（Kristine Yaffe）博士，進行一項針對一千三百名七十五歲以上的成年人、為期五年的研究。她跟她的研究團隊發現，那些睡得少或睡眠品質遭到破壞，像是睡眠呼吸中止症的人，跟那些有著規律、優質睡眠的人相比，形成**失智症**的可能性增為兩倍。

每個人在他們人生的不同階段，對睡眠的需求也不同。大部分的人需要**七到九個小時**。只有百分之三的人口有「短期睡眠基因」，他們每晚可以只睡五個小時以下。很多人認為，即使他們的睡眠少於七個小時，也能維持適當的身體功能，但經過測試，結果跟他們自認的狀況大不相同。

相反地，每晚持續睡眠超過九個小時，也與肥胖、糖尿病、心臟病、癌症和頭痛的風險增加有關。科學家仍試著解開為什麼會這樣。這不適用於你身體不適而需要額外睡眠，以便從病體中恢復的情形。

酒精最初有放鬆和鎮靜的效果，但它很快就會代謝掉，而且大約四到五個小時之後，它會產生反彈的清醒效果。酒精在急性中毒階段起著催眠的作用，但它會降低睡眠品質，並因為睡眠呼吸中止症，產生較長期且更嚴重的缺氧（oxygen deprivation）發作。

在十七個小時的清醒之後（例如，從早上七點到午夜十二點），你的大腦功能相當於血液酒精讀數為百分之〇．〇五（在駕駛法定限制之上）。在為期一週每晚平均睡四到五個小時之後，大腦表現下降幅度，相當於血液酒精含量百分之〇．一！看到職場有這麼多把「一整晚工作」視為對工作的奉獻，而不覺得在各個方面損害工作和健康，是非常讓人憂慮的。

對很多人來說，缺乏適當的睡眠是如此「正常」，他們忘了在一夜好眠之後，可能會感覺多麼好。這整個世界看來大不相同，每件事的壓力都小得多，任務要達成就變得容易得多。

開始行動

步驟 1

你把每晚最佳睡眠時數列為優先事項嗎？

假如不是，為什麼不這麼做？你把什麼看得比睡眠還要有價值？除了改善你的健康，並減少你的脂肪囤積以外，當你的睡眠品質改善，做每件事的品質都會獲得改善。但假如你家有新生兒的話，我了解你是有難處的！

步驟 2

你醒來的時候，感覺獲得充分休息，而且煥然一新了嗎？

對你來說，睡眠量不是問題，睡眠品質才是問題嗎？儘管窮盡所有的努力，還是沒辦法睡足七到九個小時嗎？你睡眠的長度跟品質，因為疼痛、打鼾或是壓力而打折扣嗎？你是難以入睡，或是在還有好幾個鐘頭才天亮時醒來，然後就再也睡不著了嗎？這些問題的解決方案，已經超過本書內容的範圍。我的目標是讓你警覺到，睡眠對你的健康以及脂肪囤積的狀況有著重大的影響。

我強烈認為要避免服用安眠藥，除非你疼痛難擋，而且光是用止痛劑還不夠。安眠藥一定會破壞正常睡眠的循環，讓你的睡眠品質打折扣，即使它們能幫助你入睡。安眠藥也會很快導致依賴性。

假如睡眠困難是你生活中的重要問題，在你做任何其他處理之前，請先閱讀哈林頓（Harrington）醫生的書（見「推薦閱讀」），它可能會讓你有不同的看法。

步驟 3

你只要服用任何成藥，都要閱讀它們有何副作用。它們有些可能包含興奮劑，像是咖啡因和苯丁胺（phentermine）。諷刺的是，苯丁胺是用來抑制食欲的。無論何時，只要醫生開藥給你，就要去檢查它是否會影響睡眠。

步驟 4

在睡前至少四到六個小時，要避免咖啡因、尼古丁和酒精。某些食品添加劑、色素、調味劑和味精也會起刺激作用，導致感覺異常興奮，無法入睡。

步驟 5

食物包含酪胺酸（tyrosine）、酪胺（tyramine，酪胺酸的分解產物）及穀胺酸鹽（glutamate），都會增加警覺性，也會干擾睡眠。食物若包含這三種胺基酸，在晚間最好要避免攝取。它們包括加工肉品，像是義大利蒜味香腸與西班牙辣香腸、海菜、花生、巧達起司、過熟的水果、膠質和大豆蛋白。

步驟 6

相反地，有高含量色胺酸（tryptophan）的食物，像是杏仁、榛果、奶、蛋、去皮家禽肉、魚、香蕉、燕麥片、蘑菇和綠色葉菜，都是天然的助眠劑。晚餐時吃一種或幾種這類食物，可能會有幫助。色胺酸是會產生褪黑激素（melatonin）的胺基酸。褪黑激素是一種可誘發睡意的荷爾蒙。褪黑激素依循晝夜的節律，並因應黑暗而自大腦中釋出。

步驟 7

每天運動，不管你從事的運動是漫長而緩慢，還是費力且迅速，都能全面改善睡眠。人們入睡越容易、深層睡眠的時間越長，醒來的時候，就更會感覺煥然一新。運動會讓我們在睡覺時，增加生長荷爾蒙的產生，它有助於組織修復及維護。然而，最好不要在睡覺前三小時內運動。

步驟 8

至少在上床前一個小時，兩個小時更好，關掉電腦與所有的數位裝置，包括筆記型電腦和手機。你的臥房甚至不要有電子裝置。使用傳統的鬧鐘，比用手機鬧鐘來得好。明亮的光線照射眼睛，會抑制褪黑激素，並因此延遲睡眠時間。光線越明亮（越接近你的眼睛），以及你在睡前接觸它的時間越長，你的褪黑激素就更受到抑制，你睡著需要的時間也會更久。短波長的藍光是最具破壞性效果的，而那正是可攜式裝置螢幕發出的光。調暗螢幕，或是下載夜間自動調節光度的技術，可能會有幫助，但最好的解決方案，是全部關掉這些裝置。青春期因為正經歷著生理上的轉變，是在夜間使用這些裝置導致睡眠失調風險最大的年紀。

在夜間使用手機跟電腦的其他問題，是它們會對你形成高度刺激，以致大腦拉長安頓下來與準備睡覺的時間。假如你睡前一直在做一項重要的專案，可能也會覺得有壓力或焦慮。至少，你的大腦會處於高度活化的狀態，而你可能會發現很難切掉心理開關，即使裝置已經關掉了也一樣。

我很清楚這個步驟帶來的挑戰。學生用電腦寫作業寫到很晚，而我們之中也有很多人有截止期限，導致我們工作到深夜。這全都會造成長期睡眠困難，工作績效不佳。你能做什麼來改變？

步驟 9

整理你的臥室。避免給你的臥室帶來繁忙的感覺。讓你睡覺的地方保持冷靜、平和以及安靜。

讓你的床就單純只有睡覺或是兼具性生活的目的。假如你需要預防噪音或光線太早把你叫起來，請使用眼罩或耳塞。

步驟 10

建立良好的睡眠習慣，又稱為「睡眠衛生」。睡眠專家推薦以下的步驟：

1 上床睡覺和起床的時間要固定。每天睡覺跟起床的時間要大致保持相同，即使是週末或假日也一樣。創造一個規律的節奏，讓我們感覺比較好，並改善身體的整體功能。

2 當你餓的時候再吃，並同時試著在睡覺時間前兩到三個小時，就結束當天的最後一餐。

假如你發現自己的飢餓時間比較接近睡覺時間，就少少地吃一點杏仁，或是上列其他含色胺酸的食物之一。

3 打造一個放鬆的例行公事。每晚你準備去睡覺時，便在相同的順序中，投入同樣的一組儀式。這會告訴你的大腦準備要睡了。可以納入放鬆的儀式：

- 調暗光線，如此會刺激褪黑激素釋出。
- 點幾根蠟燭
- 喝一杯花草茶
- 刷牙
- 打點隔天早上要穿的運動服
- 反思你感激的事物
- 冥想
- 聆聽安靜、緩慢、催眠的音樂，並設定在半小時左右時自動關掉。
- 做任何能讓你冷靜下來的事，表示這一天行將結束。

步驟 11

一些能幫助你入睡的最後提點：

- 睡前約半小時，洗個熱水澡或淋浴。當你離開淋浴間，體溫就會開始下降。體溫降低會促進睡意。

- 想想歡樂的、溫暖的、模糊的思維，播映任務十二教你的心理電影，或是做任務十六教你的感激活動。二〇〇二年在《行為研究與治療》（*Behaviour Research and Therapy*）的一項實驗，要求失眠患者在去睡覺時做三件事的其中一件。控制組單純投入他們睡覺時間通常會進行的儀式。第二組被要求停止去想自己的問題，而第三組被指示以想像的方式，設想一個愉快與放鬆的場景。控制組花了一小時入睡，第二組花了四十分鐘，而第三組在二十分鐘內就睡著了！
- 在房間使用薰衣草香味。一些研究顯示，這可以幫助人們更容易入睡，也改善他們的睡眠品質。
- 假如有某件事一直縈繞在你的腦海裡，就會一直醒著，打開昏暗的燈光，然後把這件事寫下來。放一枝筆跟筆記本在床邊，你就不必起床了。假如是你需要解決的問題，把問題寫下來，並告訴自己，醒來或至少在下一個步驟，就會知道答案了。這常常真的就發生了，但即使沒有，在你腦海中的書寫行動，會幫助你讓這件事過去，並進而睡著。

推薦閱讀

卡邁爾·哈林頓（Carmel Harrington）醫師，《一夜好眠完全指南》（*The complete Guide to a Good Night's Sleep*），澳洲雪梨，潘麥克米蘭（Pan Macmillan）出版，二〇一四年

任務

25

聳聳肩

錯誤是發現之門。

詹姆斯・喬伊斯（James Joyce）

你的第二十五項任務
如果你選擇接受的話，是：
聳聳肩。
有效管理壓力，是神經系統瘦身的第四項習慣。

壓力會對飢餓、新陳代謝以及內臟脂肪組織囤積造成什麼效果？

- 壓力破壞我們所有的荷爾蒙過程，以致驅動我們去吃得更多、囤積腹部脂肪，以及用食物滿足心理的舒適、補償和獎賞。
- 我們分泌**較多皮質醇**，它會刺激飢餓感，並驅動身體囤積內臟脂肪組織。皮質醇也會干預膠原蛋白的生成，繼而導致皺紋及皮膚鬆弛。這意味著有壓力時會看起來比較老態，所以我們會出於絕望而吃。
- 我們生產**較少的瘦素**（在脂肪細胞中製造

的飽足荷爾蒙），那會導致一整天我們都感覺比較餓，而且渴望脂肪含量高且含糖量高的食物。這也意味著我們在吃過之後並沒有感覺飽足。

- 我們生產**較多飢餓素**……

這聽起來熟悉嗎？

在我們睡眠剝奪時，影響身體過程跟進食行為的同一種荷爾蒙機制，在我們有壓力時就會開始：增加皮質醇跟飢餓素的輸出、壓低瘦素的產出，沒有時間自我照顧，而且感覺累垮了。我們也吃得更快、更心不在焉。**女性通常會把食物當成應付壓力的一種方式，而男性比較會去喝酒**。兩性都傾向於去接觸含糖及高脂的零食，來回應日常的麻煩。假如以下事實可以安慰到大家的話，加州大學（University of California）的實驗室老鼠也會因為壓力而轉向甜食或脂肪！嚙齒類動物跟人類在面對威脅情境的處理方式上，與生俱來的本能竟是一樣的。

除了壓力會直接助長過量的脂肪囤積，壓力也會增加從普通感冒、心臟驟停到癌症等每種疾病感染的可能性。根據統計，百分之八十的澳洲健康預算是用在壓力相關的狀況上。

- 針對一萬二千名護士的研究發現，形容她們工作壓力「太高」的人，比起那些感覺工作負擔尚可應付的女性，有百分之五十更有可能在十五年後罹患心臟病。
- 德國海德堡大學（Heidelberg University）的研究發現，有壓力的工作，例如工時長、有時限要求，以及不舒服的工作情況，會增加成年人罹患氣喘的風險達百分之四十。
- 壓力妨礙血糖規律，並讓三酸甘油酯的指數升高。

- 壓力弱化免疫系統，並使病後康復緩慢。
- 情緒壓力造成心血管疾病與癌症的致死率，比抽菸來得顯著。換句話說，假如你有心臟病或癌症，而又處於情緒壓力之下，你會比抽菸的人更有可能會死！
- 壓力損害我們的智力，特別是記憶力、創意、決策能力以及問題解決能力。我們有壓力時，會做出最糟的決定。
- 壓力造成績效與生產力降低的程度，比我們意識到的還大。
- 壓力降低我們的同理心、仁慈、耐心與喜悅等能力。

這只是簡略點出壓力造成的廣泛影響而已。

由澳洲健康保險公司進行的調查中，回應者百分之百表示，在他們的一生裡，有好幾次感受到壓力，有百分之五十的人工作「做到極限」。美國心理學會進行過類似的調查，揭露有四分之一的美國人，認為他們的壓力指數是八或超過十分。然而，當問到如何**定義**壓力，人們的答案含糊得叫人吃驚。所以，精確來講，壓力是什麼，以及我們能做什麼？

壓力是活的有機體對感知的威脅所產生的回應，依據這個定義，我們便可以從三方面著手處理：

1. 威脅本身，也就是壓力源：這是實際「存在那裡」並造成壓力的原因。
2. 我們對威脅的感知：我們賦予它的意義，以及我們看待它的視角。
3. 我們對威脅的回應，包括身體的、心理的以及情緒的，大多由兩種荷爾蒙掌管：腎上腺素跟皮質醇。

因此，壓力是在面對某件你**認為**是威脅的事情時，在大腦跟身體發生的一組特別反應，無論那件事是否**真**是個威脅。這是有效管理壓力的第一個線索：了解一件事對你是否為壓力，是很主觀的。有些人覺得公開演講壓力很大，有些人則很愛發表演說。有些人給他截止期限做得更起勁兒，有些人則陷入一片慌亂。在很多情況下，增加你的技能或是改善你的時間管理，是壓力管理的第一步。

當我們感覺到壓力，大腦跟身體究竟發生了什麼事？

當遭遇可能的威脅，例如，一隻劍齒虎、一名生氣的客戶，或是一個快速逼近的截止日期，第一個跡象是大腦會傳送訊息給腎上腺（位在腎臟的頂端），把腎上腺素打進血液中。腎上腺素的角色，是掀起害怕、逃走、戰鬥的回應，無論這個壓力來源是老虎、客戶，或是截止日期。腎上腺素這麼做，會增加心跳率、血壓、肌力、衝動、專心，以及處理資訊的速度。同時，腎上腺也釋放皮質醇，以減少發炎，以及拉高血糖指數，這麼一來，燃料就適合立即行動。這兩種荷爾蒙結合的結果，是提供大量的能量，讓我們能處理威脅。因此，**不是所有壓力都是負面的**。在壓力的急性期，我們被點燃鬥志，並完全專注。**能力增加、飢餓減少**。急性壓力所造成的提升表現階段，術語是「良性壓力」（eutress）。一點點壓力能帶出最好的自己，這就是「起而迎接挑戰」。具體的例子，是輕微的怯場，或是運動員在比賽前的心態：啟動和加速。你能想到一個體驗到良性壓力的時

> **失敗不是成功的對立面，**
> **而是成功的一部分。**
>
> ——柏拉圖（Plato）

刻嗎？例如，適當的壓力提升了你做某件事的表現？

然而，假如壓力變得太嚴重或持續時間太長，大腦和身體不堪負荷，我們也來到表現開始下降的臨界點。這個臨界點稱為個人「靜壓負荷」（allostatic load）。那就是可接受的良性壓力變成困境的地方。

超越個人的臨界點，困境階段遵循一個可預知的路徑。最初他們體驗到視野的狹隘，以及看見選項的能力降低。這導致感覺陷入困境，而且變得激動和過度活躍。認知能力可能會滑落超過百分之五十，因為血液從較高的智力中心，轉移到更原始的大腦反射部位。短期跟長期記憶凍結（一如我經常在考試中體驗到的），而且疲憊不堪。假如你不能在一天結束時也終結這種感覺，可能會導致失眠症或睡眠模式遭到破壞，這會引爆自我延續的惡性循環。壓力不減也會產生易怒、不耐、情緒不穩以及失去同理心。壓力持續得越長，身體疾病或憂鬱症的風險越高。

你曾經觀察過發生在自己身上的任何徵兆嗎？

這個壓力的摘要揭露了什麼？有效管理壓力，是有關了解你在臨界點發生了什麼事。是什麼讓一個人的壓力從良性變成困境？

你的臨界點，是你開始感覺自己處於情況失控的地方。你可能不會總是能看出，**失控是造成壓力的基礎**，但假如你深入問題核心，缺乏控制常常是關鍵因素。（當我使用壓力這個詞，指的是負面壓力，並不是良性壓力。）這是為什麼截止期限是壓力的一個常見原因：你不能控制時光流逝。假如你感覺有充分的時間可以完成任務，就不太可能感覺到壓力。當你發覺已經沒有時間的那一刻，會發生什麼事？這也是為什麼管理團隊會有壓力：你不能控制其他人。至於公開演說呢？你不能控制聽眾會如何回應。有經驗的公開演講者，會學習克服這種狀況的技術。假如你知道如何處理威脅，或是可以選擇遠離威脅，可能在受到威脅的情況下，也不會有壓力。

請完成下面的表格。

第一欄是壓力來源，列出導致你感覺到壓力，或是目前造成你壓力的情況。

第二欄是控制等級，寫下在你列出的每一種情況中，感覺可以控制多少。0代表你沒有感覺到控制，而5代表你感覺已經完全控制住了。

第三欄是壓力等級，給你的壓力評0到5的分數。0代表你沒有感覺到壓力（在這種情況下，你不會一開始就列出事件），而5代表你的壓力指數已經超過最高點。

我已經提供幾個自身的例子，供你開始時參考。

壓力來源	控制等級 0 到 5	壓力等級 0 到 5
接到一通電話，說我父親胸痛。	0	5
在出版社的截稿期限內，完成我的書。	2	3

你注意到第二欄的數字，與第三欄數字的關係了嗎？你是否發現，可控制的部分越少，感覺到的壓力越多？

這樣的了解，提供轉化壓力為成功的基礎。壓力可能被重新裝配成我們的優勢。**每次我們有效掌握住壓力的狀況，就提高了疾病的免疫力**。威脅的情況本身，並不會侵蝕健康；感覺失去控制，而且以負面的角度看待情況，才會造成傷害。假如你改變自己想事情的方式，就改變了大腦和身體的回應方式。

一九八六年，心理神經免疫學領域的先驅史帝文・洛克（Steven Locke）博士，研究壓力生活事件對哈佛大學（Harvard University）畢業生免疫功能的影響。他衡量血液中自然殺手（NK）細胞的數量和功能，發現那些應對不好，且說自己感到焦慮或憂鬱的學生，自然殺手細胞少於且低於生活壓力較小的學生。那些沒有殺死我們的東西，確實讓我們變得更強大了！

一九九九年，由湯瑪斯・普厄爾斯（Thomas Perls）醫師和馬格瑞・席爾佛（Margery Silver）醫師進行的百歲人瑞研究發現，成功處理壓力，是長壽最大的預測因子之一。較長壽的人，並不是這一生經歷的壓力比較早死的人來得少。讓這些人瑞長壽的，是對困難的回應，以及從挫敗中恢復的能力。

雖然壓力管理可以寫成另一本書，以下列出五個處理壓力最重要步驟，讓壓力成為你的助力而非阻力。這五個步驟會協助你重新取得控制、降低你的皮質醇指數，以及禁止你藉由食物和酒，來達成某個目標。

這五個可以處理壓力的步驟是：

1 預防　**2** 恢復力　**3** 聚焦　**4** 觀點　**5** 歡慶

開始行動

步驟 1 預防

1 壓力在你的生活中，是一個重大因素嗎？你感覺壓力導致產生不良的飲食習慣，並造成內臟脂肪囤積嗎？

2 現代生活的主要壓力，圍繞著疾病、人際衝突，以及對我們時間、精力，還有財力的過度要求。你可以做些什麼事，來消除或至少減少會造成你壓力的事情嗎？有任何方法可以減輕你的工作負擔（包括有酬與無酬工作），而不必提升負面結果嗎？

3 有時候，答案是「否」。然而，當人們查看他們的待辦事項清單，常會發現有些事情可以委託給別人做，或是延後辦理。檢視所有你目前正在做的事情，並問問自己以下的問題：

- 我真的需要處理這個嗎？

- 我準備好容許自己少做一點了嗎？在這個狂亂的社會裡，無論我們的生活是否在掌控中，它的速度讓我們感覺失控。
- 我能尋求協助解決這件事嗎？
- 做這件事有更有效能的方法嗎？
- 我可以退出嗎？
- 我真的需要參加這個集會嗎？
- 我可以減少開支嗎？我是否沉迷於毫無停歇地工作和消費？

4 通常阻止我們問這些問題的，是我們脆弱的自我價值感：感覺我們被自己做的事情所定義，而不去看我們是什麼樣的人。或者，感覺我們即將落後（不管那是什麼意思）。這對你來說是個問題嗎？這是一個有根據的疑慮嗎？

5 當人們的生活與工作與價值觀一致，他們會認為，跟目前從事的、對他們沒有任何意義的工作相比，挑戰的壓力要來得小得多。這個道理看似明顯，但許多人還是待在並不滿意的工作上，因為方便、熟悉，或是有財務報酬，而且想知道為什麼總是感覺有壓力。相反地，找到意義、目的以及成就感，是可以緩解壓力的。

6 最有力的問題之一，是在有壓力的情況下問自己：**這真的重要嗎？**這件事在五年內都是重要的嗎？在一年內呢？一個月內呢？一個星期內呢？明天呢？假如都不重要，你的壓力指數會立刻直線下降。選擇真正重要的，不要讓其餘的事情造成你的壓力。

步驟 2

恢復力

恢復力的定義，是可以掌控困境，並從逆境恢復的能力。具備恢復力，就會知道自我照護不是自私，因為它能提升你因應壓力的能力。假如在一項營運作業之前，你的健康狀態良好，恢復的速度會比累垮了或身體不適來得快。同樣地，假如你在賽局中，感覺身體和心理都處於頂尖狀態，比起處於疲倦或睡眠剝奪狀態時，較不可能有壓力，對賽局的掌控也較容易。

百分之八十的壓力管理是自我管理。我可能進入這種情況一整天，並完全冷靜而有效率地掌控它。我也可能在另一天進入同樣的情況而感受到壓力，因為我遲到了，而且剛跟男朋友吵架。我們是以生活中正在發生的其他每一件事為濾鏡，透過它們來看事情的。

你可以做一些事，來打造你的恢復力，看待事情就不會那麼有壓力。具備較強大的恢復力，可以延長到達你臨界點的時間。這個步驟不包括改變改變你周遭的任何事情。它與延伸你的內在資源有關，不管你面對任何挑戰，都因而較能妥善處理。

以下十個有力的方式，可以增加你的恢復力：

1 規律的、優質的睡眠：跟著任務二十四的「開始行動」那樣做。

2 投入規律的運動：跟著任務二十三的「開始行動」那樣做。

> **要有好奇心，不要妄下判斷。**
>
> ——華特・惠特曼（Walt Whitman，美國詩人）

3 吃真正的食物：跟著任務六的「開始行動」那樣做。

4 跟人說話：只要是願意傾聽的就可以，即使他們不能給你任何實際的幫助也沒關係，一樣能減少你的皮質醇分泌。

5 擁抱家人或朋友，還是撫摸動物。身體碰觸會刺激腦內啡跟催產素的釋出，這兩種荷爾蒙有讓你冷靜和提升心情的效用。撫觸也會降低皮質醇指數，並強化免疫系統。

6 做一些徐緩的深呼吸：閱讀任務二十六。

7 到大自然走一走：閱讀任務二十六。

8 學習冥想：跟著任務二十六的「開始行動」那樣做。

9 讓生活裡有更多笑聲：跟著任務二十七的「開始行動」那樣做。

10 練習感激：跟著任務十六的「開始行動」那樣做。

步驟 3

聚焦

在你應用了步驟一跟步驟二，假如仍然發現自己被壓力吞沒，**把你聚焦的重點限縮在當下**。全神貫注在手邊的任務上。一次聚焦在一件事情上，不要多工。**多工在本質上是有壓力的**，因為在任何一段時間試著完成的東西越多，你會感覺在控制中的東西就越少。**聚焦在行動中，壓力就會消失**。當你全神貫注在當場及當下正在做的事情上，會太入神於在有時間感覺到壓力的事情上採取行動。未來尚未發生。你的力量就在當下。盡自己最大能力在當下的事情上，把自己放在最好的位置上，去對付下一個時刻。

造成壓力加劇（假如不是創造壓力）的原因，是來自於我們腦海裡對這個情勢的對話，而不是來自這個情勢本身。二〇一三年《食欲》（*Appetite*）期刊的研究發現，光是去想一個有壓力的情境，都會導致飢餓素升高，並伴隨飢餓感出現。五十位大學女性被告知，她們需要完成問卷。第二組女性被告知，她們將必須在評審小組面前發表演說。然後，採集這些女性的血液樣本，並在她們坐下來等的時候，提供布朗尼蛋糕。被告知要發表演說的那組，飢餓素指數會大幅升高，比要完成問卷的那一組吃掉更多布朗尼。小心你腦中的想法！

你最糟糕的恐懼，實際上有多常發生？

步驟 4

觀點

你還記得任務二十提到，擊潰我們的不是環境，而是我們對環境的回應。在任何特定的時刻，你都有能力選擇你的觀點。在很多情況下，我們有能力說服自己感到壓力或不要感到壓力。

- 對於一個極為艱難的情況，你賦予了它什麼樣的意義使它變得有壓力？
- 你能從不同的觀點來看待這個情況，賦予自己能力而不是產生苦惱嗎？
- 你能如何改變觀點，讓自己看見更多選項嗎？

- 你能跟自己說些什麼，來降低焦慮，讓你得以繼續需要完成的工作嗎？

問這些問題會讓你得以獲得控制感。

另外，不管你遭遇什麼樣的壓力狀況，跟著任務二十的「開始行動」那樣做就對了。

步驟 5

歡慶

歡慶你的成功。一路上歡慶每一個成功的步驟。歡慶你的進展，而不只是整體的成就。每當你輕拍自己的背給予鼓勵，就能強化自己的信念，相信自己有能力成功。假如你正在處理會造成壓力的事情，這是特別重要的。

當你帶著近期力量與勝利的記憶進入新的情況，即使這新的任務比之前更具挑戰性也一樣，你還是更有可能再度成功。

跟著出自任務十七「開始行動」的步驟二與步驟三那樣做。

僅僅憑藉著「出任務」，你就會提升掌握任何壓力情況的能力。

推薦閱讀

李察・卡爾森（Richard Calson），《別為小事揮汗如雨——而所有的事都是小事》（*Don't Sweat the Small Stuff—and It's All Small Stuff*），美國紐約，海伯利昂

任務

26

呼吸吐納

我有三寶，持而保之。
一曰慈，二曰儉，三曰不敢為天下先。

老子

你的第二十六項任務
如果你選擇接受的話，是：
呼吸吐納。
呼吸是神經系統瘦身的第五項習慣。

現在，進行一次有意識而深長緩慢的呼吸，吸滿空氣再完全吐出。隨著空氣進入鼻腔、擴張肺部，折返呼出。閉上眼睛，再做一遍。有意識地呼吸帶你進入當下，安定你翻騰的思潮。特別要注意你的吐氣，讓它成為你吸氣時間的兩倍長。延長吐氣時間，會活化副交感神經系統（PNS），讓你的心跳放慢、血壓降下，而且讓肌肉放鬆。副交感神經系統也能擴張腸胃道的血管，強化營養的消化和吸收。在每一餐用餐之前，進行幾次有意識的深呼吸，並聚焦在讓你的吐氣盡可能地放慢。這個簡單的動作可改善食物的吸收，並傳送訊息給你的大腦和身體，告訴它們你現在冷靜下來了。

相反地，壓力會活化交感神經系統（SNS），讓血液離開胃部，並抑制蠕動（推動食物通過腸道的肌肉收縮及放鬆）。在暴食之前，交感神經系統也會活化。減少暴食最簡單的方式之一，就是讓你的呼吸變得有意識，而且放慢你的吐氣。人們表示，深呼吸會減少對食物的渴望，並因此減少暴食。有時候，暴食或吃垃圾食物的衝動會完全不見，並不是因為你強迫自己不要吃，而是因為你阻斷了大腦內被活化的渴望進食路徑。

儘管人類的大腦占不到體重的百分之二，卻消耗了我們呼吸時百分之二十的氧氣，可稱得上是最渴望氧氣的器官。氧氣對大腦的最佳運作以及思慮清晰有著關鍵性的影響。當我們感覺有壓力或焦慮，呼吸就會變得急促且淺薄，即便我們未能意識到也一樣。這會妨礙氧氣到達大腦，導致精神疲勞、意識模糊，而這正是我們處於壓力時反而最需要的東西。你一發現自己感到壓力或焦慮，就**呼吸吐納**。

睡眠呼吸中止症也會危及氧氣供應給大腦，並降低睡眠品質。一段時間之後，缺氧會導致大腦細胞死亡，並增加罹患失智症的風險。

在每一餐用餐之前進行一次有意識而深長緩慢的呼吸，會提醒你採取正念進食，並協助你掌握本書所述的七大祕密。藉由安定你的心智，你會察覺來自身體的訊號，告訴你有關飢餓、食物偏好以及飽足感的訊息。

⊙冥想

有意識地緩慢呼吸是許多冥想形式的核心。在這個任務裡，我會以三個方式運用「呼吸吐納」這個詞：

1. 提醒你在吃東西之前，先暫停，並徐緩地呼吸。
2. 鼓勵你學習冥想。
3. 提醒你抽空前進大自然。

二〇〇四年八月號的《時代》（*Time*）雜誌，把冥想稱為「聰明人的泡泡澡」。我相信冥想不只是這樣。冥想像是洗泡泡澡的同時，啜飲著摻雜止痛藥、抗憂鬱藥、抗焦慮藥（對抗焦慮用藥）、血壓藥（降低血壓用藥）、Omega-3不飽和脂肪酸、威爾鋼以及提升表現用藥的雞尾酒！

在冥想期間，你的心智絮語平息下來，而你也暫時不受思考所帶來的長期「噪音」干擾。你與身體和平共處，在最深的層次上接受你是誰：極致獨特且值得自我照護。這是一個奇妙的矛盾，你看似什麼也沒做，其實卻做了很多：強化你的免疫系統、減少你的皮質醇分泌、獲得清晰的思緒與自我疼惜，以及延緩老化。冥想提高身體對去氫表雄脂酮（dehydroepiandrosterone, DHEA）的製造，這種荷爾蒙與抗老化效果有緊密的關聯。

冥想有數不清的相關書籍、網站和課程。我在此提供最簡短的概述，鼓舞你自己去嘗試。

經常冥想可為身體、心理以及情緒帶來莫大的好處。它會增加正面的感覺，導向更多與食物相關的健康行為。它會減少暴食跟情緒性飲食。劍橋大學（Cambridge University）的約翰·提斯達爾（John Teasdale）發現，冥想讓慢性憂鬱症患者的復發率減半。在醫療環境中，冥想被納入癌症、慢性疼痛、心臟疾病、牛皮癬和失眠的治療之中。壓力對大腦和身體的作用與睡眠剝奪類似，冥想則有著相反的效果。你還記得壓力會弱化免疫系統對疫苗接種的反應，冥想則會強化它。冥想的人在注射流感疫苗之後四週和八週，會比沒有冥想的人產生更多抗體（更強大的免疫反應）。當研究人員測量他們的大腦活動時，冥想者的大腦活動從右前額葉皮質轉往左前額葉皮質，這裡與**更高層次的意志力**和更大的滿足感有關。大腦活動轉移得越多，他們的意志力和抗體數量就會越高。

我們生活的混亂與品質，取決於心智的混亂與品質。

我相信**冥想（meditation）比醫療（medication）**更有力。

⊙ 你可能罹患「大自然缺失症」（NDD）嗎？

大自然缺失症（nature deficit disorder, NDD）是指缺乏與戶外自然環境接觸。這為什麼很重要？根據哈佛大學（Harvard University）科學家愛德華．威爾森（Edward O. Wilson）的研究，人類在遺傳編碼上就是設定需要與大自然接觸。昆士蘭科技大學（Queensland University of Technology）的研究心理學家艾瑞克．布萊默（Eric Brymer）則證實，身處於大自然對身體和心理健康至關重要。無論是在叢林中徒步跋涉、在花盆裡種植草藥，還是在花園裡吃午餐，大自然都能舒緩和療癒我們。二〇一一年發表在《健康與心理期刊》（*Journal of Health and Psychology*）的荷蘭研究發現，半小時**園藝工作降低壓力指數**的效果，比靜靜讀半小時的書還大。園藝不只有資格成為肢體運動，花園裡的土壤也是一種稱為分枝桿菌（Mycobacterium vaccae）有機體的家。分枝桿菌能刺激產生血清素和去甲腎上腺素的大腦細胞形成。這兩個神經傳導物質能降低焦慮並改善專注力。科學家假設，在我們從事園藝工作時，也會吸入這種細菌。當老鼠被餵食活的分枝桿菌，牠走出迷宮的速度是沒有攝入這種細菌的老鼠的兩倍。

與大自然連結，可以恢復專注力，並改善意志力和創意。密西根大學（University of Michigan）研究發現，比起走過擁擠的都會區環境，人們在大自然中散步之後的學習效果要好得多。

眺望大自然可以強化免疫系統。醫院的研究顯示，病房面對景觀和病房面對磚牆的病患相比，前者對止痛劑的需求較少，也較快獲得療癒。美國囚犯住在俯瞰農田的牢房裡，比起牢房面對監獄中庭的囚犯，患病的次數減少百分之二十五。住在有成排路樹或接近公園及開放空間的長者比較長壽。大自然是偉大的療癒者跟平衡者。當我們感覺到有壓力跟激動，大自然讓我們平靜。當我們感覺身體疲倦跟心理枯竭，大自然使我們再次振作。

一天只要花少少的五分鐘擁抱大自然，就能改善心情、提高自尊。到公園或自然保護區散步，能降低血壓跟皮質醇分泌。即使是在家看水族箱裡的魚也有療效。

幾年之前，我帶八十歲的爸爸去參加坎培拉聯邦公園花卉節（Floriade in Canberra's Commonwealth Park）。這個每年春天的節慶，是一個有著大批讓人眼花撩亂、色彩繽紛的花卉特別展覽。爸爸一直在抱怨走累了，我也厭倦了他一直抱怨。踏入公園的瞬間，我們雙雙目瞪口呆地閉嘴了。我們抑制不了臉上蔓延開來的大大笑容。就在我們被吸引進去這令人驚嘆的大自然展示之際，抱怨就消失無蹤了。當爸爸從一個花床閒逛到下一個時，忘卻了他的疲倦。奇花異草比百憂解有威力多了。

戶外運動，特別是到大自然或到海濱，所提供的好處比室內運動還要多。風阻加上柔軟且不平坦的路面，可驅動卡路里燃燒，同時，自然環境也可改善心情跟認知。在各個不同方面與自然連結的「生態療法」，是憂鬱症和其他心理健康問題公認的治療方式。

我們本能就知道**自然會滋養**。當你到醫院探視人，會帶什麼東西給他們？花時間在大自然裡，會改善心情及意志力，同時降低壓力和焦慮。這些因素讓你減少情緒性進食，並對自我照護有所助益。

在〈要好玩，不要強制〉這一部的許多任務，像是運動、睡眠、壓力管理和冥想，本身都有可能寫成一本書。我的目標是讓你察覺，各種不同的生活形態因素都會影響體重跟飲食行為，如此一來你便可以進一步探索它們，看你個人感覺需要了解到什麼程度。

開始行動

以冥想時刻填滿你的一天

前四個步驟可能會被想成是「迷你版靜坐」。無論你在何處，他們都會提供多樣方式讓你的心智平靜下來。你可以一個接著一個、一氣呵成地做完這四個步驟，或者，你可以在不同時間分別進行。這個練習的目標是讓你體驗心理平靜，無論你需要做多久都可以。一開始，每一個冥想只要短短的一分鐘就好了。不管每一個步驟你打算做多久，都設定一個計時器，讓你不需要分心去看時鐘。

步驟1

看著你的手掌心。聚焦在眼睛自然落定的一個點。不要評論、批評、判定，或是在心裡描述你看到的事物。不要跟自己談論你生命線的長度。就只是看，不要做任何分析。假如有個想法穿過你的內心，讓它過去，把注意力帶回你的手上。

步驟2

閉上眼睛傾聽。察覺周遭不同的聲音，無論你在室內或戶外（在戶外比較好）。你可能會聽見空調的呼嘯聲、鳥兒在歌唱，或是樹葉的沙沙作響。或者，你可以就只是體驗安靜。

> **你的生活是你的思想造就的。**
>
> ——馬可．奧里略
> （Marcus Aurelius，古羅馬哲學家皇帝）

步驟 3

眼睛持續閉上，察覺你接觸的每一樣東西，從你的頭到你的腳趾：你鼻梁上的眼鏡、貼著你皮膚的衣服、在你大腿下面的椅子，以及包住你腳的鞋子。持續掃描你的身體，並注意與你身體接觸的每一樣東西。

步驟 4

留意你的呼吸。感覺氣息進入你的鼻子或嘴巴、填滿你的肺部，以及擴充你的胸腔。觀察你腹部的相應運動。注意在吐納之間的瞬間暫停。感覺你的身體在吐氣之際的放鬆，並盡可能延長吐氣時間。當你深深地、徐緩地、有意識地呼吸之際，繼續跟著空氣的移動。假如你入睡有困難，這四個冥想運動的任何一個都有助於安定心神、引你入眠。相反地，假如你感覺身體或心理疲倦，冥想會帶給你相反的效果。你會感覺煥然一新、精力充沛，而且準備好繼續手邊的工作。不管你在任何特定時刻需要什麼，冥想都會帶來給你。

步驟 5

我鼓勵你去學習正式的冥想。有許多不同的冥想學校，但它們都有同樣的目標：帶給你精神安定的經驗。我在學習冥想時，會以地理上最近，而且能在最方便的時間舉行，作為選擇的基礎。在很多情況下，每週課程可以自由調整。你可能想要留下捐款，或是以協助課程運作為前提，被要求付一點小小的費用。

有些中心會提供半天或全天的冥想課程，之後你就可以在家自己做。跟大多數的事情一樣，經過練習之後，冥想會變得比較容易。一早做的第一件事就是冥想，以這個美麗的方式開始這一天。你可以從一天一分鐘開始，建立你的動力。當每天早上醒來就冥想一分鐘成了你的承諾，就會創造一種投注時間在沉靜上的習慣。一週之後，每天早上增加為兩分鐘，就只是一小步而已。然後是三分鐘等等，直到到達十五至三十分鐘。即使你從未超過五分鐘，還是對你的大腦跟身體有好處。是的，這跟我在肢體運動的建議一樣。

步驟 6

每天都花時間與大自然為伍，無論是當地的公園、城市的屋頂花園，或是你自家庭院都可以。去露營、海灘散步、航行或長途旅行。放一盆植物在你的書桌上、在你家院子種藥草，或是到你的花園拔雜草。別再只到花店的櫥窗看花了。不管你去哪裡，都選擇一個有自然景觀的房間。

推薦閱讀

李察・勞夫（Richard Louv），《自然原則：在虛擬時代與生活再度連結》（*The Nature Principle: Reconnecting with life in a virtual age*），美國北卡羅萊納州，阿岡昆（Algonquin）出版，二〇一二年

大衛・麥奇（David Michie），《趕快來冥想》（*Hurry Up and Meditate*），澳洲雪梨，亞倫與盎溫（Allen & Unwin）出版，二〇〇八年

任務

27

笑一笑

快樂的人便能讓其他人也快樂。

安・法蘭克（Anne Frank）

你的第二十七項任務
如果你選擇接受的話，是：
笑一笑。
笑是神經系統瘦身的第六項習慣。

笑，就像冥想一樣，與壓力和睡眠剝奪造成的效果相反。

- 笑會降低皮質醇分泌，因此減少飢餓與內臟脂肪囤積。
- 笑會刺激腦內啡分泌，讓人放鬆。笑甚至能減少疼痛。當科學家讓人們受到痛苦的衝擊，假如參與者事先笑了，就會把疼痛評得不那麼強烈。下次你去看牙醫，在候診時先笑一笑。
- 持續笑一小時，跟在跑步機上跑一個小時，燃燒的卡路里一樣多。

- 爆出一百個笑聲，等同於使用划船機或慢跑十分鐘。
- 捧腹大笑的話，你會用到六百條肌肉的其中四百條。
- 開口笑，可以增加你的自我疼惜，讓你感覺良好，所以就會更投入自我照護。
- 你越笑，得心臟病的風險會越低。
- 開口笑，可以強化免疫系統。

二〇〇〇年發表在《國際心臟病學期刊》（*International Journal Cardiology*）的研究，評估三百位受測者的歡笑習性。把已知的心臟疾病風險因素，像是家族病史等考慮進去，吸菸、缺乏運動，以及高血壓，研究人員發現，心臟疾病患者明顯不太可能在生活中有歡笑的經驗。這與稍早美國在一九九七年的研究一致：當時追蹤五十名心臟病存活患者長達一年的時間。他們都接受標準的放電治療，除此之外，其中一半的人被要求每天至少要看三十分鐘的喜劇節目。另一半作為控制組，沒有接受任何與歡笑有關的指示。在十二個月的追蹤時間結束時，控制組裡幾乎有一半的病患死亡，而看喜劇的那一組，只有不到十分之一的病患死亡。現在，很多醫生推薦每天看半小時喜劇，把這當成心臟病的標準療程。

莎士比亞（Shakespeare）這位文學界的偉大心理學家之一，在他寫下這句話時一定知道歡笑的力量：「把你的心智放在歡笑與歡樂的架構之中，可以擋住一千個傷害，還會延年益壽。」

研究歡笑與它對身體效果已經成為一門學科，叫做「笑理學」（gelotology，希臘文 gelos 意思就是「笑」；譯注：以生理與心理的角度去分析笑，並應用在醫學上），而把歡笑運用在治療上則稱為歡笑療法（gelototherapy）。

在這個任務中，我使用「笑一笑」這個詞，除了取其字面意義，也代表感覺到完整的正面情緒。

加州大學（University of California）戲劇系的學生被要求參與實驗，驗證情緒對免疫系統的效果。指導學生採用一種名為「方法演技」（method acting）的技術，使演員能喚起與其所扮演角色同樣的想法跟感覺。然後，把他們分成兩組。一組獲得令人振奮的劇本，一整天都在排練，而給另一組消沉的劇本。當採集演員的血液樣本時，飾演興高采烈角色的人，免疫系統運作良好。而那些扮演不快樂角色的人，免疫細胞的數量跟品質都大幅下降。你的情緒影響免疫系統的功能。

在〈任務十五：要感覺，而不是遁逃〉中，負面情緒被比喻成減速丘。我建議當你感覺生氣、悲傷、恐懼或是其他不想要的情緒時，要轉而察覺自己的內心，並讓自己感覺體內的情緒，以便可以釋放它。我聚焦在感覺負面情緒的重要性，因為這些都是人們大部分不願意去感覺的情緒。然而，有時候人們可能同樣對正面情緒不屑一顧。你可能會因為什麼理由，而不歡迎正面情緒？

有時候，負面成為一種習慣，當事情值得歡慶時，我們甚至無法覺察。有時候，我們如此匆忙地搶進到「下一件事」，不讓自己停下來享受一下有趣的時刻。就在我輸入這段文字時，想起一件個人的例子。上星期，我跟一個已經超過一年沒見過面的朋友聚會。我非常喜歡她，但彼此很少碰面，因為她住在倫敦，離我這裡有一萬英里遠。我們一起度過美妙的一天，而她一離開，我就馬上趕到我爸爸家，因為他的看護休假，我必須去幫他做晚餐。下雨、交通、雜貨店幾點關門，這些事情在我腦海裡打轉，我幾乎錯過之前與朋友重聚那種真正快樂的感覺。我必須有意識地努力，才能留住這個愉悅的感覺，而不是匆匆忙忙地趕往下一個工作。不要匆忙到沒注意到當下在生活中已經擁有的快樂。

我想起一個有關墨西哥漁夫和美國銀行家的比喻。

當一個獨行的漁夫，駕著一艘小船停靠在碼頭時，有個美國投資銀行家正在這個悠閒的墨西哥海岸村落過著他非常需要的假期。這艘船上有幾條新鮮的大魚。

投資銀行家覺得魚的品質很好，問墨西哥人花了多長的時間捕到的。墨西哥人回答道：「不是太久。」銀行家又問：「為什麼你不待久一點，不就可以捕到更多魚了嗎？」

漁夫回答他已經捕到足以支持家庭當前所需的分量了。

銀行家又問：「但其他時間你要做什麼呢？」

漁夫回答說：「我可以睡晚一點，少少地再捕一點兒魚，也可以跟我的孩子玩、跟老婆一起午睡，還有在傍晚時到村落裡漫步，我會在那裡跟我的朋友啜飲美酒跟彈吉他：我過得很充實快樂，先生。」

投資銀行家嘲弄地說：「我是常春藤盟校的企管碩士，我可以幫你。你應該多花一點時間捕魚，就可以去買比較大的船，然後從買大船開始，變成買好幾艘船，直到你終於擁有整個捕漁船隊為止。不用把你的漁獲賣給中間商，你可以直接賣給加工製造商，到時候還可以開一家自己的罐頭工廠。這樣，你就可以控制產品、加工製造過程以及分銷。」

然後，他又補充道：「當然，你會需要離開這個靠海的小漁村，搬到墨西哥城去經營你成長中的企業。」

漁夫問：「但是，先生，這樣總共要花多長的時間？」

銀行家回答：「十五年到二十年。」

「然後呢？」漁夫問。

銀行家笑著說：「最好的部分來了。當時機一對，你就可以宣布公開上市，賣公司的股票，然後變得非常有錢。你可能會賺好幾百萬。」

「先生，好幾百萬嗎？然後呢？」

美國人回答：「然後你就可以退休了。你可以搬去靠海的小漁村，在那裡，你可以睡晚一點、捕少少的魚、跟你的孩子玩、跟老婆一起午睡，還有在傍晚的時候到村落裡漫步，在那裡跟你的朋友喝點小酒、彈彈吉他。」

我承認有好幾次，我實在太忙著去取得某些東西，卻忘記自己早已擁有。

當有些好事發生了，暫停一下，並真正感覺你的快樂。正面情緒滋養與強化我們的身體與心理。正面情緒提供一個緩衝器去對抗壓力，並改善健康的每一個層面。正面情緒改變大腦的結構，並增加我們的心智能力。你的思考能夠變得更全球化及有創意，而且更能發現問題的解決方案。這意味著當你有著正面的心智架構，就更有可能想出如何在生活中安排適當運動，且在晚上睡個好覺。

笑一笑這個詞的第三個重要作用，是提醒你帶著一種趣味的心情去出任務。每一個任務意味著享受與活躍，而不是艱難的跋涉。不要把出任務這件事看得這麼嚴肅，否則你就會開始有壓力！對要吃什麼或何時運動感到有壓力，會抵消健康飲食的好處。是的，任務很多，每個任務的步驟也很多。這意味著任務會讓你好玩個很長的時間。聚焦在出任務的樂趣，以及自我發現的冒險中。

出任務不是要把健康拼向一個不健康的極限。一九七七年，加州醫生史帝文・布瑞特曼（Steven Bratman）針對人們健康飲食卻變得肥胖的這種情況，創造了這個詞：「神經性厭食症」（orthorexia nervosa）。對罹患健康飲食症的人來說，重點已經不在於達到特別的尺碼或體型，而是要從促進健康的潛力上去衡量每一件事。

我不是鼓吹去花好幾個小時分析食物標示，或運動直到你累垮了為止。假如你有一天把自己逼得太緊，以致累到無法進行下一項運動，就是過度運動了。如同我鼓吹「餓的時候再吃」，同樣的道理，累的時候就去休息。

如佛德瑞克・尼采所聲稱的：「你身體裡的智慧，比你最深的哲學還要多。」別讓對健康的追求，變成健康欠佳的成因。

> **萬物皆美，**
> **但不是人人都看得見。**
>
> ——中國俗諺

開始行動

改善你的歡笑生活

步驟 1

把下列問題的答案寫在你的任務手冊中：

1 你最後一次笑是什麼時候，以及什麼事情讓你發笑？
2 什麼事情會讓你笑？
3 當你還是個小孩，接收到什麼樣的訊息會讓你笑出來？
4 你有多常笑？每天？每週？笑得不夠多嗎？
5 假如你前一個問題的回答是「還不夠」，是什麼阻止你更常笑的？
6 你如何在生活裡增加歡笑？
7 生活中，你跟誰在一起可以好好地笑開懷？我們有伴時，會比單獨一個人時更有可能笑。歡笑跟人際關係比較有關，而不是跟情況或笑話比較有關。

步驟 2

成為一個幽默的消費者：觀賞、閱讀，或是聽聽幽默的演說。送給別人幽默的歡迎卡。把幽默摘句放在你的注意事項板上或書桌上。外出看一些喜劇秀，讓自己身邊圍繞著充滿歡笑的人，或按下暫停鍵，去觀察生活中的小事物，你會發現，一旦你開始尋找，處處皆是歡笑。每次你刷牙的時候，想想最近有什麼讓你發笑的經驗。

步驟 3

維克多．弗蘭克寫過，他跟其他集中營的囚犯如何彼此承諾每天至少想出一個有趣的故事，內容是關於未來重獲自由之後可能發生的事情。

花時間真正感覺你的正面感覺。暫停一下，完整的吸收這些感覺。不要匆忙地做完一件事就緊接著做另一件事，以致無法品味暖心的經驗。容自己慢下來，讓生活變得更充實。

有時候，你體驗到令人振奮的情緒，就去進行任務十五的「開始行動」步驟一，看看它能帶你到哪裡。

步驟 4

去曬曬太陽。澳洲墨爾本的貝克心臟研究機構（Baker Heart Research Institute）發現，每日接觸陽光可促進血清素分泌，繼而改善心情。在陽光普照的花園吃午餐，甚至還沒吃到沙拉你的健康就已經獲得改善了。美國匹茲堡大學（University of Pittsburgh）發現，從窗戶透進來的間接陽光都有好處。已經歷過手術的患者，被轉到有明亮陽光的房間，跟被放置到光線黯淡房間的人相比，它們表示感覺到的壓力較小，對止痛藥的需求也較小。太陽是維他命D的最佳來源，而體內的維他命D濃度低與較弱的認知能力有關，而且會增加罹患失智症的風險。維他命D也能預防癌症、心臟病、骨質流失以及免疫方面的疾病。

> **在自然的萬事萬物中，總有一些讓人驚嘆。**
>
> ——亞里斯多德（Aristotle）

應該曬多久太陽視你的皮膚類型而定（天生的膚色越黑，能承受的日曬時間越長），以每天中午不擦防曬乳曬十到十五分鐘為目標。過度曝曬會增加皮膚癌的風險。

步驟 5

諸事放輕鬆！出任務時請放鬆。一如下一項自由指示的，是**有關方向而無關完美**。提醒自己，出任務是增加你生活的趣味。單純為了愉悅而吃某樣東西是可以的，附加條件是必須暫停一下，真正去品嘗它。**吃東西的時候，就要好好吃，並享受你吃的東西**。健康飲食沒有一體適用的理想方式。在〈任務六：把餐點變成真食物〉中，我討論到順應全世界不同的文化，健康飲食有廣泛的多元性。不要固守一個特定的進食方式。以能為你帶來樂趣的方式進食，適合你的生活方式，不要因此疏遠家人。回想〈任務十七：鼓掌而不甩巴掌〉提到，一個正面的態度比健康的生活方式更能延長壽命。這並不是說，專吃加工食品不會損害你的健康。但快樂、感激、感覺美妙、愉悅，以及感覺與別人有連結，甚至比你吃得健康要來得不可或缺。為了進康飲食而犧牲你的情緒幸福感，長期下來是不健康的。

推薦閱讀

艾克哈特．托勒（Eckhart Tolle），《當下的覺醒：你到底是誰？啟動意識的更高層次》（*Stillness Speaks*），新世界圖書館（New World Library），二〇〇三年，中文版：橡實文化

任務

28

適時關機

教育不是填鴨，而是點亮。

威廉・巴特勒・葉慈（William Butler Yeats，愛爾蘭詩人）

你的第二十八項任務
如果你選擇接受的話，是：
適時關機。
知道何時該關掉電視（以及其他螢幕），是神經系統瘦身的第七項習慣。

關掉科技產品，啟動脂肪燃燒。

澳洲人跟紐西蘭人一生平均花十二年的時間在看電視，大約是一天三小時，而美國人平均是一天五小時。這為什麼事關重大？

- 不管一個人做了多少運動，看電視就是會增加體脂肪。
- 澳洲糖尿病、肥胖與生活方式研究組織（AusDiab）發現，一天看三小時電視，代謝症候群跟肥胖的風險會加倍。
- 二〇〇三年發表在《美國醫療學會期刊》

（*Journal of the American Medical Association, JAMA*）的研究發現，每天看兩小時電視，讓女性肥胖的風險增加百分之二十三，罹患糖尿病的風險則是百分之十四。

- 全球性的研究揭露，兒童看電視與體脂水準之間的直接關聯。電視看得越多，與體脂越多、營養越差相關。澳洲家庭研究組織的報導顯示，兒童的電視看得越多，水果和蔬菜就會吃得越少，而垃圾食物則吃得越多。瑪莉莎・詩威特（Melissa Sweet）在她一絲不苟的研究著作《脂肪大陰謀》（*The Big Fat Conspiracy*）中，觀察到加工食品重度的行銷方式，讓兒童認為吃一片水果或一份蔬菜是很奇怪的。很多兒童甚至不認得普通的蔬菜，因為他們從來就沒見過這些食材天然的樣子。當你可以選擇包裝光鮮、類似玩具的可食用物質，為什麼會想吃真正的食物？電視讓不健康的飲食正常化，甚至是美化。
- 回想前面提過二〇一一年昆士蘭大學的研究發現，坐在電視前，每一個小時就奪走我們二十二分鐘的生命。

本任務的目的不是妖魔化電視。而是鼓勵你把電視看成一個有意識的選擇，並警覺電視在影響食物選擇跟飲食行為的力量。電視提供廣泛的娛樂、資訊與教育性節目。在前一個任務中，我寫說一天看三十分鐘的喜劇，可以提升心臟病治療之後的存活率。換句話說，德國研究人員發現，觀看有壓力的足球比賽，罹患心臟病或中風的風險會加倍！在二〇〇六年的世界盃足球賽期間，德國隊比賽的那幾天，男性心臟急症發作的比率，是德國隊沒有比賽的那些日子的三倍。女性也經歷了心臟問題，但程度與男性不一樣。

這裡傳達的訊息是，要欣賞你真正想觀看的節目，並在廣告時間進行高強度間歇式訓練！最重要的，**永遠不要在電視機前面吃東西**。我們不能同時吃東西跟看電視。當你在螢幕前吃東西，就會錯過吃東西的完整樂趣。你是否曾在看節目的時候打開甜食包裝，突然間，低頭一看，發現整包甜食都空了？

在電視機前面吃東西會導致吃太多，有以下幾個原因：

- 你在看電視時，注意力就在螢幕上，不會去注意吃進去的食物。一般來說，大腦會接收來自胃與血液的回饋，告訴你已經飽了。當你在看電視，就不會察覺到飽足的提醒，所以會吃得更多。
- 電視的節奏和顏色會讓人吃得更多：你每分鐘會吃更多口。
- 一旦打開電視機，就可能會讓人養成想吃食零嘴的習慣。
- 在一九九七年和二〇一一年之間，進行過二十四個有關分心飲食的研究（例如，在螢幕前進食或是邊閱讀邊進食），顯示人們在看電視時不僅會吃得更多，也更不可能記得他們吃了多少，連他們之後的那一餐，都會多吃百分之二十五的食物！相反地，請人們回想這一天稍早吃了什麼，他們隨後吃的分量會減少百分之十。注意自己吃了什麼，對我們在食物的攝取上會有立即且長期的效果。

看電視如何害我們囤積過多的內臟脂肪？

- **看電視比睡覺燃燒的卡路里還少**，也比單純坐著、什麼事都不做的狀況要少。與其他坐著的活動相比，像是閱讀、玩桌遊、寫作與駕車，看電視時的代謝率最慢。

- 電視會引發久坐的習慣，以及無意識地咀嚼。
- 你會被食物廣告轟炸，而且大部分都是高卡路里的零食跟糕餅糖果，會刺激你的食欲，甚至在你剛吃完東西，知道自己已經飽了也一樣。二〇〇八年的《美國健康提升期刊》（*American Journal of Health Promotion*）報導，食物廣告和人們看電視時吃多少零食之間有直接相關。
- 電視充滿矛盾的訊息：要如何先來個一分鐘減肥法，緊接著是啜飲汽水可樂有多麼性感。混搭的訊息讓人感覺有壓力、困惑以及疲勞。
- 垃圾食物廣告助長兒童消費力。估計有百分之七十五不由自主的食物購買，是由於兒童糾纏父母去買電視上看到的東西所致。
- 同時，電視強化了理想身體的概念，從而驅動了不滿意自我的盛行。電視上的廣告，是設計來打造所有層次上的不滿，以致我們不斷感覺要成為更多、做得更多，以及擁有更多。諷刺的是，很多人是用電視來讓自己與負面感覺脫鉤的。二〇一五年五月，德州大學（University of Texas）的研究人員發現，憂鬱跟寂寞會導致看電視暴食，進一步增加孤立與低自尊的感覺。

開始行動

電視可能在妨礙你成功瘦身這件事情上扮演什麼樣的角色？

步驟1

你每天或一週平均看多久電視？做一個自己和家人的電視審查。假如你一天看超過三小時，這個時候還能做什麼其他的事情讓心情放鬆，而且對自己感覺良好？肢體運動是一個明顯的答案，實踐第二項與第三項自由裡的一些其他任務也是很好的答案。此外，還有無數個休閒選項可供探索：大自然中散步、園藝、桌球、射飛鏢、下棋、塗鴉、玩牌、桌遊、猜謎遊戲、填字謎、數獨、從事藝術或愛好等活動、閱讀……。什麼活動會讓你真的高興起來？

步驟2

假如你每週特意選擇觀看一些特定節目，會提升看電視的樂趣嗎？有人表示有意識地選擇觀看什麼，會帶給他們一些主動期待的東西，而不是隨意轉臺，直到發現可以定下來看的節目為止。選擇性比較少，反而會提升我們對它們的欣賞。

步驟3

回想〈任務三：進食的時候，就是吃〉。永遠不要在電視機前面吃飯或零食。

步驟4

採行傍晚不看電視活動，並計畫去做一些特別有趣的活動。目標是將一天盯著螢幕的休閒時間降到少於九十分鐘，當然，越低越好。提醒自己跟家人，你人生有多少分鐘的時間被拿來交換看電視一個小時。（但不要嘮叨這件事！）

步驟 5

把坐著的時間，轉換成健身時間。

在每一段廣告時間進行高強度間歇式訓練。這是電視時間的高效運用。假如你進行最高強度的運動，就會需要利用節目進行的時間來恢復！當你的節目重新開始，確保你持續保持低強度的身體運動。假如你在充滿活力的運動之後就直接坐下來，血壓會降得太快，因而感覺頭暈。

上網搜尋一些可以在廣告插播時間做的運動。你永遠有用不完的選項！

即使你不想在廣告時間運動，站起來做些別的事情，像是澆花、整理房間、清掃書架，或是搽腳指甲油都可以！

「要好玩，不要強制」摘要

幸福就像蝴蝶，你追逐牠時，總是抓不住，但假如你安靜地坐下來，牠可能就會飛下來，落在你身上。

納撒尼爾・霍桑（Nathaniel Hawthorne，美國小說家）

假如你：

- 站起來並伸展自己
- 每天運動
- 晚上好好睡覺
- 釋放壓力
- 留意你的呼吸
- 記得歡笑
- 而且關掉電視

你的體脂會照顧它自己，而且你會擁有健康與精力、永續的活力，以及受自己喜愛的身體。

第5部

長保出任務狀態

每一次廢棄的錯誤嘗試，
都是另一個向前邁進的步伐。

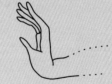

湯瑪斯・愛迪生
（Thomas Edison，美國發明家）

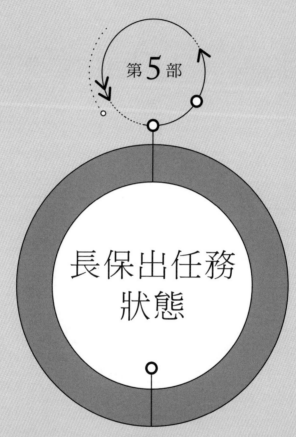

第5項自由

要有方向，而不強求完美

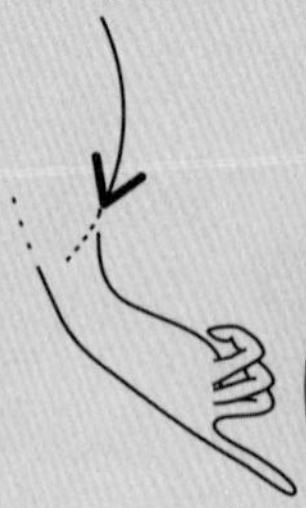

準則

為什麼要有方向，而不強求完美？

體驗到許多生活失敗經驗的人，
不明白他們在放棄時離成功已經如此接近。

湯瑪斯・愛迪生（Thomas Edison）

第五項自由是
是要有方向，而不強求完美。

要有方向，而不強求完美意味著，絕佳的健康與幸福並不是遙遠的目的地，而是日常生活的選擇。更好的健康，是每個人可以選擇前往的方向，而不是終有一天會抵達的完美狀態。擁有受你喜愛的身體關乎你如何感覺，而不是你看起來如何。努力朝向提升的目標前進，本身就讓人們對自己感覺良好。

就只問自己一個問題：「我今天可以做什麼選擇，讓我自己往更好的健康狀態及更有活力的人生邁進？」只要聚焦在你今天可以做什麼就好了。這可能會包括執行本書的某一項任務、採購食物、準備餐點、出門散步，或是逐日記下未來的活動。每一個健康的選擇都賦予你力量，朝更高的目標前進，並進一步將你推向更好的自己。目標不是完成每一個任務，而是長保出任務狀態，讓它成為你的生活方式。

要有方向，而不強求完美意味著，一旦你著手進行〈任務一：餓的時候吃，不餓的時候別吃〉，就會開始改善你的健康。不要試著一次處理所有的任務。當任務一幾乎成為習慣，恭喜自己取得進展，然後才進行任務二。與第一項任務一起練習第二項任務。每一項你執行的任務，會促使你完成下一項任務。在你進展到下一個任務之前，不需要完全正確完成每一項任務。盡你所能地練習到最好，也盡可能地經常練習。

成功不是線性的路徑，總是會有些日子無法按照計畫進行。**要有方向，而不強求完美**允許你有「不順」的日子，而不致感覺自己失敗了。沒有失敗，只有回饋意見。**要有方向，而不強求完美**意味著即使你發現自己離開了任務，也可以隨時從你上次離開的地方，繼續回歸到出任務的狀態。你留在出任務的時間越長，就會越容易找到它。你回歸出任務的次數越多，你保持出任務的狀態就會越久，直到有一天，你會發現自己永遠不會離開任務了。

想像一下，你正駕車駛離道路，穿過未知的地形。你知道自己的目的地，但以前從來沒去過那裡。那裡沒有大街、沒有招牌，也沒有熟悉的軌跡可跟隨。你駕著車，開創自己的路徑，凌駕崎嶇不平、多岩石的地面以及重重的灌木叢。前方道路艱險，你不知道還有多久才會到達。有時候，你怕車子會陷入困境，而你可能會過不了這關。你想要回去走那條鋪設平順、而且你已駕車經過許多次的道路，雖然那是條安全、簡單、可預測的路徑，但它無法帶你到想去的地方。所以，儘管你會不舒適跟不確定，請**繼續前行**。最終，森林開始稀疏，你也到達目的地。

下一次，你駕車前往新路徑時就會變得容易一點，也許吧。當你首度駕車經過時，會清理掉一些葉子，讓地面變得平順一點兒，但仍然比過去那條熟悉的道路要難走一點。你再次堅持下去，直到你到達為止。第二次是不是比較快一些了？你不確定。你重複走這條新道路好幾次。有時候你完全沒注意到情況有改善，但每次你駕車走這條新路徑時，肯定要比前一次更平順且容易了。

假如你不再駕車走這條新路徑，它就會再次雜草叢生。你會感覺挫折，因為好像之前的努力都白費了，而你所獲得的也都失去了。但你的努力並沒有白費。再次清理道路不如過去那麼費時了，永遠不會再像頭幾次那樣難行。

你越常行走這條新路徑，就會變得越快速與越容易，直到有一天，你連思考都不需要了，它已經成為你的習慣路線。你開創的新路線已經變得平順、舒適又好走。同時，過去曾經熟悉的道路則因為很少使用，反而變得難行、雜草叢生，而且能見度很低。你那時候就會知道，自己不會再度踏上這條舊路。

這就是你開創且強化一個新神經系統路徑的方法。這是一個重整大腦的過程，就只需要**反覆練習**。

當你首度進行本書的其中一項任務，它可能會很難執行。它不是你平常思考或行為的方式，而且感覺困難又不舒適。你第一次進行任何新活動，沿著軸突傳遞的電子訊號都會很微弱。你第一次以新的方式思考，或是透過新的典範運作，神經元對這個想法的回應都仍不健全。但它們很快就會成長，而且萌發新的分枝，讓你運作的新方式得以平順且有效率；只要你繼續**練習**新方式即可。然後，有一天，這條神經元的路徑就建立起來了，而你也不再需要練習，它已經是你的一部分了。

要有方向，而不強求完美提醒你活得美好的愉悅和價值，以及追求自我主宰的樂趣與價值，而不僅僅是達成終極的成果。到達某處的過程本身，就是興奮、成長、學習與發現的源頭。

朝向目標的每一個步驟，本身就是抵達。每一步都帶你前往想望的目的地，因為你會離想到達的地方更近，且離你不想去的地方更遠。

假如你對某種特定食物上癮，你的目標就是擺脫這種癮頭，每次你暫停或中斷強迫性進食，就表示你鬆去了癮頭對你的控制一些些。每次你感覺吃某特定食物的強迫性沒那麼強烈，或是你沒有吃得比自己預期的快，就是距離自己想到達的目標又更近一點了。對自己在這段旅程的位置感覺正面，會進一步強化你所做的改變。對自己的進展抱持歡欣鼓舞的態度，會促使你更進步。

假如你的目標，是一天運動三十分鐘，你運動的分鐘數以及運動的天數，只要每增加一點點，都值得高興。總有一天，運動會成為你的第二天性，你會納悶過去到底怎麼會認為運動很困難。

急於到達終點的過程中，我們往往會看不見一個事實，就是我們已經不在起點處了。你所做的每一個步驟都是一個勝利、一個歡慶的機會，以及實現大目標所必要的一個小目標。

任何有價值的事情都需要花時間。你曾經攻讀過學位或文憑嗎？學過開車嗎？嘗試過演奏樂器嗎？學過如何走路嗎？你是否經過一夜就成功學會走路？沒有一夜就成功這種事。甚至表面上的一夜成功，也是經過好幾年的努力、**練習**與**堅持**，才得以成就。

所有的自由與任務，引導你與自己建立同情與滋養的關係。自我疼惜與必然伴隨而來的自我接受，也會重塑大腦。自我疼惜與健康、活力以及療癒有強烈的關聯，會推動你完成每一項任務。

你著手進行的每一項任務，都會提高你腦海中有關愛、賦能、激勵的音量，並讓內心的批評聲浪，也就是那些試著告訴你為什麼不會成功或為什麼不該成功的說法噤聲。我鼓勵你一讀再讀這本書。每次你讀到這些任務時，就會更深入內化到自己心裡，並整合到你生活中的每個層面。

這些自由將根據一個令人振奮的新典範，為你提供生活指南。

要生活，而不是節食告訴你如何進食。

做自己，而不是全面翻新告訴你如何思考。

要有愛，不要開戰告訴你如何感覺。

要好玩，不要強制告訴你如何生活。

要有方向，而不強求完美告訴你如何保持下去。

〈**要有方向，而不強求完美**〉鼓勵你擁抱〈**要好玩，不要強制**〉、〈**要有愛，不要開戰**〉、〈**做自己，而不是全面翻新**〉和〈**要生活，而不是節食**〉。

開始行動

步驟1 開始吧！

直到你有看不見岸邊也敢繼續前進的勇氣之前，是永遠也無法橫越海洋的。

——克里斯多福．哥倫布（Christopher Columbus，西班牙探險家）

選擇一項任務，並跟隨它的「開始行動」。一次聚焦在一個步驟。你不需要看見整個路徑，只要緊跟在你眼前的下一步。試圖一下子繪製出整個路徑，會讓你感覺難以承受。

步驟2 繼續吧！

永遠不要把一次失敗與最終的失敗混為一談。

——史考特．費茲傑羅（F. Scott Fitzgerld，美國小說家）

一次採取一個小步驟，以培養**持續行動**的習慣。持續行動可以重整你的大腦。每天做一件小事，比每週騰出一天，用一整天去完成十項任務要來得好。小小的步驟會創造出新習慣，改變你看待自己的方式。當你改變你的自我印象，就改變了自己的生活。

終極任務：做出選擇，而不賭運氣

天下難事，必作於易；天下大事，
必作於細。千里之行，始於足下。

老子

你的終極任務，
如果你選擇接受的話，是：
做出選擇，而不賭運氣。
選擇是神經系統瘦身的終極力量。

你的終極任務，是發現**選擇**的力量。

認識到你在一天的每一個時刻，都有選擇想法跟行動的力量，這就是神經系統瘦身的終極力量。

我們不是基因的被動犧牲者。我們的成功來自**做出選擇，而不賭運氣**。每天我們藉由持續做出的選擇，來形塑自己的生活以及自己的身體。幸福沒有上鎖，幸福大門永遠敞開。

我們無疑是自己過去的產物，但並不是過去的**受害者**。我們過去的作為是一種選擇，而且是我們最大的力量來源之一。你的過去不只會助長你的恐懼與煩惱，也提升了你的力量和魅力。人們喜歡你的地方，如同你不喜歡自己的地方，都是你過去的產物。沒有人是完美的。假如你毫無瑕疵，是無法與任何人產生關聯的。正是過去的那些掙扎與努力，讓我們與其他人產生更深入的連結。

你喜歡自己的什麼地方？你就像一個包裝物：裡面融合了獨有的特質和態度，它們有時會幫助你，有時會阻礙你。大部分的人碰到不喜歡自己的地方，第一個反應就是怪罪過去，但如果能夠看出過去帶給你的優勢呢？你的過去對你的**貢獻**，與它對你的阻礙一樣多。箇中的不同，在於你的選擇。**你想要成為自己藉口的產物，還是抱負的產物？**花一分鐘反思自己的優勢和正面特質。過去的經驗，如何造成你用來自我評價的標準？

在我們一生中做出的選擇，會影響我們的大腦和基因表現。我們的決定比我們的DNA更有力。

假如我們選擇**不**照顧健康：

- 我們會在生活的各方面貶損自己。
- 我們會教導自己的孩子無需重視**他們的**健康。
- 我們未能向身邊的人呈現最好的自己。
- 我們生病時，會需要自己的孩子（或其他人）來照顧我們。
- 我們會未能將生活過得充實圓滿。

當我們選擇處於最佳健康狀態：

- 我們選擇的是活得很好，而不只是活著而已。

- 我們會允許其他人也這麼做。
- 我們會發現生活比我們可以想像的還要更好。
- 我們會發現過去並沒有發現的可能性。
- 我們會啟發並提升身邊的人。
- 我們在生活的各方面都能夠給予更多、感覺更多，以及體驗更多。

這是你的選擇，你的日常選擇。正是我們每天做出的小小選擇，經時累月地累積，最後形成大大的不同。一天一次，做出簡單、正面、有意識的、一致的、提升健康的選擇，就會扭轉你的生活，比一個月參加一次健康靜修營的改變還要巨大。如果單獨去考量，一個選擇真有那麼重要？可能沒有。但一生中所有的健康選擇加起來，就很不得了。

成功的祕密，是從零開始，並且不斷做出小小的改變。每天都是一個做出健康選擇的機會，讓你傳達自我價值，並確認你想要成為什麼樣的人。

選擇用與全世界完全不同的方式來衡量你進展和成功。不要聚焦在最後的結果，而是聚焦在達成目標的過程，聚焦在一路上豐富你生活的想法與行動。每一個正面的想法，以及每一個健康的行動，本身就是一個實用的終點，即便你測不到立刻的結果也一樣。改變你的大腦就能改變你的身體，即使外在並沒有可見的變化也一樣。享受這個做出有力選擇的過程。

除了你對自己的懷疑，再沒有什麼事情或任何人能阻止你。你所需要做的就是一次採取一個步驟，一次進行一項任務，一次吃一餐，一次一天。你從「出任務」中獲得的力量和活力，會讓你繼續前進。

⊙ 選擇餵養你的心靈，而不要餓壞你的身體

對你來說，真正的「瘦身可能任務」是什麼？它最終不是有關你的身體，甚至也不是有關你的健康。它的目標比那個更大，它與把生活過得充實有關。你會盡最大的能力把事情做好。生活的每一刻，你都會發現自己真實的潛力。那可能看起來像什麼？你上一次真正大膽做夢，是什麼時候的事？

信任自己對食物的選擇，就是信任自己的內心會在生活所有領域指引你的象徵。你就是自己的專家。你有著一船的船員，它們一天工作二十四小時，確保你身體、心理以及情緒處於最佳健康狀態。

假如你已經壓抑你的需要與欲望很長一段時間，你的第一步也許是問問自己：「什麼會餵養我的心靈？」你是唯一一個能保證伴你自己直到終老的人。「瘦身可能任務」給你機會表達你的獨特性，並成為所有你可以成為的人。

依照別人的規則與期待過活，會讓生活變得精疲力竭，也無法順心如意。不能做自己，讓你枯竭且疲憊。**做自己**讓你充滿精力與活力。沒有你「應該」成為什麼人這種事。你已經是你了。你就在這裡做自己、完全表達自己，以及交付給這個世界真實的自己。分毫不差的真實自我。

餵養你的心靈，是你所能遺留給後世的一部分，因為不管在任何特定時刻，你是誰都會影響你的孩子、你的家人，以及周遭的每一個人。

「瘦身可能任務」讓一**切**都變得可能。這些任務能應用在你生活中的任何目標與領域上。這些任務代表著普世原則，能讓你在任何情況中、在任何環境下，都能做最好的自己。你在任何特定時刻想成為誰，永遠都是你的選擇。

這帶給我們作為神經系統瘦身基礎的致勝方程式。

> **“假如父母把熱情傳給他們的孩子，就會留下價值不可限量的資產。”**
>
> ——湯瑪斯・愛迪生（Thomas Edison）

有關瘦身，愛因斯坦知道些什麼？

成為一個你曾經可能成為的人，
永遠不會太晚。

喬治・艾略特（George Eliot，英國小說家）

一九〇五年，愛因斯坦發表了他的《狹義相對論》（*Special Theory of Relativity*），而且發現了有史以來最知名的等式：$E = mc^2$。

E = 能量
m = 質量
c = 光速
2 = 平方

這個等式說明能量能化為質量，而質量可化為能量。

二〇一五年，海倫娜（Helena）發表了她的《狹義神經系統瘦身》（*Special Theory of NeuroSlimming*），而且發現了有史以來最知名的瘦身等式：$HE = mc^2$。

HE = 健康的進食
m = 正念
c = 選擇
2 = 平方（一再重複）

這個等式說明，正念進食會成為一種藝術和健康的進食方式。

開始行動

把這個健康進食方程式應用到你所做的每一件事情上。

健康的進食＝一次又一次地用正念態度做選擇

經由持續的、正念的選擇，讓你的生活宛如繁花盛開。

- 選擇信任自己。
- 選擇對你真正重要的事。
- 選擇你的觀點。
- 選擇每天好好生活。
- 選擇保持出任務狀態。

一本真正的好書會教導我，讓我變得比閱讀它之前更好。我必須很快地把它放下，並開始依靠它的暗示生活。我從閱讀而開始的事物，必須以行動完成。

——亨利・大衛・梭羅（Henry David Thoreau，美國作家）

國家圖書館出版品預行編目(CIP)資料

大腦要你瘦
海倫娜・波波維克(Helena Popovic)著；
陳春賢 譯
-- 初版 . -- 臺北市：遠流，2019.07
面； 公分 . --(綠蠹魚館；YLH32)
譯自：NeuroSlimming.
ISBN 978-957-32-8590-8(平裝)
411.94 108009382

綠蠹魚館 YLH32
大腦要你瘦

作 者——海倫娜・波波維克(Helena Popovic)
譯 者——陳春賢

副總編輯——陳莉苓
特約編輯——丁宥榆
封面設計——江儀玲
版型設計——江孟達
行 銷——陳苑如
排 版——平衡點設計

發 行 人——王榮文
出版發行——遠流出版事業股份有限公司
100 臺北市南昌路二段 81 號 6 樓
電話／02-2392-6899・傳真／02-2392-6658
郵政劃撥／0189456-1
著作權顧問——蕭雄淋律師

2019 年 7 月 1 日 初版一刷
售價新台幣 450 元(缺頁或破損的書，請寄回更換)

ylib 遠流博識網 http://www.ylib.com e-mail:ylib@ylib.com

NeuroSlimming

Let Your Brain Change Your Body

大腦要你瘦

全方位打造健康輕盈人生

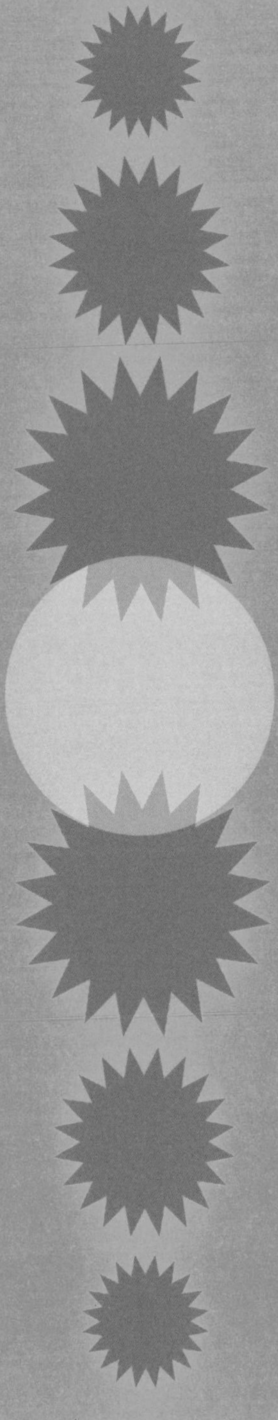